Basiswissen Psychologie

Reihe herausgegeben von
J. Kriz, Osnabrück, Deutschland

Die erfolgreiche Lehrbuchreihe im Programmbereich Psychologie: Das Basiswissen ist konzipiert für Studierende und Lehrende der Psychologie und angrenzender Disziplinen, die Wesentliches in kompakter, übersichtlicher Form erfassen wollen.
Eine ideale Vorbereitung für Vorlesungen, Seminare und Prüfungen: Die Bücher bieten Studierenden in aller Kürze einen fundierten Überblick über die wichtigsten Ansätze und Fakten. Sie wecken so Lust am Weiterdenken und Weiterlesen.
Neue Freiräume in der Lehre: Das Basiswissen bietet eine flexible Arbeitsgrundlage. Damit wird Raum geschaffen für individuelle Vertiefungen, Diskussion aktueller Forschung und Praxistransfer.

Weitere Bände in der Reihe http://www.springer.com/series/12310

Mark Helle

Psychotherapie

Springer

Prof. Dr. Mark Helle
Fachbereich Angewandte Humanwissenschaften
Hochschule Magdeburg-Stendal
Stendal, Deutschland

Zusätzliches Material zu diesem Buch finden Sie auf http://www.lehrbuch-psychologie.springer.com

ISSN 2626-0441 ISSN 2626-0492 (electronic)
Basiswissen Psychologie
ISBN 978-3-662-58711-9 ISBN 978-3-662-58712-6 (eBook)
https://doi.org/10.1007/978-3-662-58712-6

Die Deutsche Nationalbibliothek verzeichnet diese Publikation in der Deutschen Nationalbibliografie; detaillierte bibliografische Daten sind im Internet über http://dnb.d-nb.de abrufbar.

Springer

Springer ist ein Imprint der eingetragenen Gesellschaft Springer-Verlag GmbH, DE und ist ein Teil von Springer Nature.
Die Anschrift der Gesellschaft ist: Heidelberger Platz 3, 14197 Berlin, Germany

Vorwort

In dem weiten Feld der vielen unterschiedlichen psychotherapeutischen Interventionen ist es nur schwer möglich, den Überblick zu behalten. Hinzu kommt der Trend, dass viele Überblickswerke zur Psychotherapie den Schwerpunkt auf die Verhaltenstherapie und psychoanalytisch begründete Psychotherapie legen und die Systemische Therapie und die Humanistische Psychotherapie nur am Rande oder gar nicht erwähnt werden. Ein weiteres Phänomen ist, dass spätestens seit der Umstellung der Studienstrukturen im Zuge der Bologna-Reform die Inhalte auch des Anwendungsfaches „Klinische Psychologie und Psychotherapie“ in sehr viel kürzerer Zeit und somit sehr viel komprimierter vermittelt werden müssen.

Vor dem Hintergrund dieser Dynamik wurde ich von dem Herausgeber dieser Reihe angefragt, ein Lehrbuch zur Psychotherapie zu verfassen, welches einerseits der Breite der Psychotherapie gerecht werden und andererseits übersichtlich und kompakt bleiben soll.

Das Ergebnis ist das hier vorliegende Lehrbuch. Das Ziel ist es, dem Leser[1] einen Einblick in die Entstehung und Weiterentwicklungen der vier zentralen Grundorientierungen, nämlich der Psychoanalyse, der Humanistischen Psychotherapie, der Systemischen Therapie sowie der Verhaltenstherapie zu vermitteln. Abschließend folgen Ausführungen zur Therapieforschung und ein kurzer Abriss zu den berufs- und sozialrechtlichen Grundlagen von Psychotherapie.

[1] Mangels lesbarer Alternativen wird die „männliche“ Form verwendet. Sie meint hier und im Folgenden Menschen – ist also geschlechtsunspezifisch.

Wenn ein Lehrbuch kompakt bleiben soll, müssen konsequenterweise Schwerpunkte gesetzt werden, was zur Folge hat, dass einige wichtige Themen nicht weiter berücksichtigt werden können.

Mein Anliegen ist es, den Lesern mit diesem Buch ein psychotherapeutisches Grundwissen zu vermitteln, so dass darauf aufbauend ausgewählte Themen zur Psychotherapie in der entsprechend spezialisierten Literatur weiter vertieft werden können.

Abschließend möchte ich mich bei all jenen Personen bedanken, die mich so tatkräftig bei der Erstellung dieses Buches unterstützt haben. Zunächst gilt mein Dank den Studierenden der Rehabilitationspsychologie an der Hochschule Magdeburg-Stendal. Durch den ständigen konstruktiven Austausch mit diesen interessierten und wissbegierigen Studierenden sowie deren Rückmeldungen zu den ersten Versionen dieses Manuskripts habe ich wichtige Impulse für die Gestaltung dieses Buches erhalten können.

Ferner möchte ich mich für die endlose Geduld und die vielen sehr hilfreichen Ratschläge des Herausgebers dieser Reihe, Jürgen Kriz, bedanken.

Für die kritische Durchsicht der Texte und die vielen hilfreichen Anregungen gilt mein Dank auch Anna Auckenthaler, Susanne Jerschke und Heinz Helle.

Zu guter Letzt bedanke ich mich für die freundliche und professionelle Betreuung durch den Springer-Verlag, insbesondere durch Judith Danziger, Joachim Coch und Marion Sonnenmoser.

Stendal, Deutschland Mark Helle

Inhaltsverzeichnis

1 Psychotherapie: Von den Anfängen bis heute

Es gehört zum Wesen der Natur, sich unter Berücksichtigung der sich ständig verändernden äußeren Gegebenheiten anzupassen und weiterzuentwickeln. Auf niedrigster biologischer Ebene tragen Mutationen des genetischen Erbmaterials dazu bei, dass sich Lebewesen verändern, was idealerweise zu einer verbesserten Anpassung an die Umwelt beiträgt und über Fortpflanzung weitergegeben wird. Im Zuge dieses permanenten dynamischen Adaptationsprozesses kann es aber auch zu Fehlentwicklungen kommen. Bei höher entwickelten Lebewesen, wie dem Menschen, finden solche Adaptationsprozesse nicht nur auf biologischer, sondern auch auf psychischer Ebene statt, wobei hier komplexe Wechselwirkungen von biologischen, psychosozialen sowie innerpsychischen Prozessen Veränderungen auf den unterschiedlichen Ebenen herbeiführen. Diese verlaufen nicht nur konstruktiv, sondern können auch pathologische Formen annehmen.

So ist es nicht erstaunlich, dass das Phänomen psychisch abweichenden Verhaltens und somit auch seine Behandlung die Menschheit schon immer begleitet hat. Die verschiedenen Epochen der Menschheitsgeschichte sind von jeweils sehr unterschiedlichen Vorstellungen hinsichtlich der Entstehungsbedingungen und den daraus abgeleiteten Behandlungsmethoden geprägt.

Von der Steinzeit ausgehend über das Mittelalter bis hin zu einzelnen Gruppen in der Gegenwart wurde das Auftreten von psychisch auffälligem Verhalten beispielsweise dämonologisch erklärt. Äußere Kräfte, seien es böse Götter oder auch der Teufel, haben Besitz von dem betroffenen Menschen ergriffen. Um diese böse Macht wieder zu vertreiben wurden Gebete rezitiert, Geister beschworen oder auch

M. Helle, *Psychotherapie*, Basiswissen Psychologie,
https://doi.org/10.1007/978-3-662-58712-6_1

drastischere Maßnahmen wie Hungern, Auspeitschungen oder gar Verbrennungen vorgenommen.

Hippokrates (460–377 v. Chr.), oft als Vater der modernen Medizin bezeichnet, ging davon aus, dass psychische Störungen auf ein Ungleichgewicht der vier Körpersäfte gelbe Galle, schwarze Galle, Blut und Schleim zurückzuführen seien. So führte er beispielsweise die schwere Depression auf ein Übermaß an schwarzer Galle zurück und gab ihr den Namen „Melancholie" (zu Deutsch Schwarzgalligkeit). Auch wenn Hippokrates damit ein rein biologisches Störungsverständnis vertrat, bestand die Behandlung nicht nur aus somatischen Maßnahmen, wie z. B. dem Aderlass, sondern beinhaltete auch Veränderungen in der Lebensführung.

Nun stellt sich heute die Frage, wann in dieser langen Tradition von unterschiedlichen Störungsverständnissen und Behandlungsansätzen der Ausgangspunkt der modernen Psychotherapie anzusetzen ist. In vielen Lehrbüchern wird die von Sigmund Freud (1856–1939) begründete Psychoanalyse als Ursprung der modernen Psychotherapie bezeichnet. Bei dieser (Re-)Konstruktion ist allerdings zu bedenken, dass Freud schon viele Jahre vor der Entwicklung der Psychoanalyse unter anderem auch durch Anwendung der Hypnose im Rahmen der kathartischen Behandlung mit Patienten psychotherapeutisch gearbeitet hatte. Sollen also Freuds Abkehr von der kathartischen Behandlung und die Entdeckung der Psychoanalyse der Ausgangspunkt der modernen Psychotherapie sein? Man braucht nicht viel Fantasie, um zu verstehen, dass z. B. Vertreter der Hypnotherapie mit einer solchen Geschichtsschreibung nicht einverstanden sein können. So datieren andere Autoren den Beginn der modernen Psychotherapie auf das Jahr 1775 (Ellenberger 1985). In diesem Jahr stellte der Arzt Anton Mesmer vor der Bayerischen Akademie der Wissenschaften fest, dass die durch den Pfarrer Gassner entwickelte Heilmethode keine besondere Form des Exorzismus sei. Gassner hatte damals von sich Reden gemacht, da er eine Methode zur Behandlung von Kopfschmerzen entwickelt hatte, die ihn als eine Art Wunderheiler bekannt gemacht hatte (vgl. Peter 2009). Diese Behandlung beruhte darauf, dass Gassner bestimmte (Exorzismus-) Formeln sprach, während die Patienten aufgefordert wurden, die Symptome stärker und dann wieder geringer werden zu lassen. Nach heutigem therapeutischen Verständnis handelt es sich um die Einübung von Mechanismen der Selbstkontrolle, welche auch in den heute angewandten Psychotherapien zum Einsatz kommen (vgl. Peter 2009). Der Klerus stieß sich damals vor allem an der Tatsache, dass Gassner seine Patienten aufforderte, die Symptome zu verstärken, was im Sinne des Exorzismus gleichbedeutend damit ist, den Teufel absichtlich herauszufordern. Die Feststellung Mesmers im Jahre 1775, dass es sich bei dieser Methode nicht um Exorzismus handele, führte letztlich zum Verbot in Bayern, diesen Behandlungsansatz zu praktizieren (vgl. Peter 2001). Historisch betrachtet befand sich die damalige Gesellschaft in einer Phase des Übergangs vom Mittelalter zur Aufklärung. Von daher sah die Politik in dieser „exorzistischen“ Methode die Gefahr eines Rückfalls in gerade überkommene mittelalterliche Vorstellungen. Aus heutiger Sicht ist nachvollziehbar, dass Gassners Methode nichts mit dem Exorzismus gemein hat. Genauso wenig werden wir heute allerdings akzeptieren können, dass der Wirkmechanismus besser über die von Mesmer entwickelte Theorie des animalischen Magnetismus erklärt werden kann. Beeinflusst von dem durch Isaac Newton entdeckten Gravitationsgesetz ging Mesmer davon aus, dass es eine unsichtbare Flüssigkeit, eine Art Lebensenergie gibt, die den gesamten Kosmos und alle Organismen durchflutet. Entsprechend geeignete Heiler seien in der Lage, durch Berührung der Patienten die Verbindung zu diesem Fluidum herzustellen, sodass sich bestehende Blockaden im Körper wieder auflösen und Beschwerden, wie z. B. Kopfschmerzen, abklingen können. Neun Jahre später, im Jahr 1784, negierte eine in Paris einberufene wissenschaftliche Kommission wiederum den Erklärungsansatz von Mesmer und stellte fest, dass dieser Behandlungsansatz ein Produkt von Einbildungskraft und Suggestion sei (Peter 2001). Etwa 30 Jahre später wurden in Bonn und Berlin wiederum Lehrstühle für animalischen Magnetismus eingerichtet.

Es gab also einen von Gassner entwickelten wirksamen therapeutischen Ansatz, um starke Kopfschmerzen, vermutlich Migräne, erfolgreich zu behandeln. Daraufhin entbrannte eine Kontroverse über die Erklärung des Wirkmechanismus. Diese Kontroverse wiederum war geprägt von sehr unterschiedlichen theoretischen Auffassungen und durchmischt von jeweils handfesten politischen sowie weltanschaulichen Interessen.

Vor dem Hintergrund dieser komplexen Gemengelage, die den damaligen Diskurs um die Erklärung einer anscheinend wirksamen Intervention prägte, scheint die Idee, das Jahr 1775 als den Beginn der modernen Psychotherapie zu setzen, eine gelungene Konstruktion, da sich die Dynamik von damals zwar in anderen Varianten, aber immer noch mit einem ähnlichen Prinzip auch heute wiederfinden lässt. So wie damals ist auch heute die Tatsache, einen wirksamen therapeutischen Ansatz entwickelt zu haben, noch kein Garant dafür, wissenschaftlich anerkannt zu werden. Ein weiterer wichtiger Aspekt dieser Auffassung der Geschichtsschreibung ist, dass es in der modernen Psychotherapie nicht nur darauf ankommt, was man tut, sondern wie man das, was man tut, theoretisch begründet. Je nach Erklärungsansatz kann ein und dieselbe Intervention Anwendung moderner Psychotherapie oder auch Anwendung exorzistischer Praktiken sein.

Wann auch immer man den Beginn der modernen Psychotherapie ansetzten möchte, muss konstatiert werden, dass sich die unterschiedlichen psychotherapeutischen Ansätze mit Beginn des 20. Jahrhunderts in einem äußerst rasanten Tempo weiterentwickelt haben und wir heute auf eine nicht zu überblickende Zahl von unterschiedlichen therapeutischen Interventionen blicken. Auf Wikipedia findet man eine Liste von über 160 beschriebenen einzelnen psychotherapeutischen Methoden. Als grobes Raster zur Einordnung dieser vielen Verfahren dient das Vier-Säulen-Modell, in welchem die einzelnen therapeutischen Ansätze den Grundorientierungen

- psychodynamische Verfahren
- systemische Verfahren
- humanistisch-psychologische Verfahren
- verhaltenstherapeutische bzw. kognitiv-behaviorale Verfahren

zugeordnet werden können (vgl. Kriz 2005, 2009). Diese Einteilung bildet auch die Grundstruktur des vorliegenden Buches.

Eine weitere Herausforderung, wenn man sich ein Bild über die aktuelle Psychotherapie verschaffen möchte, besteht darin, dass innerhalb der verschiedenen therapeutischen Grundorientierungen eine Vielzahl an Kontroversen und Entwicklungen stattgefunden hat und noch immer stattfindet, sodass zu keiner dieser Richtungen eine in sich kohärente Theorie und Behandlungspraxis gezeichnet werden kann, die man klar gegenüber den anderen Richtungen abgrenzen könnte. Vielmehr kann beobachtet werden, dass sich diese unterschiedlichen Orientierungen, zwar geprägt von ihrer ursprünglichen Herkunft, in einem rasanten Tempo aufeinander zubewegen. Nimmt man zur Kenntnis, dass sich die Psychotherapie nach unserem heutigen Verständnis erst zu Beginn des letzten Jahrhunderts entwickelt hat und welche enorme Entwicklung sie seitdem zurückgelegt hat, ist es nur schwer vorherzusagen, wie sich die Psychotherapielandschaft in der nächsten Zukunft gestalten wird. Aus diesem Grund erübrigt sich auch jeder Schulenstreit, solange dieser auf der Ebene der Konkurrenz stattfindet. Viel interessanter ist es, aus den unterschiedlichen therapeutischen Perspektiven das jeweilige Störungsverständnis und die daraus abgeleiteten therapeutischen Interventionen nachvollziehen zu können. Die Summe dieser Perspektiven stellt ein breites Repertoire an theoretischen Zugängen und Behandlungsansätzen zur Verfügung, welches am ehesten der Vielfalt der psychotherapiebedürftigen Patienten gerecht wird.

Diese Haltung stellt auch die Leitidee dieses Buches dar. Es soll einen Einblick in die Breite der psychotherapeutischen Ansätze vermitteln, ohne einen dieser Ansätze in Abgrenzung zu den anderen als etwas Besonderes hervorzuheben.

Literatur

Ellenberger, H. F. (1985). *Die Entdeckung des Unbewußten: Geschichte und Entwicklung der dynamischen Psychiatrie von ihren Anfängen bis zu Janet, Freud, Adler und Jung.* Zürich: Diogenes.

Kriz, J. (2005). Von den Grenzen zu den Passungen. *Psychotherapeutenjournal, 4*(1), 12–20.

Kriz, J. (2009). Vielfalt in der Psychotherapie: Das Vier-Säulen-Modell. Plädoyer, die internationale und stationäre Verfahrenspluralität auch in deutschen Praxen wieder zuzulassen. *VPP-aktuell, 4*, 3–5.

Peter, B. (2001). Hypnotische Selbstkontrolle: Die wirksame Therapie des Teufelsbanners Johann Joseph Gaßner um 1775. *Hypnose und Kognition, 17*(1+2), 19–34.

Peter, B. (2009). Geschichte der Hypnose in Deutschland. In D. Revenstorf & B. Peter (Hrsg.), *Hypnose in Psychotherapie, Psychosomatik und Medizin. Ein Manual für die Praxis* (2. Aufl., S. 821–856). Heidelberg: Springer.

Psychodynamische Verfahren

2

2.1 Einleitung

Seit den Anfängen der Psychoanalyse, die ins Ende des 19. Jahrhunderts zurückreichen, existiert eine Vielzahl von Weiterentwicklungen sowohl in der Theoriebildung als auch im grundlegenden Therapieverständnis, die auch innerhalb der Psychoanalyse zu heftigen Kontroversen führte. Heute lässt sich die Psychoanalyse als ein lockerer Verbund von unterschiedlichen Theoriefragmenten beschreiben, deren letzte Gemeinsamkeit die Bezugnahme auf Freud ist (vgl. Mertens 2010). Während die eine Gruppe auf die Kraft der konfrontativen Deutung setzt (z. B. Otto Kernberg), betonen andere die korrigierende Beziehungserfahrung (Michael Balint, Donald Winnicott) und wiederum andere die unbedingte Empathie (Heinz Kohut, Robert Stolorow). Auch wenn die Kontroversen noch nicht abgeklungen sind, scheinen sich diese unterschiedlichen Strömungen zunehmend zu konsolidieren. So kann heute von einem breiten Spektrum verschiedener psychodynamisch begründeter Ansätze gesprochen werden, die gerade vor dem Hintergrund der Vielfalt der existierenden Störungsbilder als gegenseitige Ergänzungen zu verstehen sind.

Um im Rahmen dieser Übersicht die wichtigsten psychodynamischen Strömungen darzustellen, lohnt der Versuch, das jeweils unterschiedliche ätiologische und davon abgeleitete auch therapeutische Verständnis mit einer historischen Perspektive zu verknüpfen. Ein solches Vorgehen bietet sich auch deshalb an, da Freud selbst keinesfalls seine Theorie allein aufgrund theoretischer Überlegungen entwickelt hat, sondern ständig von den Erfahrungen mit seinen Psychotherapiepatienten geleitet wurde, die ihn immer wieder aufs Neue dazu inspirierten, ursprüngliche

M. Helle, *Psychotherapie*, Basiswissen Psychologie,
https://doi.org/10.1007/978-3-662-58712-6_2

Annahmen zu verwerfen, um neue zu konzipieren und so seine Theorie weiterzuentwickeln. Ziel dieses Kapitels ist es u. a., die vier zentralen Säulen der psychodynamischen Therapie, nämlich die Triebtheorie, die Ich-Psychologie, die Objektbeziehungstheorie und die Selbstpsychologie darzustellen. In der heutigen Praxis der psychodynamischen Therapie schließen sich diese vier Orientierungen keinesfalls aus, sondern stellen wichtige sich ergänzende Perspektiven dar. Je nach vorliegendem Fall rückt mal die eine und mal die andere Orientierung in den Vordergrund.

2.2 Verführungstheorie – Traumatheorie – Das Kathartische Verfahren

Bevor Freud im Jahre 1886 in der Veröffentlichung „Zur Ätiologie der Hysterie" erstmals den Begriff „Psychoanalyse" erwähnte, war er bereits zehn Jahre in seiner Privatpraxis als Neurologe tätig.

Zunächst ging er von der Annahme aus, dass die psychischen Störungen seiner Patienten auf schwere, meist sexuelle Traumatisierungen in der Kindheit zurückgingen, die nicht mehr erinnert werden konnten. Diese dramatischen Erlebnisse waren zwar vergessen, deren Wirkung aber, so die ätiologische Vorstellung, dauerte in Form sehr unterschiedlicher Symptome wie etwa Ängste, Krampfanfälle und Lähmungen an. Eine Heilung konnte entsprechend dieser Annahme nur dann erreicht werden, wenn sich die Patienten wieder an ihre traumatischen Erlebnisse erinnern können. Hierfür übernahm Freud den bereits von Josef Breuer entwickelten therapeutischen Ansatz und nutzte die Hypnose – eine Technik, deren therapeutischer Nutzen zu dieser Zeit (Ende des 20. Jh.) gerade erst entdeckt wurde. Im Zustand der Hypnose war es den Patienten möglich, das vergessene traumatische Erlebnis zu erinnern. Dies wurde von heftigen emotionalen Reaktionen begleitet, die Freud als Reinigung und Befreiung (griech.: Katharsis) von dem bis dahin unterdrückten Affekt interpretierte. Aufgrund dieser Beobachtungen ging er zunächst davon aus, dass seine Patienten durch das Abreagieren des aus der Vergangenheit stammenden Affekts nun für immer geheilt seien. Diese erste von Freud verwendete therapeutische Behandlungsform ging unter dem Begriff „Kathartisches Verfahren" in die Geschichte ein.

Der Kerngedanke, der diesem Behandlungsansatz zugrunde liegt, ist die Annahme, dass die Patienten reale Traumatisierungen in ihrer Kindheit erfahren haben, die emotionale Bewältigung aber nicht erfolgen konnte, da diese Erfahrungen wegen ihrer zu hohen Intensität verdrängt werden mussten. Der zu diesem verdrängten Erlebnis gehörende Affekt suchte sich nun über die unterschiedlichen Symptome andere Wege, um zum Ausdruck gebracht zu werden. Der einzige Weg der Heilung bestand darin, über die Hypnose zu diesem Ereignis zurückzukehren und dann im Zustand des Erinnerns die dazugehörigen Emotionen neu und vollständig zu durchleben. In diesem Sinne sah Freud das vorrangige therapeutische Ziel im Erinnern und Abreagieren (Freud 1914).

In weiten Teilen zeigt die kathartische Behandlungsmethode deutliche Parallelen zu der heute etablierten Traumatherapie, was letztlich auch nicht verwundert, da sowohl Freud als auch die heute praktizierenden Traumatherapeuten Patienten behandeln, die aufgrund dramatischer Erlebnisse, die emotional nicht adäquat verarbeitet werden konnten, psychische Störungen entwickelten. Sowohl in der Traumatherapie als auch in dem von Freud praktizierten Verfahren steht die Konfrontation mit dem traumatischen Ereignis im Sinne einer Traumaexposition im Vordergrund.

In der Folge machte Freud nun aber häufiger die Erfahrung, dass weder die Symptome durch Anwendung der kathartischen Behandlung für immer verschwanden noch dass sich die von den Patienten berichteten frühen sexuellen Missbrauchserlebnisse alle so zugetragen haben konnten. Vielmehr schienen in vielen Fällen weniger die realen Erfahrungen, sondern eher Erlebnisse, die stark mit eigenen Fantasien durchmischt waren, die Ursache für die Entstehung von psychischen Störungen zu sein. So revidierte er seine erste ätiologische Vorstellung und vermutete nun, dass die Störung seltener in einem objektiv fassbaren traumatischen Ereignis begründet war, sondern vielmehr auf als zu bedrohlich erlebte konflikthafte frühkindliche Fantasien und Wünsche zurückging. Dieser grundlegende Wechsel in der Ätiologievorstellung machte nun die Patienten, die vorher noch im Sinne der Verführungstheorie als Opfer der meist sexuellen Übergriffe verstanden wurden, zu vermeintlichen Tätern, die in ihren sexuellen Fantasien die Eltern verführen oder gar beseitigen wollten. So wurden von nun an Erzählungen von Patienten, die von sexuellen Missbrauchserfahrungen in ihrer Kindheit handelten, als sog. hysterische Lügen verstanden.

Die Folgen dieses radikalen Wechsels waren dramatisch: Es kam nicht nur zu einer deutlichen Unterschätzung traumabedingter Störungen, sondern vor allem das Vorhandensein sexuellen Missbrauchs insbesondere in der Kindheit wurde systematisch unterschätzt bzw. verleugnet, was Freud bis heute viel Kritik eingebracht hat. Es war vor allem Sandor Ferenczi (1873–1933), ein Schüler Freuds, der schon Anfang der 1930er-Jahren wiederholt auf diesen Missstand hingewiesen hat, indem er die vielen Patienten erwähnte, die von realen sexuellen Missbrauchserlebnissen zu berichten wussten. Weder Freud noch seine Kollegen schenkten diesen Mitteilungen jedoch große Aufmerksamkeit (Ferenczi 1939).

Als zentrale konfliktreiche entwicklungspsychologische Hürde, die nach Freuds Verständnis jeder Mensch zu nehmen hat, rückte mit diesem neuen Ätiologieverständnis nun der ödipale Konflikt, der an späterer Stelle in diesem Kapitel ausführlicher dargestellt werden wird, in den Mittelpunkt (vgl. Abschn. 2.3.1.3).

Während Freud das störungsauslösende traumatische Ereignis im Sinne der Verführungstheorie zunächst ontogenetisch verortete, wurde es nun, mit der Konzipierung des ödipalen Konflikts, in die Phylogenese verlagert. Dieser Wechsel in den ätiologischen Vorstellungen zog konsequenterweise auch einen grundlegenden Wandel in der Behandlungstechnik nach sich und bedeutet gleichzeitig den Beginn der Psychoanalyse.

2.3 Die zentralen Säulen der psychodynamischen Verfahren

2.3.1 Triebtheorie

Der Fokus war nun nicht mehr darauf ausgerichtet, die Patienten mit ihren vergessenen realen traumatischen Erlebnissen in Kontakt zu bringen, sondern vielmehr sie an ihre frühen Fantasien und Vorstellungen, die den Patienten zum Teil zu keinem Zeitpunkt ihres Lebens bewusst waren, heranzuführen. Es ging also nicht mehr, wie zuvor im kathartischen Verfahren, um ein Abreagieren eingeklemmter Affekte, sondern darum, tiefe, nicht bewusste und in der psychischen Verarbeitung überfordernde Vorstellungsinhalte zutage zu fördern.

Um dieses Ziel zu erreichen, musste Freud sich von der bisher praktizierten Hypnose verabschieden, da sich nun die Patienten über die Technik der freien Assoziation aktiv an dem therapeutischen Geschehen beteiligen sollten. Die Aufgabe der Patienten war es, während sie auf der Couch lagen, dem Psychoanalytiker möglichst alles zu sagen, was ihnen gerade in den Sinn kam. So wurden die Patienten in einen Modus versetzt, der ihnen und auch dem Therapeuten einen Zugang zu den unbewussten Inhalten ermöglichte.

Freud, der neben seiner psychotherapeutischen Tätigkeit auch immer um ein wissenschaftliches Verständnis bemüht war, richtete sein Interesse zunehmend auf die Phänomene unbewusster Prozesse, insbesondere auf den Vorgang der Verdrängung. Im Zuge dieser Beschäftigung entwickelte er im Jahre 1900 das sog. topografische Modell, das auch unter dem Begriff „Eisbergmodell“ bekannt geworden ist (Freud 1900). So wie eine topografische Landkarte die Oberflächenstrukturen eines Gebietes aufzeigt, um z. B. Höhenunterschiede und Besonderheiten der Vegetation erkennbar zu machen, entwickelte Freud eine Topografie des Unbewussten, die im Folgenden näher beschrieben werden soll.

2.3.1.1 Das topografische Modell

Dieses Modell lässt sich anhand einer kleinen Übung erklären: Hören Sie doch kurz auf zu lesen, blicken Sie mal von diesem Buch auf und erinnern Sie sich an einen schönen Moment in Ihrem letzten Urlaub. Vielleicht war es, als Sie nach einer beschwerlichen Wanderung den Gipfel bestiegen und bei einer wunderschönen Aussicht Rast gemacht haben oder wie Sie am Meer in der Sonne liegend entspannt und zufrieden dem Rauschen der Wellen zuhörten. Diese Vorstellung ist nun, wo Sie sich gedanklich damit befassen, in Ihrem Bewusstsein gegenwärtig. Im nächsten Augenblick kann sie jedoch verschwinden, da Sie sich wieder voll und ganz auf diesen Text konzentrieren. Es wäre aber jederzeit möglich, diese Vorstellung wieder auftauchen zu lassen. Sie ist also die ganze Zeit latent vorhanden (vgl. Freud 1912). Für solche latenten Vorstellungen, die jederzeit bewusst werden können, führte Freud den Begriff „Vorbewusstsein" ein.

Es ist keineswegs so, dass das Handeln ausschließlich bewusst gesteuert und geregelt wird, vielmehr können viele Motivationen oder auch Intentionen von Handlungen unbewusst sein. Diese Annahme Freuds war damals revolutionär, da in der wissenschaftlichen Gemeinschaft die Meinung vorherrschte, dass nur Bewusstes auch psychisch sein könne. Als Gegenbeweis erwähnt Freud die sog. posthypnotische Suggestion, die er in Frankreich bei Bernheim intensiv studiert hatte. Dem Patienten wird unter Hypnose ein bestimmter Auftrag erteilt, den er, nachdem er aus der Hypnose aufgewacht ist, ausführen soll. Wenn dieser Auftrag von dem Patienten nun tatsächlich ausgeführt wird, er sich aber nicht an die Hypnosesitzung, in der ihm der Hypnotiseur diesen Auftrag erteilt hatte, erinnern kann, ist ihm die eigentliche Ursache seiner Handlung nicht bewusst, sie ist also unbewusst. Aber dieses Unbewusste ist im Handeln dieses Patienten wirksam (vgl. Freud 1912).

Genauso versteht Freud die Symptome seiner Patienten: Die Ursache einer neurotischen Angst ist genau wie die posthypnotische Suggestion unbewusst, im aktuellen Handeln und Erleben ist sie aber wirksam. So muss der Patient mit einem Waschzwang aus Angst vor Infektionen regelmäßig seine Hände waschen. Er selbst erlebt diese Handlungen zwar als übertrieben und unangemessen, also als ich-dyston, muss sie aber dennoch ausführen, da die Angst ansonsten unerträglich würde. Der wahre Grund dieses Waschzwangs ist dem Patienten nicht bewusst.

Auch der sog. Versprecher bzw. die Freud'sche Fehlleistung ist ein weiteres Beispiel dafür, wie Unbewusstes das tägliche Handeln bestimmen kann. In einer Rede der damaligen Bundeskanzlerin Angela Merkel am 01.12.2008 spricht sie den Hessischen Ministerpräsidenten und stellvertretenden CDU-Vorsitzenden Roland Koch mit „Lieber Roland Kotz" an. Aus psychodynamischer Sicht würde man den Versprecher dahingehend interpretieren, dass hier unbewusst eine tiefe Antipathie gehegt wird, die aber so heftig und bedrohlich ist, dass sie nicht bewusst werden darf. Durch eine kurze Unaufmerksamkeit oder auch Unkonzentriertheit verlor die Rednerin die volle Kontrolle über ihr Handeln, so dass Teile ihres Unbewussten Einfluss auf ihr reales Handeln nehmen konnten.

Freud geht davon aus, dass der Mensch grundsätzlich darum bemüht ist und hierfür auch ständig Energie aufwenden muss, Inhalte des Bewussten bzw. Vorbewussten von denen des Unbewussten getrennt zu halten. Diese Kräfte zeigen sich in Form von Widerstand oder Abwehr. Widerstand bedeutet, dass ein Mensch konkrete Handlungen unternimmt, um die Bewusstwerdung unangenehmer Inhalte zu verhindern. Dies kann z. B. beharrliches Schweigen in der Therapie oder systematisches Zuspätkommen zu den Therapiesitzungen sein. Unter Abwehr wird dagegen ein nicht beobachtbarer innerpsychischer Prozess verstanden, der einen Menschen daran hindert, bewussten Zugang zu bestimmten Erinnerungen oder Gefühlen zu erhalten. In der Psychoanalyse sind eine große Anzahl an unterschiedlichen Abwehrmechanismen beschrieben worden, auf die an späterer Stelle in diesem Kapitel nochmals eingegangen werden wird (siehe Abschn. 2.3.2).

Je größer die Bedeutung unbewusster Inhalte ist, umso stärker ist ihr Bestreben, bewusst zu werden. Umso mehr Energie muss also aufgewendet werden, diese Inhalte vom Bewusstsein fernzuhalten. Da diese Energie z. B. im Schlaf nicht bereitgehalten werden kann, können Träume unbewusste Inhalte, allerdings in verzerrter Form, zutage fördern. Ebenso bedeutet das Liegen auf der Couch kombiniert mit der Aufforderung, frei zu assoziieren, eine Schwächung der Kontrolle bzw. des Ichs, so dass hier ein Rahmen geschaffen wird, in dem Unbewusstes nur schwer vom Bewusstsein ferngehalten werden kann. In dieser frühen Phase der Psychoanalyse ging es also in erster Linie darum, Zugang zum Unbewussten zu erhalten.

Jede psychische Aktivität ist zunächst unbewusst. Je nachdem, wie stark diese abgewehrt werden muss, entscheidet sich dann, ob diese bewusst bzw. vorbewusst werden kann oder unbewusst bleiben soll. Aus dieser Vorstellung erklärt sich, warum das topografische Modell auch als Eisbergmodell bezeichnet wird, da wie beim Eisberg, bei dem nur ein sehr kleiner Teil über die Wasseroberfläche ragt, auch nur ein sehr kleiner Teil der psychischen Aktivitäten bewusst werden kann. Freud vergleicht diesen Vorgang mit der Fotografie. Alle Fotos liegen zunächst als Negative vor. Nun wird ausgewählt, welche dieser Negative zu Fotos weiterentwickelt werden sollen (Freud 1912).

2.3.1.2 Lebenstrieb und Todestrieb

Während die bisherigen Ausführungen zur Psychoanalyse auf die Dynamik der bewussten, vorbewussten und unbewussten Inhalte fokussierten, wird mit der nun zu beschreibenden Triebtheorie eine zentrale Ergänzung vorgenommen, die allerdings inhaltlich eng an dem topografischen Modell angelehnt ist, d. h. in das topografische Modell integriert werden kann. Im Jahr 1924 schrieb Freud: „Die Trieblehre ist das bedeutsamste, aber auch das unfertigste Stück der psychoanalytischen Theorie“ (Freud 1905, Zusatz 1924, S. 77). Entsprechend dieser Feststellung befand sich Freud auf der Suche, dieses komplexe Phänomen adäquat fassen zu können. Als Ausdruck dieser Suche lässt sich auch die Tatsache verstehen, dass Freud insgesamt drei verschiedene Triebtheorien entwickelte. Im Folgenden soll ausschließlich seine letzte Version der Triebtheorie, nämlich der Todes- und der Lebenstrieb berücksichtigt werden.

Freud sieht den Trieb als eine Unterkategorie der Gruppe der Reize, die alle in der einen oder anderen Form Auswirkungen auf psychisches Erleben haben. Er unterscheidet die sog. äußeren von den inneren Reizen. Als Beispiel für einen äußeren Reiz nennt Freud einen starken Lichtstrahl, der auf das Auge fällt und sich in der einen oder anderen Form auch im psychischen Erleben niederschlägt. So kann das helle Licht als sehr unangenehm erlebt werden, da man sich geblendet fühlt. Möglicherweise wird man irritiert die Augen schließen oder den Kopf vom Lichtstrahl wegbewegen. Während ein solcher Lichtstrahl zu den physiologischen, also von außen kommenden Reizen zählt und der Körper durch entsprechende motorische Aktivitäten den Einfluss dieses Reizes regulieren kann, existiert nach Freud daneben eine völlig andere Gruppe von Reizen, nämlich die aus dem Inneren kommen und daher in ihrer psychischen Repräsentanz eine völlig andere Qualität besitzen. Diese inneren Triebreize tauchen nicht wie ein Lichtstrahl plötzlich auf und lassen sich auch nicht so einfach über motorische Aktivitäten regulieren, sondern bilden eine konstante Kraft, die sich mal in größerer und mal in kleinerer Intensität zeigt. Triebe sind ausschließlich biologisch begründet und verschließen sich zunächst einer bewussten Wahrnehmung. Bewusst sind nur die Vorstellungen oder emotionalen Zustände, die diese Triebe im Menschen auslösen. So bildet für Freud der Trieb das Bindeglied zwischen dem Somatischen und dem Psychischen (vgl. Freud 1915a). Die psychische Repräsentanz des Triebs, die im Gegensatz zum Trieb selbst grundsätzlich bewusst werden kann, wird Triebabkömmling genannt. So könnte ein innerer körperlicher Zustand als Ausdruck von Hunger interpretiert und somit bewusst werden. Dies könnte dann dazu führen, dass man in die Küche geht und sich genuss- und auch lustvoll Essen einverleibt. Dieser Trieb wird nun beim Vorgang des Essens durch das Erleben der oralen Befriedigung als Triebabkömmling bewusst erfahrbar.

Ausgehend von dem obigen Beispiel ist es nicht weiter erstaunlich, dass Freud vorschlägt, den Triebreiz „Bedürfnis“ und die Aufhebung dieses Triebreizes „Befriedigung“ zu nennen (vgl. Freud 1915a).

Die Merkmale eines Triebs umschreibt Freud mit den vier Begriffen „Drang", „Ziel", „Objekt" und „Quelle" (Freud 1915b). Mit „Drang" beschreibt er das motorische, spannungsvolle Moment des Triebs. Dies könnte das Körpergefühl sein, das sich einstellt, wenn gerade die Lieblingsspeise auf den Teller gefüllt wird und man den drängenden Impuls verspürt, sich mit großer Hast und Lust dieses Essen einzuverleiben. Das Ziel ist immer die Befriedigung des Triebs, um den spannungsvollen Zustand zu reduzieren. Dies kann beispielsweise die erlebte anale Lust beim Stuhlgang, die orale Befriedigung beim Rauchen einer Zigarette oder auch die genitale Lust beim Geschlechtsverkehr sein. Hier klingt schon an, dass die Objekte der Triebbefriedigung sehr unterschiedlich sein können. Nach Freud stellen die Objekte das Variabelste am Trieb da. Sie sind keineswegs ursprünglich mit dem Trieb verknüpft, sondern werden vor allem deshalb gewählt, weil sie aktuell eine Triebbefriedigung ermöglichen. So lässt sich bei Rauchern nicht selten beobachten, dass eine Zigarette geraucht wird, statt den Hunger durch Aufnahme von Nahrung zu reduzieren. Die Quelle verweist auf den körperlichen Ursprung, also die jeweilige erogene Zone. „Auf dem Weg von der Quelle zum Ziel wird der Trieb psychisch wirksam" (Freud 1933, S. 103).

Heute lehrt uns die Biologie, dass alle höhere Organismen, so auch der Mensch, eingebaute Mechanismen haben, die Alterungsprozesse einleiten, welche letztlich den Tod herbeiführen. Im Gegensatz hierzu lassen sich die einzelligen Lebewesen, die sich durch Zellteilung vermehren, als potenziell unsterblich betrachten. Somit ist die Endlichkeit des menschlichen Lebens in der Natur des Menschen selbst angelegt. Über Umwege kam Freud zu genau dieser Erkenntnis, die zur der Neuformulierung seiner Triebtheorie führte. Es gibt also einerseits eine zentrale Kraft, die danach strebt, etwas Neues zu schaffen, der Lebenstrieb. Und diametral entgegen steht eine Kraft, die den Tod herbeiführt. „Das Ziel alles Lebens ist der Tod" (Freud 1920, S. 40). Aus ganz unterschiedlichen Beobachtungen, bei denen seine bisherige Theorie als Erklärungsansatz versagte, wurde er sukzessive zu der Annahme des Todestriebs hingeführt.

Konkret waren es die Träume von durch Eisenbahnunfälle traumatisierten Menschen oder auch heimgekehrten Soldaten aus dem Ersten Weltkrieg, die wiederkehrend ihre schrecklichen Erlebnisse zum Trauminhalt hatten. Freud ging ursprünglich, wie bereits dargestellt, davon aus, dass die Lustbefriedigung der zentrale Antrieb menschlicher Aktivitäten sei. In diesem Sinne verstand er auch die Träume, die irgendwo im Verborgenen immer eine Form der Wunscherfüllung darstellten. Die wiederholte Beobachtung aber, dass traumatisierte Menschen in ihren Träumen immer wieder Schreckliches erleben müssen, stand in klarem Widerspruch zu dieser Annahme. Wie kann es sein, dass hier ein Mechanismus greift, der aus dem Unbewussten den Traum mit Inhalten anreichert, die konträr zum Lustprinzip stehen?

Ferner waren es die Erfahrungen in den psychoanalytischen Behandlungen von Patienten, die, anstatt die leidvollen Momente ihrer Vergangenheit zu erinnern und durchzuarbeiten, diese in irgendeiner Form aufs Neue wiederholen und durchleben mussten.

Diesem Phänomen gab er die Bezeichnung „Wiederholungszwang" und verstand darunter Dynamiken, wenn sich z. B. die Tochter eines alkoholkranken Vaters mit einem alkoholabhängigen Mann verheiratet und mit ihm ganz ähnliches Leid durchleben muss, wie sie es bereits in ihrer Kindheit mit ihrem Vater erfahren hat. Wie kann es sein, dass ein Mann, der als Kind nie Anerkennung bei seinen Eltern finden konnte, sich nun mit einer leistungs- und karriereorientierten Frau liiert, um an ihrer Seite in dem ständigen Gefühl der Minderwertigkeit das in der Kindheit erfahrene Leid noch einmal durchleben zu müssen? Auch hier scheiterte die Annahme des Lustprinzips als das einzige und zentrale Motiv menschlichen Handelns. Freud kam zum Schluss, dass es einen Wiederholungszwang geben müsse, der sich über das Lustprinzip hinwegsetzt (vgl. Freud 1920).

Aufgrund dieser unterschiedlichen Beobachtungen ging Freud einen Schritt weiter und nahm nun einen innewohnenden Drang an, der zum Ziel hat, einen früheren Zustand wiederherzustellen. In seinen Ausführungen in „Jenseits des Lustprinzips" spricht Freud zunächst von einem *konservativen* Trieb, den er dann später als Todestrieb bezeichnet. Dieser konservative Trieb oder eben auch Todestrieb, der einen zuvor erlebten Zustand anstrebt, ist die zentrale Kraft, die den Menschen auch in den Zustand der Regression bringt.

Mit Regression wird der Vorgang bezeichnet, wenn ein Mensch ein bereits erreichtes psychisches Funktionsniveau verlässt und zu einem lebensgeschichtlichen früheren Niveau des Denkens, Handelns und Fühlens zurückkehrt. Auch wenn der Begriff eine zentrale Rolle für das pathologische Verständnis spielt, gibt es auch gesunde regressive Momente, z. B. wenn ein Liebespaar eng umschlungen die gemeinsame Nähe genießt oder man sich nach und nach von den aktiven Gedanken und Vorstellungen verabschiedet, um sich schließlich in den Schlaf zu begeben.

Während also das Ziel des Todestriebs darin besteht, die bestehenden Zusammenhänge aufzulösen, strebt der Lebenstrieb danach, größere Einheiten herzustellen und zu erhalten. In diesem neuen energetischen Konzept lässt sich menschliches Handeln und Erleben immer aus einer Mischung oder auch Entmischung dieser beiden Triebe verstehen, d. h. in Reinform lassen sich diese Triebe nie beobachten. So ist z. B. der Sexualakt eine Aggression mit der Absicht der innigsten Vereinigung. „Ein stärkerer Zusatz der sexuellen Aggression führt den Liebhaber zum Lustmörder, eine starke Herabsetzung des aggressiven Faktors macht ihn scheu oder impotent" (Freud 1940, S. 71).

Um als Individuum leben zu können, muss der Todestrieb, der den früheren anorganischen Zustand herstellen möchte, nach außen gerichtet werden. Auf Basis dieses Vorgangs erklärt Freud die aggressiven Tendenzen, die einem jeden Menschen innewohnen.

Mit der Ausbildung des Über-Ichs (vgl. Abschn. 2.3.1.4) werden große Teile des Aggressionstriebs im Inneren des Ichs fixiert und wirken dort selbstzerstörend. Dies zeigt sich z. B. im Sinne der Wendung gegen die eigene Person, wenn sich jemand im Wutanfall die Haare rauft oder mit den Fäusten gegen eine Wand schlägt.

2.3.1.3 Die psychosexuellen Phasen

Mit der Entwicklung der hier vorgestellten Phasentheorie beschreibt Freud, orientiert an der Entwicklung des Sexualtriebs, ein Modell, das nicht nur im Hinblick auf das subjektive kindliche Erleben revolutionär war, sondern auch die zentrale Basis bildete, um die Entstehung von psychischen Störungen zu beschreiben. Auch wenn dieser Ansatz enorme Erweiterungen und auch Ergänzungen erfahren hat, war es vor allem Freuds Verdienst, den Lustgewinn des Kindes, der sich entwicklungsabhängig an den verschiedenen Körperzonen ausrichtet, zu beschreiben. Während Freud die unterschiedlichen Entwicklungsphasen vor allem triebtheoretisch dachte, sind diese heute um Ich-psychologische, objektbeziehungstheoretische sowie selbstpsychologische Perspektiven erweitert worden.

Das sexuelle Leben beginnt nach Freud bereits nach der Geburt und hat zunächst nur mit Lust und nichts mit den Genitalien zu tun. Allgemein umfasst das Sexualleben die Funktion der Lustgewinnung aus den verschiedenen Körperzonen. Freud nimmt einen zweiseitigen Ansatz des Sexuallebens an. Die eine Seite fokussiert auf die vorpubertäre Zeit, die ihren Höhepunkt im Alter von fünf Jahren erreicht und dann in die Latenzzeit übergeht. Diese infantile Sexualäußerung ist nach Freud durch die folgenden drei Charakteristika gekennzeichnet: 1) Sie entsteht in Anlehnung an eine wichtige Körperfunktion. 2) Sie ist autoerotisch, d. h. es existiert noch kein Sexualobjekt. 3) Das Ziel der Befriedigung steht unter der Herrschaft der für die Phase spezifischen erogenen Zone (vgl. Freud 1905). Der Sexualtrieb zeigt sich hier in Form der jeweils für die entsprechende psychosexuelle Phase typischen Partialtriebe.

Der zweite Teil, die sog. genital geprägte Sexualität, nimmt seinen Anfang erst mit Eintritt in die Pubertät, also der Geschlechtsreife. Hier werden die Partialtriebe idealerweise in den einen Sexualtrieb integriert und in den Dienst der Fortpflanzung gestellt.

Die Energie des Sexualtriebs beschreibt Freud mit dem Begriff „Libido". Entsprechend werden Objekte, sei es der Partner, eine gewisse Speise, ein verehrtes Idol oder auch der begehrte Sportwagen als libidinös besetzte Objekte umschrieben, da diese potenziell der Triebbefriedigung dienen können.

Im Sinne des Lust-Unlust-Prinzips oder auch kürzer Lustprinzips strebt jeder Mensch danach, Lust zu gewinnen und vermeidet solche psychische Tätigkeit, die Unlust erregen könnte (Freud 1911).

Oft wurde Freud für die Annahme eines zentralen Sexualtriebs kritisiert. Der Fehler, den seine Kritiker allerdings hier begehen, ist, dass sie diesen Trieb mit einer rein genital-körperlichen Sexualität gleichsetzen. Nach Freuds Verständnis steht die Libido für eine sehr viel allgemeinere Energie, die im Sinne der oben beschriebenen konstanten Kraft stets nach Befriedigung strebt.

Orale Phase (1.–2. Lebensjahr)

Die erste bedeutsame erogene Zone für den Menschen in seiner lebensgeschichtlichen Entwicklung sind die Mundhöhle, die Zunge und die Lippen. Das Saugen des Säuglings an der Brust dient zunächst der Nahrungsaufnahme und stellt somit eine überlebenswichtige Körperfunktion dar. Gleichzeitig wird die Reizung der Lippen durch den warmen Milchstrom als lustvoll erlebt. Die Lippen, so Freud, „(…) haben sich benommen wie eine erogene Zone" (Freud 1905, S. 88). Zunächst ist also die Befriedigung dieser erogenen Zone eng mit der Befriedigung des Nahrungsbedürfnisses verknüpft. Da diese Erfahrung als lustvoll erlebt wird, sucht der Säugling vermehrt nach Befriedigungsmöglichkeiten dieser als erogen erfahrenen Zone. Dies zeigt sich beim Säugling am lauten und genussvoll schmatzenden Lutschen des Schnullers, des eigenen oder auch fremden Fingers oder der ganzen Hand. Durch das Erleben des Stillens entwickelt der Säugling eine lustvolle Beziehung zur oralen Stimulierung. Wie sehr die Befriedigung dieser erogenen Zone zur Entspannung des Säuglings beiträgt, lässt sich beobachten, wenn der schreiende Säugling den Schnuller bekommt und sich dann rasch wieder beruhigen kann. Auf dieser oralen Stufe, die Freud auch oral-kannibalistische Phase nennt, ist das zentrale Thema, sich das einzuverleiben, was man begehrt. Gleichzeitig wird aber das Begehrte, wie z. B. eine bestimmte Speise, beim Vorgang des Einverleibens vernichtet. In der Alltagssprache finden wir diese Dynamik in der Redewendung „jemanden zum Fressen gern haben" wieder. Ähnlich einzuordnen ist auch der rituelle Kannibalismus, in dem Körper oder Körperteile des Feindes verzehrt werden, um dessen Kraft zu erlangen. Es handelt sich hier um die früheste und archaische Stufe von drei sog. Internalisierungsprozessen, nämlich dem der Inkorporation (Hoffmann 1979). Die anderen beiden lauten Introjektion und Identifikation. Während Freud die psychosexuellen Phasen in erster Linie aus einer triebtheoretischen

Perspektive beschrieben hat, erfuhren diese mit der Entwicklung der objektbeziehungstheoretischen und selbstpsychologischen Zugänge (vgl. Abschn. 2.3.3 und 2.3.4) eine zentrale Erweiterung. Ausgangspunkt bildet hier der sog. „kompetente Säugling“ (vgl. Dornes 1993), der mit seiner primären Bezugsperson ein affektives Kommunikationssystem bildet. Die Triebperspektive rückt in den Hintergrund und im Fokus stehen vielmehr die frühen Bindungserfahrungen, die stimulierend, befriedigend oder frustrierend sein können. Heute bezieht sich der Begriff „Oralität“ eben nicht mehr nur auf den Aspekt der oralen Triebbefriedigung, sondern wird viel weiter gefasst und bezieht sich allgemein auf das Bedürfnis nach Geborgenheit im Sinne einer sicheren Bindung (vgl. Mentzos 1996).

Anale Phase (2.–3. Lebensjahr)

In der analen Phase tritt die Afterzone als erogene Region in den Vordergrund. Mit der Ausscheidung der Exkremente wird die Schleimhaut des Afters gereizt, was nun als lustvoll erlebt wird. Entwicklungspsychologisch ist diese Phase von der Reinlichkeitserziehung geprägt. Die Kinder sollen lernen, ihre Ausscheidung zu kontrollieren, so dass auf die Windel verzichtet werden kann. Erstmals wird den Kindern bewusst, dass der Stuhl aus ihrem eigenen Körper stammt. Freud schreibt, dass Kinder ihren Stuhl als „Geschenk“ verstehen, wobei das Ausscheiden einen Ausdruck von Anpassung und das Zurückhalten einen Ausdruck von Trotz bedeutet (vgl. Freud 1905). Als übergeordnetes Thema geht es in der Phase also um Reinlichkeit, Besitz, Autonomie sowie Geben vs. Zurückhalten.

Freud sieht in dieser Phase den Ursprung sadistischer Tendenzen, da sich hier destruktive und libidinöse Bedürfnisse vermischen. Daher nannte Freud diesen Entwicklungsabschnitt auch anal-sadistische Phase. Die Verbindung zwischen Analität und Destruktivität findet sich beispielsweise in den Vulgärausdrücken „Schiss“, „Beschiss“, „auf etwas scheißen“ oder auch „Anschiss“ wieder (vgl. Quint 2000).

In diesem Alter sind die Kinder motorisch und sprachlich so weit entwickelt, dass sie eigene Wünsche äußern und sich selbstständig bewegen können. Ferner sind sie nun in der Lage, von sich in der ersten Person, als „ich“, zu sprechen. Dies deutet an, dass die Kinder zunehmend ein Bewusstsein von ihrer eigenen Person entwickeln, was sich auch darin ausdrückt, dass erste Autonomiebestrebungen erkennbar werden. Diese sind allerdings in vielen Fällen noch so archaisch, dass diese Phase in der Alltagssprache auch Trotzphase genannt wird. Das dreijährige Kind, das partout trotz hoher Minustemperaturen das Haus in kurzer Hose und T-Shirt verlassen möchte und einen Wutanfall bekommt, weil es seinen Wintermantel anziehen soll, erfährt über dieses Trotzverhalten, wie sehr es eine eigenständige Person ist. Ein weiterer Ausdruck des zunehmenden Autonomieerlebens ist, dass Kinder in diesem Alter liebend gern genau das Gegenteil dessen tun, wozu sie gerade von einem Elternteil aufgefordert werden. Während heute die Vorstellung von

Kindern, deren Triebbefriedigung in diesem Alter in erster Linie in der Analerotik wurzelt, stark angezweifelt wird, so ist man sich doch aus entwicklungspsychologischer Perspektive darin einig, dass es in diesem Entwicklungsabschnitt um die Ausbildung eines autonomen Daseins in einer Umwelt geht, die sowohl Sicherheit als auch Einschränkungen bietet (vgl. Quint 2000). M. Mahler (1897–1985), eine Vertreterin des objektbeziehungstheoretischen Ansatzes, beschreibt diese Phase sehr anschaulich als Phase zwischen Loslösung und Wiederannäherung. Auf der einen Seite erscheinen Kinder, die gerade Laufen gelernt haben, als völlig autonom und angstfrei. Auf der anderen Seite kann sich dieses Selbstgefühl sehr schnell ins Gegenteil verkehren, wenn sie sich Schutz und Zuwendung suchend wieder ihrer primären Bezugsperson annähern.

Phallische Phase (3.–5. Lebensjahr)
In der phallischen Phase erreicht die frühkindliche Sexualität ihren Höhepunkt. Auf dieser dritten Organisationsstufe der Libido wird beim Jungen der Penis und beim Mädchen die Klitoris zur zentralen Quelle des Lustempfindens. Ein bedeutsames Merkmal dieser Phase ist der Schau- und Zeigetrieb (Voyeurismus und Exhibitionismus). Entwicklungspsychologisch werden sich Kinder in dieser Phase ihrer eigenen Geschlechtszugehörigkeit bewusst, was, so Freuds Annahme, beim Jungen die Kastrationsangst und beim Mädchen den Penisneid zur Folge hat. Für Freud steht in der phallischen Phase sowohl für den Jungen als auch für das Mädchen der Phallus im Mittelpunkt. Der Junge wird sich bewusst, dass er einen Phallus hat und dieser auch Quelle der Lustempfindung sein kann. Das Mädchen muss feststellen, dass es nicht über einen solchen Phallus verfügt. Die sich für Freud aus dieser Konstellation ergebende Dynamik soll nicht weiter ausgeführt werden, da diese Rezeption in erster Linie historisch interessant ist, nicht aber das heutige entwicklungspsychologische Verständnis der psychodynamischen Vertreter widerspiegelt.

Der Ödipuskomplex In der Freud'schen Theorie stellt der sog. ödipale Konflikt den Kulminationspunkt der psychosexuellen kindlichen Entwicklung dar. Grundsätzlich wird im Ödipuskomplex die Gesamtheit der kindlichen Liebes-, Hass- und Schuldgefühle gegenüber den Eltern beschrieben. Aus familiendynamischer Perspektive geht es um das Aushandeln der Generationengrenze sowie um die Anerkennung der kindlichen Psychosexualität, indem die aggressiv-rivalisierenden und narzisstisch-ödipalen Ansprüche durchgearbeitet werden (vgl. Mertens 2000).

Der zentrale Konflikt besteht in der Rivalität zwischen dem Jungen und dem Vater um die Liebe der Mutter bzw. in der Rivalität zwischen dem Mädchen und der Mutter um die Liebe des Vaters. Der rivalisierende Sohn sieht sich in dieser die Mutter begehrende Konstellation einem übermächtigen Vater gegenüber, der sich, so die ängstigende Fantasie des Sohnes, durch die Kastration seines Sohnes rächen könnte. Die libidinöse Objektbesetzung des Elternteils wird aufgegeben und durch Identifikation ersetzt. Dieser ins Ich introjizierte Elternteil bildet den Kern des späteren Über-Ichs. Diese so auch introjizierten Moralvorstellungen verhindern, so Freud, eine Wiederkehr des ödipalen Konflikts. Beim Mädchen verläuft die Überwindung des Ödipuskomplexes weniger dramatisch, da es keine Kastration zu befürchten hat. Im ödipalen Begehren des Vaters wünscht sie sich ein Kind von ihm. Da dieser Wunsch aber nie erfüllt wird, wird langsam der Ödipuskomplex verlassen. Freud vermutet, dass sowohl der Wunsch des Mädchens nach einem Penis als auch der Wunsch nach einem Kind vom Vater im Unterbewussten erhalten bleiben und letztlich eine Vorbereitung auf die spätere geschlechtliche Rolle bedeuten (vgl. Freud 1924). Es sollte nicht verwundern, dass Freud insbesondere für Theorien zur weiblichen Entwicklung massiv kritisiert wurde. Unter anderem wurde ihm vorgehalten, eine weibliche Defizittheorie zu vertreten, die der herrschenden Geschlechterideologie verhaftet und Ausdruck alter patriarchaler Denkmuster ist.

Mittlerweile hat das Verständnis des ödipalen Konflikts eine enorme Erweiterung erfahren. Im Laufe der Entwicklung erfährt sich das Kind zunehmend als eine eigenständige Person mit eigenen Wünschen und entsprechenden Autonomiebestrebungen. Mit diesen Selbststrukturen ausgestattet erfährt es nicht nur seine eigene Unabhängigkeit, sondern auch die Unabhängigkeit seiner Eltern. Es macht die zunächst verstörende Erfahrung, dass auch die Eltern eine Beziehung miteinander pflegen, in der das Kind nicht vorkommt. In diesem Entwicklungsabschnitt, der auch Triangulierung genannt wird, muss das Kind lernen, dass es eigenständige Beziehungen zu seiner Mutter und seinem Vater unterhält und diese wiederum eine eigenständige Beziehung untereinander pflegen. Hier geht es nicht nur darum, diese realen Beziehungen entsprechend zu erleben, sondern vor allem darum, dass das Kind in der Lage ist, innere Repräsentanzen dieses Beziehungsdreiecks aufzubauen. Nach heutigem Verständnis findet der Prozess der Triangulierung allerdings nicht erst in der Phase des ödipalen Konflikts statt, sondern vielmehr bildet die zuvor erworbene innere Repräsentation dieser drei ambivalenten Beziehungen die Voraussetzung, den ödipalen Konflikt gut zu bewältigen (Lang 1992).

Die Ödipussage

Es gibt eine große Anzahl an unterschiedlichen Varianten dieser Sage, die je nachdem, welche Version man heranziehen möchte, ein völlig unterschiedliches Licht auf den von Freud konzipierten Ödipuskomplex werfen. Die klassische Version, die wohl auch Freud inspiriert haben muss, geht verkürzt folgendermaßen:

Ein Orakel weissagte dem König Laios von Theben, dass er von seinem Sohn getötet und dieser dann seine Frau, Iokaste, heiraten würde. Um den Eintritt dieser Weissagung zu verhindern, ließ Laios seinen Sohn, Ödipus, drei Tage nach seiner Geburt im Gebirge aussetzen. Ödipus wurde gefunden und von Pflegeeltern aufgezogen. Als erwachsener Mann hörte er von dem Gerücht, dass die Eltern, die ihn aufgezogen hätten, nicht seine leiblichen Eltern seien. Er befragte daraufhin das Orakel und erfuhr, dass er seinen leiblichen Vater töten und seine Mutter heiraten werde. Um das Eintreten dieses Ereignisses zu verhindern, floh Ödipus außer Landes. Auf diesem Weg begegnete er Laios, ohne diesen als seinen Vater zu erkennen. Es kam zum Streit und Ödipus erschlug seinen Vater. Später wurde er König von Theben und nahm die verwitwete Iokaste zur Frau, mit der er auch gemeinsame Kinder hatte. Durch die Befragung früherer Diener fand Ödipus heraus, dass er, wie im Orakel vorhergesagt, tatsächlich seinen Vater ermordet und seine Mutter geheiratet hatte. Als dies alles öffentlich wurde, erhängte sich seine Mutter und Ödipus stach sich die Augen aus und ließ sich verbannen.

Interessant ist hier vor allem die Tatsache, dass Iokaste sich bewusst gewesen sein musste, dass Ödipus ihr Sohn war und sie daher wissentlich ein Inzestverhältnis eingegangen ist, was Freud allerdings nie thematisiert bzw. problematisiert hat (vgl. Zepf et al. 2014). Während Freud davon ausgeht, dass die Eltern mehr oder weniger „unschuldig" mit der kindlichen Rivalität konfrontiert werden, gibt es neuere Hypothesen, dass die Rivalität im Falle des Sohns durch die Liebe der Mutter zu ihrem Sohn in Gang gesetzt wird und zuerst im Vater eine ödipale Problematik auslöst. Aus dieser Perspektive wären die Besonderheiten, die in Zusammenhang mit der Bewältigung des Ödipuskomplexes bei den Kindern zu beobachten sind, durch die Dynamik zwischen den Eltern ausgelöst (vgl. Zepf et al. 2014).

Latenzphase (ab 5. Lebensjahr – Eintritt in die Pubertät)

Die Verdrängung und damit die Überwindung des Ödipuskomplexes leitet letztlich die Latenzzeit ein (vgl. Freud 1924). Für das kleine Mädchen bleibt der Vater unerreichbar und der kleine Junge macht die Erfahrung, die Mutter nicht allein besitzen zu können. Als Analogie erwähnt Freud die Milchzähne, die dann ausfallen, wenn die bleibenden Zähne nachrücken. Er gesteht sich allerdings ein, die Auflösung dieses Komplexes noch nicht in seiner Gänze verstanden zu haben. Das Kind entwickelt nun die Fähigkeit, libidinöse Strebungen verdrängen oder auch sublimieren zu können. Die sexuelle Energie wird in den Aufbau sozialer Beziehungen investiert.

Genitale Phase (ab Erreichen der Geschlechtsreife)
Mit Eintritt in die Pubertät erfolgt die Zusammenfassung der Partialtriebe in einen Sexualtrieb, der sich nun in den Dienst der Fortpflanzung stellt (vgl. Freud 1923b). Während in den bisher beschriebenen Phasen das Interesse eher selbstbezogen oder auf Familienmitglieder gerichtet war, orientiert sich der Mensch ab der Vorpubertät hinsichtlich der Suche nach sexueller Befriedigung nach außen. Sexualität tritt nun in den Dienst der zwischenmenschlichen Partnerschaft.

2.3.1.4 Das Strukturmodell

In „Das Ich und das Es" (Freud 1923a) entwickelte Freud wenige Jahre, nachdem er die Triebtheorie umformuliert hatte, dass sog. Drei-Instanzen-Modell. Hiermit bereitete er den Boden für die sich anschließende nachfolgende psychoanalytische Strömung, die Ich-Psychologie (siehe Abschn. 2.3.2). Immer wieder zeigte ihm seine klinische Erfahrung, dass das topografische Modell, das nach der Entweder-Oder-Denkweise zwischen unbewusst und bewusst differenzierte, für die Beschreibung psychischer Phänomene zu statisch war (vgl. Jungclaussen 2013).

Das älteste der psychischen Instanzen ist das System des Unbewussten, das Freud mit dem Begriff „Es" umschreibt. Es beinhaltet vor allem die aus der Körperorganisation stammenden Triebe. Die beiden anderen in der Topgrafie umschriebenen Bereiche des Bewussten und Vorbewussten werden als Vorläufer des Ichs betrachtet. Während Freud sich also bisher vorwiegend auf das Verdrängte konzentrierte, rückt nun das Ich immer stärker in den Mittelpunkt. Mit der Entwicklung des Strukturmodells schuf Freud eine Beschreibungsebene, die die Dynamik innerhalb dieser Topografie in den Vordergrund treten ließ. Es ging beispielsweise um die Beschreibung von Momenten, in denen Erfahrungen oder Emotionen, sei es durch Verdrängung oder auch durch Widerstand, nicht bewusst werden dürfen.

Um solche bedeutsamen psychischen Prozesse besser greifbar zu machen, führte Freud das Ich ein, das die psychischen Vorgänge organisiert. Das Ich ist die Instanz, die zwischen der umgebenden realen Außenwelt und dem Es vermittelt. Die Beziehung zwischen Ich und Es lässt sich mit der zwischen Reiter und Pferd vergleichen. Der Reiter bedient sich der Kraft und Schnelligkeit des Pferdes und versucht diese in seinem Sinne zu lenken (Freud 1933). Das Ich lernt nach und nach durch Aktivität, die Außenwelt zum eigenen Vorteil zu nutzen. Durch Anpassung gelingt es ihm, mäßigen Reizen zu begegnen und durch Flucht übermäßige Reize zu meiden. Indem das Ich die Herrschaft über die Triebansprüche gewinnt, entscheidet es darüber, ob diese zur Befriedigung zugelassen werden oder nicht. So ist auch denkbar, die Befriedigung auf günstigere Zeiten zu verschieben oder gar zu unterdrücken. Das Ich strebt nach Lust und will Unlust vermeiden. Eine erwartete Unluststeigerung wird mit einem Angstsignal beantwortet.

Durch Verinnerlichung der Beziehungen mit den Eltern, die mit der Übernahme von deren Werten und Idealen einhergeht, bildet sich das Über-Ich als dritte Instanz heraus, dem das Ich ebenso Rechnung tragen muss. Die Bildung des Über-Ichs ist u. a. abhängig von sozialem Milieu, Erziehern, Vorbildern und Idealen der Gesellschaft.

Eine Handlung ist dann korrekt, wenn sie gleichzeitig den Anforderungen des Es, des Über-Ich sowie der Realität gerecht werden kann. Das Ich rückt in das Zentrum des psychoanalytischen Interesses.

2.3.2 Ich-Psychologie

Mit der Konzeption des Strukturmodells leitete Freud die Ich-Psychologie ein, die zunächst noch sehr triebtheoretisch ausgerichtet war. Dem Ich als Mittler zwischen den andrängenden Triebwünschen, den aus dem Über-Ich stammenden moralischen Forderungen und der äußeren Realität, fällt die schwierige Aufgabe zu, jeweils die besten Lösungen für die konkreten Situationen zu finden. Letztlich geht es darum, die Triebbefriedigung unter Berücksichtigung der aktuellen Situationen und der internalisierten ethischen Vorstellungen zu regulieren. Die Tochter Freuds, Anna Freud (1895–1982), führte sein Bemühen um ein besseres Verstehen der Vorgänge des Ichs fort. Im Jahre 1936 veröffentlichte sie das Buch „Das Ich und die Abwehrmechanismen“. Während sich die frühe Psychoanalyse auf die unmittelbare Entdeckung des Unbewussten, also des Es fokussierte, in dem das Ich geschwächt wurde (Liegen auf der Couch, freie Assoziation), verschiebt sich im Ich-psychologischen Ansatz die Aufmerksamkeit auf die direkte Beobachtung des Ichs des Patienten, welches darum bemüht ist, bestimmte unbewusste Regungen und Wünsche vom Bewusstsein fernzuhalten. Über das Ich, so die Position Anna Freuds, erfährt man etwas über die Triebregungen aus dem Es und den moralischen Vorstellungen des Über-Ichs. Werden die triebhaften Impulse aus dem Es zu stark, gerät das Individuum in den Zustand der Angst, welcher wiederum als unlustvoll wahrgenommen wird und daher abgewehrt werden muss. Es ist also nicht das triebhafte Andrängen, sondern die damit ausgelöste Angst, die die Abwehrmechanismen hervorruft. Misslingt die vollständige Abwehr dieser Angst, kommt es zur Symptombildung, die als Kompromiss zwischen Wunsch und Abwehr verstanden werden muss.

Anna Freud formulierte damals zehn Abwehrmechanismen (Freud 1936/2010, S. 51), die in der Zwischenzeit um viele weitere ergänzt wurden. Je nach psychischem Entwicklungsniveau können Abwehrmechanismen unterschiedlicher Reifegrade genutzt werden. In einer sehr groben Unterteilung wird heute zwischen sog. reifen und unreifen Abwehrmechanismen differenziert. Bei den reifen Abwehrmechanismen handelt es sich um eine intrapsychische Regulierung eines psychischen

Konflikts, der sich nur sekundär belastend auf die sozialen Beziehungen auswirkt. Bei den unreifen Abwehrmechanismen dagegen werden im Versuch der Stabilisierung des eigenen psychischen Gleichgewichts andere Menschen einbezogen, was in der Folge zu enormen Belastungen dieser Beziehungen führen kann. Während die reifen Abwehrmechanismen vorwiegend bei Menschen mit Konfliktpathologien anzutreffen sind, zeigen Menschen mit strukturellen Defiziten eher unreife Abwehrmechanismen (vgl. Abschn. 2.6).

In Tab. 2.1 sollen zunächst die Beschreibungen der reiferen und in Tab. 2.2 der unreiferen Abwehrformen wiedergegeben werden.

Tab. 2.1 Reife Abwehrmechanismen (entnommen aus und modifiziert nach Jungclaussen 2013, S. 51 f.)

Bezeichnung	Beschreibung	Beispiel
Verdrängung	Ist die Basis aller anderen Abwehrmechanismen. Unerwünschte oder bedrohliche Impulse werden daran gehindert, ins Bewusstsein zu gelangen. Verdrängung dient der Vermeidung von Angst, Scham, Schmerz und anderen negativen Affekten.	Aggressive Impulse gegenüber einer Person, die man liebt/lieben sollte (z. B. Eltern, Geschwister, Partner) dürfen nicht bewusst werden, müssen also unbewusst gehalten werden.
Regression	Voraussetzung: Wahrnehmung des Triebimpulses und Notwendigkeit der Hemmung	Ein Studierender muss eine mündliche Prüfung ablegen. Die in dieser Situation erfahrene Mischung aus Angst und Aggression wird abgewehrt, indem er sich wie ein kleiner artiger Junge verhält. Das Verhalten ist sehr unterwürfig und die Stimmlage ist sehr viel höher als in normalen Alltagssituationen.
Rationalisierung	Man redet sich ein, dass das eigene Verhalten einen verstandesgemäßen guten Grund hat, um es so vor sich und anderen zu rechtfertigen.	Eine Studierende kann sich gegen Ende des Sommersemesters nicht überwinden, sich auf die Klausurvorbereitung zu konzentrieren und spielt stattdessen am Computer. Als Erklärung sagt sie sich, dass es bei so hohen Temperaturen ohnehin nicht möglich sei, sich auf so komplizierte Themen zu konzentrieren.

Tab. 2.1 (Fortsetzung)

Bezeichnung	Beschreibung	Beispiel
Intellektualisieren	Die Fähigkeit des Abstrahierens wird eingesetzt, um das eigene affektive Erleben oder das Erleben anderer nicht (zu) bedrohlich stark werden zu lassen.	Die Wut und Enttäuschung über einen guten Freund werden kontrolliert, indem der Konflikt ausschließlich auf einer betont sachlichen Ebene ausgehandelt wird.
Reaktionsbildung	Aggressive Gefühle werden abgewehrt, indem sie ins Gegenteil verkehrt werden.	Jemand ertappt sich dabei und ist auch erstaunt darüber, dass er gegenüber einer Person, die er eigentlich überhaupt nicht mag, extrem freundlich ist.
Sublimierung	Eine negative Triebenergie oder verpönte Wünsche werden auf ein kulturell anerkanntes Ziel umgeleitet. Ein wichtiges Motiv für die Kulturentwicklung. Voraussetzung: Vorhandensein eines Über-Ichs	Jemand versucht durch exzessiven Sport seine aggressiven Impulse zu kontrollieren.
Progression	Ist das Gegenteil von Regression. Darunter wird die Flucht nach vorn verstanden, z. B. Pseudoautonomie.	Eine junge Frau, die zu wenig Liebe und Anerkennung durch ihre eigenen Eltern erfährt, entwickelt sehr starke Sehnsüchte danach, eigene Kinder und eine eigene Familie zu haben, um so die Wünsche nach familiärer Harmonie und gegenseitiger Anerkennung befriedigen zu können.
Altruistische Wunschabtretung	Statt sich selbst den ersehnten Wunsch zu erfüllen, wird dieser an eine andere Person abgetreten.	Jemand wächst in einem kargen Elternhaus auf, in dem er nur wenig Anerkennung und Förderung erfährt. Als Beruf wird er Erzieher und gibt nun ersatzweise den Kindern das, was er selbst so sehr vermisste.
Ungeschehen machen	Weil man einen „unmoralischen" Gedanken oder eine „unmoralische" Handlung wiedergutmachen will, greift man zu einer Symptomhandlung, die den betreffenden Gedanken oder die betreffende Handlung abwehren bzw. sühnen soll, z. B. Waschzwang, zwanghafte Ordnungsliebe.	Jemand hat sich sexuell selbst befriedigt, kann diese Handlung aber nicht mit seinen verinnerlichten moralischen Geboten in Einklang bringen. Es folgt ein exzessives Reinigungsritual, um so diesen Vorgang ungeschehen zu machen.

Tab 2.2 Unreife Abwehrmechanismen (entnommen aus und modifiziert nach Jungclaussen 2013, S. 51 f.)

Bezeichnung	Beschreibung	Beispiel
Affektisolierung	Bestimmte Gefühle werden ausgespart.	Ein Freund berichtet von einer Situation am Arbeitsplatz, wo er vom Chef tief gedemütigt wurde. Es ist aber nichts von Scham oder Ärger zu spüren. In der Regel stellt sich dieses Gefühl dann stellvertretend beim Gegenüber ein (Gegenübertragung).
Projektion	Inneres soll außen sein: Eigene unangenehme Anteile werden statt bei sich selbst beim Anderen wahrgenommen und ihm zugeschrieben. Das kann ein reales Gegenüber sein, können aber auch entfernte vorgestellte andere Personen oder Gruppen sein. Unterscheidung von Selbst und Objekt ist Voraussetzung.	Eine Studentin erlebt einen Kommilitonen, der sich real in keiner Weise von ihr erotisch angezogen fühlt, als sexualisierend und verführerisch und ärgert sich darüber. Unbewusst fühlt sie sich sexuell angezogen, was sie aber aufgrund ihrer festen Beziehung, die ihr sehr wichtig ist, nicht bewusst werden lassen darf.
Projektive Identifikation	Manipulative Verlagerung unerträglicher Selbstaspekte in den Anderen, der sich damit identifiziert und danach handelt	Ein Mann rutscht in eine diffuse schlechte Stimmung, in der er sich unbewusst als wertlos, ineffizient und unattraktiv erlebt. Dieses Selbsterleben ist so bedrohlich und vernichtend, dass es in eine andere Person übertragen wird. Der Mann fängt an, sich zu fragen, ob die Liebesgefühle seiner Partnerin überhaupt echt sind. Bestimmt findet sie ihn unattraktiv, ineffizient und wertlos. Diese Dynamik kann so weit eskalieren, dass die Partnerin tatsächlich genau das für ihren Partner anfängt zu empfinden.
Introjektion	Einverleibung von Werten, Funktionen oder Eigenschaften von Menschen, um sie nicht mehr als Bedrohung von außen erleben zu müssen Unterscheidung von Selbst und Objekt ist Voraussetzung.	Ein Kind wächst in einem sehr leistungsorientierten Elternhaus auf. Zuwendung und Bewunderung erfährt es nur, wenn es herausragende Leistungen erbracht hat. Es ist nicht in der Lage, sich kritisch mit dieser Wertorientierung auseinandersetzen, sondern introjiziert diese, um sich so der elterlichen Liebe gewiss sein zu können.

Tab 2.2 (Fortsetzung)

Bezeichnung	Beschreibung	Beispiel
Verleugnung	Wenn man sich gegen die Wahrnehmung einer unangenehmen Wirklichkeit nicht wehren kann, wehrt man sich unbewusst gegen ihre Bedeutung und spielt die Wichtigkeit herunter.	Ein Mensch mit hohen ethischen Standards behandelt eine Person entwürdigend und herablassend. Als er damit konfrontiert wird, ist es für ihn völlig ausgeschlossen, jemals so gehandelt zu haben.
Spaltung	Aufgrund der Unfähigkeit, negative und positive Anteile eines Menschen in ein Gesamtbild integrieren zu können, werden diese durch die Spaltung jeweils nur getrennt erlebt (schwarz-weiß).	Eine Freundin wird als ausschließlich liebevoll empfunden. Nach einer kleinen Enttäuschung wird die gleiche Person dann ausschließlich als angsteinflößend, verachtenswert und störend wahrgenommen.

Ein weiterer Vertreter der Ich-Psychologie, Heinz Hartmann (1894–1970), ging über den Ansatz von Anna Freud hinaus, indem er das gesamte Triebgeschehen in den Hintergrund rückte. Laut Hartmann lässt sich das Ich nicht verkürzt zum unglücklichen Vermittler zwischen Es, Über-Ich und Realität reduzieren. Vielmehr ist das Ich als autonome Instanz zu betrachten, die der intelligenten Anpassung des Individuums an seine Umwelt dient. Der Mensch wurde also nicht mehr aus einer rein konflikthaften Perspektive betrachtet, sondern als ein Lebewesen verstanden, das mit angeborenen Fähigkeiten ausgestattet ist, um sich grundsätzlich konfliktfrei über die Ausbildung entsprechender Ich-Funktionen im Einklang mit seiner Umwelt zu entwickeln.

Mit Ich-Funktionen werden u. a. die Wahrnehmung, das Denken und das Sprechen sowie die Fähigkeit zur Realitätsprüfung, der Affektregulierung und der Beziehungsgestaltung zusammengefasst. Noch heute spielt z. B. in der Operationalisierten Psychodynamischen Diagnostik (OPD; siehe Abschn. 2.6) die diagnostische Einordnung der Qualität der vorhandenen Ich-Funktionen auf der Struktur-Achse eine wichtige Rolle, um das Vorhandensein bzw. Ausmaß einer strukturellen Störung festzustellen (Arbeitskreis OPD 2006). Von Seiten der Ich-Psychologie wurde die Position vertreten, dass nur Patienten mit intakten Ich-Funktionen für eine psychoanalytische Behandlung im Sinne Freuds geeignet seien. In der Ich-psychologischen Behandlung geht es daher nicht um die Bewusstmachung unbewusster Inhalte, sondern um die Beeinflussung intrapsychischer Aushandlungsprozesse und Kompromissbildungen zwischen Wünschen, Abwehrvorgängen, Über-Ich-Forderungen und Anforderungen der Realität.

Auch wenn die Ich-Psychologie von den Vertretern der klassischen Psychoanalyse als Anpassungspsychologie, die therapeutisch bestenfalls Anpassung, aber keine Veränderung herbeiführen könne, kritisiert wurde (vgl. Jacoby 1983), muss man heute feststellen, dass sie eine wichtige theoretische Basis für die modifizierte Behandlung vor allem von Patienten mit schweren Persönlichkeitsstörungen bildet (z. B. Rudolf 2013).

2.3.3 Objektbeziehungstheorie

Mit der Entwicklung der Objektbeziehungstheorie in den 1950er-Jahren wurde innerhalb der psychoanalytischen Theoriebildung ein grundlegender Paradigmenwechsel eingeleitet. Während der bisherige Fokus im Sinne der Ein-Personen-Psychologie auf das Individuum mit seiner innerpsychischen Dynamik gelegt wurde, rücken nun die zwischenmenschlichen Erfahrungen, also das Beziehungserleben und sein Einfluss auf die Entwicklung des Menschen, in den Vordergrund. Folgerichtig spricht man in Zusammenhang mit der Objektbeziehungstheorie nun auch von der Zwei-Personen-Psychologie (vgl. Balint 1965). Zu den wichtigsten Vertretern dieses Ansatzes zählen M. Klein (1882–1960), M. Balint (1896–1970), W. Fairbairn (1898–1964), D. W. Winnicott (1896–1971) und O. Kernberg (1928–).

Beim objektbeziehungstheoretischen Ansatz handelt sich um keine in sich geschlossene Theorie. Grob zusammenfassend lassen sich zwei Gruppen voneinander unterscheiden. Die eine, zu denen u. a. Klein und Kernberg gerechnet werden, wird als „harte Objektbeziehungstheorie" oder auch „väterliche Psychoanalyse" bezeichnet. Hier wird an einem modifizierten Triebverständnis festgehalten und in der Therapie auch konfrontierend und deutend gearbeitet. Die Analytiker Balint, Fairbairn und Winnicott stehen dagegen für eine „weiche Objektbeziehungstheorie" oder auch „mütterliche Psychoanalyse" und sehen die frühen Beziehungen weniger aus der triebtheoretischen Perspektive, sondern rücken ein Grundbedürfnis nach Bindung in den Vordergrund. Dementsprechend steht hier im Mittelpunkt der therapeutischen Arbeit das unmittelbare Beziehungserleben des Patienten mit seinem Therapeuten sowie die Möglichkeit, im Laufe des therapeutischen Prozesses korrigierende Beziehungserfahrungen machen zu können.

Der von Freud entwickelte triebtheoretische Ansatz bildet eine gute Grundlage, um die Ätiologie neurotischer Störungen, deren zentrales Merkmal die Verdrängung bzw. Abwehr unbewusster und als bedrohlich empfundener Wünsche und Fantasien ist, im Sinne der Konfliktpathologie zu verstehen. Diese Störungen zeigen ein relativ stabiles neurotisches Muster und die pathologischen Erscheinungen, wie Ängste, Zwänge etc., werden von den Patienten als ich-dyston, also als nicht zur eigenen Person gehörig, wahrgenommen. Im Mittelpunkt dieses frühen psychoanalytischen Störungsverständnisses stand das Scheitern an der Bewältigung des ödipalen Konflikts.

In der Objektbeziehungstheorie stehen die sog. frühen Störungen im Mittelpunkt, also jene, deren Ursprung in den Erfahrungen während der sehr frühen Kindheit, also präödipal, zu verorten ist. Hier ist die Psychopathologie vor allem durch als ich-synton erlebte Symptome geprägt. Dieser neue Fokus ermöglicht einen Zugang zu psychischen Störungen, die durch Probleme vor allem in der Beziehungsgestaltung, dem Identitätserleben sowie der Regulierung der eigenen Bedürfnisse und Emotionen entstehen. Es handelt sich um jene Bereiche, bei deren Bewältigung in den ersten Lebensjahren, in denen die Selbstentwicklung des Kindes noch äußerst schwach ausgeprägt ist, die Mutter oder andere primäre Bezugspersonen entscheidende Unterstützung zu leisten haben. So nimmt beispielsweise die Mutter den schreienden Säugling auf den Arm, unterstützt ihn in der Regulierung der eigenen Affekte, zeigt über die markierte Spiegelung, welche Affekte der Säugling gerade erlebt, und stellt zudem einen Bezug zur Realität her.

Ein Säugling hat sich wegen des lauten Geräusches eines Hubschraubers erschreckt und weint. Die Mutter nimmt ihn nun auf den Arm, macht leichte wiegende Bewegungen, nimmt den aversiven Zustand des Säuglings empathisch auf und vermittelt ihm, dass er sich bestimmt sehr erschrocken hat, es aber keine Bedrohung gibt. Durch diese Form der Interaktion entwickelt der Säugling nach und nach eine sekundäre Repräsentanz des eigenen emotionalen Erlebens. Über Interaktionen dieser Art bildet sich allmählich im Menschen ein bewusstes Selbsterleben aus und gibt ihm so ein Gefühl der Identität. Wie mag sich wohl die Entwicklung solcher Repräsentanzen gestalten, wenn die Mutter schwer depressiv, psychotisch oder alkoholabhängig ist? Im Grunde sind es diese frühen interaktionellen Erfahrungen, die einen später im Erwachsenenalter befähigen, in schweren Belastungssituation das innere Objekt der Mutter zu aktivieren, um sich selbst Trost zu spenden und so sich in seinem emotionalen Erleben zu regulieren.

Mit dem Begriff „Objekt“ werden die inneren Repräsentanzen der äußeren Realität umschrieben. So entwickelt jeder Mensch Beziehungen zu anderen Menschen, die dann für ihn zu verinnerlichten Objekten werden. Diese umfassen nicht nur die äußeren Erscheinungen, sondern auch das eigene psychische Erleben mit den dazugehörigen Wünschen und Fantasien. Der Begriff „Objektbeziehung“ umschreibt also im Unterschied zur realen Interaktion die vorgestellte Beziehung zu einer Person. Die Qualität der Objektrepräsentanz hat maßgeblichen Einfluss auf die Qualität der Wahrnehmung anderer Personen und auch auf die Interaktion mit ihnen. Die Summe der verinnerlichten Objekte bildet eine zentrale Säule der eigenen Persönlichkeitsstruktur.

Zwar hat sich auch Freud mit Objektbeziehungen beschäftigt, allerdings aus einer vorwiegend intrapsychischen Perspektive. So stellen Objekte aus der triebtheoretischen Perspektive in erster Linie Quellen der Befriedigung oder Versagung libidinöser bzw. aggressiver Triebe dar. In der Objektbeziehungstheorie verschiebt sich nun diese innerseelische Perspektive auf die Beziehungen, also auf das interpsychische Geschehen. Der Mensch ist auf ein reales und imaginiertes Gegenüber angewiesen, das auf die eigenen Verhaltensweisen reagiert und Resonanz anbietet und an dem sich das eigene Selbsterleben ausrichtet.

Während in der Psychoanalyse im Sinne Freuds dem Analytiker die Aufgabe zukam, Unbewusstes zutage zu fördern und gemeinsam mit dem Patienten durchzuarbeiten, geht es in den objektbeziehungstheoretisch ausgerichteten Therapien darum, das aktuelle pathologische Beziehungserleben des Alltags, auch das in der Therapie, unter Berücksichtigung der frühkindlichen Erfahrungen zu bearbeiten. Anders als in der klassischen Psychoanalyse, in der der Therapeut möglichst abstinent bleibt, um den Prozess der Übertragung nicht zu stören, zeigt sich der Therapeut hier viel eher als ein reales Gegenüber.

Der Unterschied zwischen diesen beiden Ansätzen soll an folgendem Beispiel verdeutlicht werden: Ein Therapeut kündigt seinem Patienten an, dass er demnächst für drei Wochen in den Urlaub fahren wird. Der Patient fragt den Therapeuten daraufhin, wohin die Reise denn gehen soll. In der Analyse nach Freud würde der Analytiker diese Frage nutzen, um das Übertragungsgeschehen zu fördern und den Patienten auffordern, zu fantasieren, was er denn glaubt, wie er wohl den Urlaub verbringen wird. Im objektbeziehungstheoretischen Ansatz könnte der Therapeut erkennen, dass die Qualität der Objektrepräsentanzen im Patienten so fragil ist, dass es dem Patienten kaum möglich sein wird, während der urlaubsbedingten Abwesenheit Kontakt zum verinnerlichten Therapeuten aufrechtzuerhalten. Um dies zu erleichtern, vermittelt der Therapeut dem Patienten die Möglichkeit zu konkreten Vorstellungsinhalten, indem er dem Patienten erzählt, dass er zum Wandern in die Berge fährt. Möglicherweise gibt der Therapeut dem Patienten für die Dauer seiner Abwesenheit noch einen Gegenstand, wie z. B. einen kleinen Stein aus der Praxis mit, der als Übergangsobjekt dienen soll.

Die Bedeutung des Übergangsobjekts wurde von Winnicott erkannt und beschrieben. Kinder ab dem vierten Monat wählen häufig ein äußeres Objekt, wie ein Kuscheltier oder eine Schmusedecke, das den Raum zwischen Mutter und Kleinkind einnimmt und somit eine wichtige Stütze des Kindes darstellt, um Zeiten der Abwesenheit der Mutter überbrücken zu können (Winnicott 2012). Dieses Übergangsobjekt kann man auch als eine Vorstufe auf dem Weg der Ausbildung von Objektrepräsentanzen beschreiben.

Die Objektbeziehungstheorie ermöglichte einen völlig neuen Blick auf die Gestaltung und Organisation von Beziehung im Allgemeinen und im therapeutischen Prozess. Aus entwicklungspsychologischer Perspektive wurde ein präödipaler Entwicklungsprozess beschrieben, in dem zunehmend Innen und Außen voneinander differenziert werden können und parallel die Fähigkeit entwickelt wird, gute und schlechte Anteile eines Objekts integrieren zu können (Mahler et al. 2008). Genau diese Fähigkeiten sind z. B. bei Menschen mit einer Borderline-Persönlichkeitsstörung deutlich eingeschränkt, was extrem chaotische Beziehungsgestaltungen und – erfahrungen zur Folge hat. So schwanken diese Patienten in ihren Beziehungen zwischen extremer Idealisierung und Abwertung hin und her, da sie zur Integration guter und schlechter Anteile eines Menschen nicht fähig sind. Kernberg entwickelte speziell für diese Störungsgruppe mit der Übertragungsfokussierten Psychotherapie (TFP) ein störungsspezifisches Behandlungsmanual (Clarkin et al. 2008). Im Fokus steht hier die Arbeit an den intensiven negativen Übertragungen, die sich im Hier und Jetzt zwischen Patient und Therapeut einstellen. Über die konsequente Deutung soll der Patient ein Verständnis dafür entwickeln, dass seine unmittelbaren chaotischen und archaischen Beziehungserfahrungen – auch mit seinem Therapeuten – aus den frühen Objektrepräsentanzen herrühren, in denen Selbst- und Objektaspekte sowie Elemente der inneren und äußeren Realität miteinander konfundiert sind. Somit erfährt der Patient nach und nach sein scheinbar sinnloses und destruktives Handeln und Erleben als eine zumindest nachvollziehbare Reaktion aufgrund chaotischer und undifferenzierter innerer Zustände.

So sehr sich die Vertreter der Objektbeziehungstheorien auch unterscheiden, lässt sich festhalten, dass behandlungstechnisch bei allen eine „mütterliche Dimension“ und somit ein interaktionelles Behandlungsverständnis in den Vordergrund rückt.

2.3.4 Selbstpsychologie

Als eine weitere zentrale Säule im psychoanalytischen Theoriengebäude entwickelte H. Kohut (1913–1981) in den 1970er-Jahren die Selbstpsychologie. Kohut hatte die Erfahrung gemacht, dass er mit der klassischen Technik bei zumeist narzisstisch gestörten Patienten nur unzureichende Erfolge verzeichnen konnte. Daher rückte er das Selbst des Menschen, sein subjektives Selbsterleben sowie sein Bedürfnis nach Selbstanerkennung und anerkennender Spiegelung in den Vordergrund und erweiterte die bisher bestehenden psychodynamischen Perspektiven der

Triebdynamik, der Ich-Funktionen sowie der verinnerlichten Objektbeziehungen. Im Zentrum stehen nun die Vorstellungen, die ein Mensch über sich selbst entwickelt und welche so wesentlicher Bestandteil seiner Selbstdefinition und seiner psychosozialen Identität werden. Das zentrale Motiv des Menschen sieht Kohut demnach nicht in der Triebbefriedigung, sondern in der Organisation und Verwirklichung des Selbst. Die Ursache für das Scheitern in der Bewältigung des ödipalen Konflikts sieht Kohut in den frühen Beziehungserfahrungen und versteht es als eine Folge zuvor nicht ausreichend ausgebildeter Selbststrukturen. So sei jede psychische Störung letztlich auf Defekte in der Selbststruktur oder auf Verzerrungen und Schwächen des Selbst zurückzuführen (Kohut 1987).

Das Selbst unterliegt nach Kohut eigenen Entwicklungsprinzipien. Für die Ausbildung eines gesunden und kritikfähigen Selbstgefühls sowie eines gesunden Selbstwertes ist vor allem die Qualität der frühen interaktionellen Prozesse bedeutsam. Ein wichtiger Begriff, den Kohut einführt und der auch jenseits der Selbstpsychologie eine wichtige Erweiterung im psychodynamischen Verstehen darstellt, ist der des Selbstobjekts. Selbstobjekte sind all jene Objekte, die in irgendeiner Form für das Selbst bedeutsam und somit selbststrukturgebend bzw. -stabilisierend sind. So kann die Tochter für den Vater zum Selbstobjekt werden, weil ihm über seine Tochter wichtige Anteile seiner inneren Repräsentanz als guter Vater gespiegelt werden. Der Vater wiederum kann Selbstobjekt für die Tochter werden, da er ihr ein Bild von einem liebenswerten und begabten Mädchen widerspiegelt. Neben wichtigen anderen Personen können beispielsweise auch Urkunden, Fanclubs oder Autos Selbstobjektfunktionen übernehmen. Ein integriertes und gesundes Selbst ist nicht frei von seinen Selbstobjekten, sondern kann sich hier in reife Abhängigkeit begeben und diese bewusst als selbststabilisierend erfahren.

Ausgehend von diesen Überlegungen erweiterte Kohut das traditionelle Verständnis von Übertragung, das bisher als Reinszenierung früherer verdrängter Beziehungen verstanden wurde und über den Vorgang der Deutung dem Patienten bewusst gemacht werden sollte. Das neue Übertragungsverständnis bedeutete eine Akzentverschiebung vom Einsichtspol zum Erlebnispol (vgl. Herold und Weiß 2000). Voraussetzung des Gelingens einer Psychotherapie im Sinne der Selbstpsychologie ist die Fähigkeit des Patienten, sich im Kontakt zu seinem Therapeuten auf Selbstobjektübertragungen einzulassen, d. h. seinen Therapeuten als Selbstobjekt nutzen zu können. So wird ein Rahmen geschaffen, in dem über die befriedigenden, aber auch frustrierenden Beziehungserfahrungen mit dem Therapeuten die Selbststrukturen des Patienten nachreifen können.

Kohut (1987) unterscheidet drei Formen von Selbstobjektübertragungen:

Spiegelübertragung Ein Kind hat sich gestoßen und weint. Die Mutter nimmt das Kind auf den Arm und tröstet es und spiegelt dem Kind somit empathisch wider, was es gerade erleiden muss. Das Kind kann sich so über die Mutter in einem emotionalen Spiegel betrachten und fühlt sich dadurch aufgehoben und verstanden. Im psychotherapeutischen Kontext bedeutet dies, das Selbsterleben des Patienten zu fördern, indem der Therapeut ihn spüren lässt, dass er emotional mit ihm mitgehen kann.

Zwillingsübertragung/Alter-Ego-Übertragung Enkelin und Großmutter stehen nebeneinander in der Küche und backen gemeinsam Weihnachtsplätzchen. In dieser Szene erlebt die Enkelin, dass sie wie ihre Großmutter ist und Plätzchen backt. Dieses Erleben von Ähnlichkeit wird zu einer selbststützenden Erfahrung. So kann ein Patient im gemeinsamen Schweigen, was eben nicht automatisch Stillstand oder gar Widerstand im therapeutischen Prozess bedeuten muss, eine tiefe Verbindung und Gemeinsamkeit zu seinem Therapeuten spüren, was wiederum als selbststabilisierend erlebt wird.

Idealisierende Selbstobjektübertragung Oft nutzen kleine Kinder ihre Eltern als idealisierende Selbstobjekte. Die Überzeugung, dass Mama und Papa die Besten sind, stellt für die Kinder, die in einer Welt leben, in der sie so vieles noch nicht können und nicht verstehen, einen wichtigen Schutz, aber auch eine wichtige Selbstwerterhöhung dar. Denn so schlecht kann ein Kind nicht sein, wenn es so großartige Eltern hat. Im Laufe der Entwicklung baut das Kind eigene Selbststrukturen immer weiter aus und kann es sich somit zunehmend leisten, die archaischen Selbstobjektübertragungen durch realistischere zu ersetzen. Mit diesen Überlegungen wird deutlich, dass der Vorgang der Idealisierung, der bisher aus der Perspektive der Abwehr verstanden wurde, eine völlig neue Bedeutung erhält, was sich auch im therapeutischen Verständnis niederschlägt.

So sollte man als Therapeut die Idealisierung durch die Patienten nicht automatisch als eine Form der Abwehr deuten, sondern kann diese auch als einen ersten Schritt in Richtung Aufbau und Stabilisierung von Selbststrukturen verstehen. Wie im Fall der kindlichen Entwicklung beschrieben, wird sich der Patient über die Idealisierung des Therapeuten zunächst in seiner eigenen narzisstischen Bedürftigkeit stabilisieren können. Denn er muss schon ein sehr besonderer Patient sein, wenn er sich bei einem so großartigen Therapeuten in Therapie befindet. Im Verlauf des therapeutischen Prozesses, sobald ausreichend stabilisierende Selbststrukturen verfügbar sind, wird sich dann eine Phase der Entidealisierung einstellen, so dass der Patient ein realistisches Bild von seinem Therapeuten, aber auch von seiner eigenen Person entwickeln und aufrechterhalten kann.

Entsprechend ist das Therapieziel, die Patienten so weit zu bringen, dass diese ihr Selbst annehmen, abgespaltene Selbstanteile integrieren und die für den therapeutischen Prozess notwendigen Projektionen und Übertragungen schrittweise lockern können. Zentral für die therapeutische Arbeit ist das empathische Begleiten des Patienten in seinem unmittelbaren Erleben. Diese Erfahrung fördert eine Reorganisation des Selbst hin zu mehr Kohäsion und Lebendigkeit. Es ist völlig ausgeschlossen, dass ein Therapeut den Selbstobjektbedürfnissen der Patienten in vollem Umfang nachkommen kann. Eine gut dosierte Frustration dieser Wünsche bedeutet für den Patienten allerdings eine Mobilisierung des Aufbaus von Selbststrukturen. So entwickelt auch das zunächst noch abhängige Kind über solche Frustrationserfahrungen, sofern die Dosis angemessen ist, zunehmend Autonomiebestrebungen.

In der Selbstpsychologie verlagert sich der Schwerpunkt der Behandlung weg von der Sexualität und Aggression hin zur Sexualisierung und Aggressivisierung im Dienste der Aufrechterhaltung der Selbstkohäsion (Boll-Klatt 2014a). Es geht also nicht mehr um archaische, aus dem Unbewussten hervorbrechende und nicht zu kontrollierende Triebe, sondern um ein aktives Regulieren bzw. Verteidigen von Selbststrukturen.

Einerseits wurde an der Selbstpsychologie die fehlende störungs- und behandlungsbezogene Spezifität kritisiert, gleichzeitig muss sie heute als eine bereichernde Denkrichtung innerhalb des breiten Spektrums der psychodynamischen Schulen eingeordnet werden. Insgesamt weisen Menschenbild sowie Behandlungsansatz große Gemeinsamkeiten mit der Gesprächspsychotherapie nach C. Rogers auf (vgl. Abschn. 3.4.2).

2.4 Neuere Entwicklungen

2.4.1 Die Theorie der Intersubjektivität

Die Theorie der Intersubjektivität hat sich in den 1980er-Jahren entwickelt und ist vor allem mit den beiden Namen G. E. Atwood und R. D. Stolorow (1942–) verknüpft. Interessanterweise entwickelte sich dieser Ansatz weder aus der praktischen psychoanalytischen Behandlungstätigkeit noch aufgrund der Auseinandersetzung mit bestehenden psychodynamischen Theorien. Vielmehr liegt der Grundstein dieser Theorie in den psychobiografischen Arbeiten über S. Freud, C. G. Jung, W. Reich und O. Rank (Stolorow und Atwood 1979). Im Bemühen um ein Verständnis dieser unterschiedlichen Theorien machten die beiden Wissenschaftler die Erfahrung, dass dieses nur unter Berücksichtigung der subjektiven Welt der jeweiligen Autoren erreicht werden kann, was wiederum zu der verallgemeinernden Erkenntnis führte, dass psychologische Phänomene nur innerhalb ihres intersubjektiven Kontextes verstanden werden können (Stolorow und Atwood 1996). Hieraus wiederum wurde die Notwendigkeit abgeleitet, dass die Psychoanalyse eine Theorie der Intersubjektivität benötige.

Das Thema der Intersubjektivität in der Psychoanalyse ist allerdings keinesfalls neu. Bereits Ferenczi betonte in den 1920er-Jahren, dass der Analytiker nicht abstinent und passiv bleiben sollte. Denn in der therapeutischen Situation ist auch der Therapeut mit seiner realen Persönlichkeit Teil des therapeutischen Prozesses. Gemeinsam mit Otto Rank propagierte er in der Schrift „Entwicklungsziele der Psychoanalyse“ (1924) eine aktivere Behandlungstechnik mit stärkerem persönlichen Engagement des Psychoanalytikers. Die Dominanz S. Freuds mit seinem rigorosen Festhalten an der triebtheoretischen Perspektive ist wohl mit ein Grund, warum dieser intersubjektive Strang innerhalb der Psychoanalyse erst Jahrzehnte später wieder aufgegriffen werden konnte.

Bei diesem noch recht jungen Ansatz, der innerhalb der Psychoanalyse auch als Paradigmenwechsel aufgefasst werden kann, handelt es sich um eine Weiterentwicklung der Selbstpsychologie. Kohut legte den Fokus noch auf die Struktur des Selbst und leitete aus dieser intrasubjektiven Perspektive die Bedeutung des sozialen Kontextes – und hier vor allem die frühen Bindungen – für die Entstehung und Ausformung der Selbststrukturen ab. In diesem Sinne stellt sich der Therapeut als reale Person mit seinem Beziehungsangebot zur Verfügung, um den Patienten einen Rahmen zur Nachreifung der Selbststrukturen anzubieten. Allerdings verbleibt hier der Therapeut in seiner empathischen Zugewandtheit im Sinne der Selbstpsychologie weiterhin in einer Außenposition. Überzeugungen und Wahrnehmungen der Patienten betrachtet der Therapeut aus einer scheinbar objektiven Perspektive. Sie können somit als gesund oder neurotisch verzerrt eingeordnet werden. Der Therapeut nutzt hier den Mythos der vermeintlichen Objektivität und erhält so Sicherheit in seinem Handeln (Orange et al. 2001).

Mit der Theorie der Intersubjektivität findet nun eine Fokusverschiebung dahingehend statt, dass, wie auch die Säuglingsforschung bestätigt, die Intersubjektivität der Subjektivität vorausgeht. Das Selbsterleben ergibt sich also aus einem dynamischen Prozess des wechselseitigen Austauschs von Subjektivitäten. Intrapsychische Strukturen und Dynamiken, die in der Selbstpsychologie noch zentraler Gegenstand sind, spielen in dieser neuen Perspektive bestenfalls eine untergeordnete Rolle. Der zentrale Bruch mit den bisherigen Vorstellungen der Psychoanalyse ist vor allem daran zu erkennen, dass die Vertreter der intersubjektiven Theorien die Vorstellung von einer autonomen Psyche für eine Illusion halten.

Das therapeutische Geschehen wird in dieser neuen Perspektive als eine kontextabhängige Ko-Konstruktion zwischen Therapeut und Patient verstanden, der man sich nicht mit Begriffen wie neurotische Übertragung oder Wiederholungszwang nähern kann. In der bisherigen psychodynamischen Behandlung war die Vorstellung einer eindeutigen Subjekt-Objekt-Trennung bzw. -Beziehung unstrittig. Der Therapeut war klar in der Rolle des Experten mit bestimmten normativen Vorstellungen über den Behandlungsablauf und entsprechenden Interventionen. Der Analytiker mit seiner Deutungskompetenz war der Herrscher über den psychotherapeutischen Prozess (vgl. Ermann 2012). In der Vorstellung der Vertreter der Intersubjektiven Theorie finden Übertragungs- und Gegenübertragungsprozesse sowohl im Patienten als auch im Therapeuten statt und bilden ein intersubjektives System eines reziproken gegenseitigen Einflusses (Stolorow und Atwood 1996). Der therapeutische Fokus ist in diesem Ansatz vor allem auf die Beziehung zwischen Therapeut und Patient gerichtet. Es geht also darum, zu verstehen, was sich in der Begegnung zwischen Therapeut und Patienten im intersubjektiven Feld entwickelt. Die zentralen Methoden in der therapeutischen Arbeit sind vor allem die Empathie und die Introspektion.

Nun stellt sich die Frage, ob dieser Ansatz überhaupt noch mit den bisherigen Prinzipien der psychoanalytischen Behandlung vereinbar ist. Stolorow und Atwood verstehen ihren Ansatz als eine psychoanalytische Psychologie der menschlichen Erfahrung, die sich von den metapsychologischen Verdinglichungen der klassischen Psychoanalyse befreit hat (Sassenfeld 2015). Vielleicht lassen sich diese Perspektiven dahingehend integrieren, dass der Behandlungsfokus der Intersubjektivisten vor allem geeignet ist, basale Identitätsstörungen und defiziente Beziehungserfahrungen zu behandeln, während die klassische Psychoanalyse nach wie vor geeignet ist, reifere Konfliktstrukturen aufzulösen (Ermann 2012).

2.4.2 Relationale Psychoanalyse

Die Relationale Psychoanalyse als eigenständige Strömung lässt sich als Ergebnis der Bemühungen verstehen, die zeitgenössischen psychodynamischen Therapien zu integrieren und unter einem Dach, welches „relational school" genannt wurde, zusammenzufassen (Greenberg und Mitchell 1983). Dieser viel beachtete Versuch lief allerdings auf eine Polarisierung hinaus, da die einzelnen Theorien entweder dem Trieb-Struktur-Modell oder dem relational-strukturellen Modell zugeordnet wurden. Mit der dichotomen Aufteilung der zeitgenössischen psychoanalytischen Theorien gingen Greenberg und Mitchell aber noch einen Schritt weiter, da die beiden Positionen als inkompatibel dargestellt wurden. Von daher barg ihre Arbeit auch die Gefahr einer weiteren Zersplitterung der Psychoanalyse. Im ersten Modell ist die menschliche Natur vor allem durch die Triebe biologisch determiniert und im zweiten Modell wird der Mensch als zunächst interpersonales Wesen betrachtet. Mitchell stellte später Untersuchungen zu den beiden triebtheoretisch zentralen Dimensionen Aggression und Sexualität an. Allerdings untersuchte er diese nicht aus einer triebtheoretischen, sondern aus einer relationalen Perspektive und arbeitete heraus, inwieweit diese an der Herstellung und Aufrechterhaltung der Beziehungsdynamik beteiligt sind. So wird Sexualität nicht als ein innerer Trieb verstanden, auch wenn dies so erlebt werden mag. Vielmehr ist Sexualität eine Reaktion auf ein inneres oder äußeres Objekt im relationalen Feld. Während in den triebtheoretischen Ansätzen die Nähe zur Biologie zentral ist, spielen biologische Aspekte in der Relationalen Psychoanalyse bestenfalls eine untergeordnete Rolle. Das Selbst eines erwachsenen Menschen lässt sich weder mit einem Tier noch mit einem Säugling vergleichen. Es geht also nicht um die Befriedigung von Trieben, sondern darum, sich im relationalen Kontext auszudrücken, sich zu erschaffen und wieder zu erschaffen (Mitchell 1988).

Die psychische Realität wird als eine relationale Matrix gesehen, die sich sowohl aus dem intrapsychischen als auch aus einem interpersonalen Bereich zusammensetzt. Wie in der Theorie der Intersubjektivität entsteht die Individualität über die Bezogenheit. In diesem Sinne bilden verinnerlichte und konflikthafte Beziehungskonfigurationen die Basis der Psyche. Interpersonale Erfahrungen werden internalisiert und so in persönliche Erfahrungen umgewandelt, welche wieder Einfluss auf die weiteren interpersonalen Erfahrungen ausüben. Psychische Gesundheit bedeutet in der relationalen Theorie die Fähigkeit, sich flexibel auf unterschiedliche Beziehungen einlassen zu können. Demnach entstehen psychische Störungen aus einer Starrheit, mit der an bestimmten Beziehungskonfigurationen festgehalten wird. Menschen klammern sich an pathologische Beziehungsmuster, da sie andere nicht erfahren konnten. Es sind also die ersten Beziehungserfahrungen, die eine Schablone bilden und somit die nachfolgenden Begegnungen konturieren und prägen. Hieraus leitet sich die therapeutische Haltung ab, die darin besteht, sich empathisch in die subjektive Welt des Patienten hineinzubegeben und ein Teil der relationalen Welt des Patienten zu werden. Ziel ist es, dem Patienten über die Beziehungserfahrung mit dem Therapeuten die aus der Kindheit stammenden Beziehungsmuster zu erweitern. In der relationalen Therapie soll sich der Therapeut authentisch in die Beziehung mit dem Patienten einlassen und ihm so neue beziehungskorrigierende Erfahrungen ermöglichen. Die therapeutische Arbeit lässt sich allerdings nicht auf den Aspekt einer existenziellen Begegnung reduzieren, da sich der Therapeut parallel in ständiger Selbstreflexion befindet, um die Besonderheiten der gemeinsamen Begegnung zu ergründen. Ein völliges Novum innerhalb der Psychoanalyse ist die Möglichkeit des Therapeuten zur Selbstenthüllung.

Es ist nicht zu übersehen, dass es zwischen der Intersubjektivistischen Theorie und der Relationalen Psychoanalyse große Gemeinsamkeiten gibt. Eine zentrale Gemeinsamkeit ist die Verabschiedung von der positivistischen Position, aus der heraus der Analytiker über das Privileg verfügt, eine objektiv gegebene Realität erkennen zu können. Beide, Analytiker und Patient, sind Ko-Konstrukteure einer gemeinsamen interpersonellen Realität. Der Verzicht auf inhärent intrapsychische Konstrukte erschwert die Konzeptionierung überzeugender Pathologiemodelle und lässt es auch nicht mehr zu, von psychopathologischen Konstrukten wie Depression oder Persönlichkeitsstörung zu sprechen. Dies wiederum ist eine Position, die sehr an den systemischen Ansatz erinnert.

Eine Abgrenzung dieser beiden Strömungen lässt sich am ehesten über deren Verhältnis zur Bedeutung der äußeren Realität bzw. Fantasie herstellen. Während die Intersubjektivisten klar zwischen Realität und Fantasie trennen, gehen die Vertreter des relationalen Ansatzes davon aus, dass sich beide gegenseitig durchdringen und potenziell bereichern (Mitchell 1998).

2.4.3 Mentalisierungsbasierte Psychotherapie

Die mentalisierungsbasierte Psychotherapie wurde Anfang der 2000er-Jahre von den beiden englischen Psychoanalytikern Bateman und Fonagy entwickelt. Die Autoren betonen, dass es sich hierbei nicht um ein neues Verfahren, sondern um einen integrativen Ansatz handelt, der vor allem die neuesten Erkenntnisse der Entwicklungspsychologie berücksichtigt und daraus ein psychopathologisches Modell sowie konkrete therapeutische Interventionen ableitet. Ursprünglich wurde dieser Ansatz zur Behandlung von Patienten mit Borderline-Persönlichkeitsstörungen entwickelt, die gerade hinsichtlich ihrer Mentalisierungsfähigkeiten enorme Defizite aufweisen. So zeichnen sich diese Patienten u. a. durch ihre Einschränkungen aus, eigenes affektives Erleben im Kontext eines sicheren internalisierten Bindungssystems wahrzunehmen und zu regulieren. Dieser Behandlungsansatz liegt in manualisierter Form vor und konnte durch mehrere Studien in seiner Wirksamkeit bestätigt werden (vgl. Fonagy und Luyten 2011).

Heute wird die mentalisierungsbasierte Psychotherapie von Therapeutinnen und Therapeuten unterschiedlicher Richtungen für eine sehr breite Gruppe von Patienten, deren psychische Störungen vor allem auf frühe Entwicklungsstörungen zurückzuführen sind, angewendet.

Ausgangspunkt dieses Ansatzes sind die Erkenntnisse über die frühe menschliche Entwicklung vor allem im Hinblick auf die Qualität der psychischen Repräsentanzen der Umwelt, des sozialen Umfeldes sowie der eigenen Person. Vor allem in den ersten Lebensjahren ist der Aufbau einer inneren Welt von der Feinfühligkeit und den adäquaten Spiegelungsprozessen der primären Bezugspersonen geprägt. Zunächst verfügt der Säugling nur über primäre Repräsentanzen von Erfahrungen und Emotionen in Form von körpernahen affektiven Zuständen, die weder bewusst sind noch reflektiert werden können. So wird der Säugling, der vor Hunger schreit, nicht parallel erstaunt sein, welche Wut gerade in ihm hochsteigt, da er noch nicht gefüttert wurde. Über die Fähigkeit der Eltern, das emotionale Erleben des Säuglings adäquat zu erfassen und ausreichend markiert zu spiegeln, wird die Voraussetzung für den Säugling geschaffen, selbst nach und nach eine eigene innere sekundäre Repräsentanz seiner Emotionen aufzubauen. Letztlich verinnerlicht er also die von außen gespiegelten Emotionen. Analog verhält es sich mit der Entwicklung des Selbst, welches eine Integration aus eigenen erfahrenen Erlebensmustern sowie die von bedeutsamen Anderen gespiegelten Vorstellungen über die Eigenschaften der eigenen Person darstellt. Entsprechend dieser durch entwicklungspsychologische Forschung bestätigten Annahmen (vgl. Fonagy et al. 2015) lässt sich der Satz von Decartes „Ich denke, also bin ich“ umformulieren in „Mutter denkt, dass ich bin, also bin ich“ (Allen et al. 2011).

In dieser hochsensiblen interaktiven Dynamik entscheidet sich, wie gut ein Individuum seine Mentalisierungsfähigkeiten entwickeln wird. Die Qualität der Mentalisierungsfähigkeit wiederum entscheidet darüber, wie das Individuum sich selbst, seine Bedürfnisse und Emotionen, aber auch soziale Situationen, wie z. B. Konflikte, wahrnehmen, erleben und regulieren kann. Wächst ein Säugling in einer Umgebung auf, die von Gewalt- und Missbrauchserfahrungen geprägt ist, wird er nicht wagen, sich dafür zu interessieren, welches Bild die Bezugspersonen von ihm haben könnten. Ferner wird er auch kaum Interesse entwickeln, herauszufinden zu wollen, welche Intentionen hinter den jeweiligen Handlungen dieses gewalttägigen Umfeldes stehen. All dies wäre für ihn viel zu bedrohlich. So werden unter solchen Entwicklungsbedingungen die Selbstrepräsentanzen sehr blass bleiben, was in der Folge eine Unsicherheit hinsichtlich der eigenen Identität bedeutet. Das eigene emotionale Erleben kann nur wenig differenziert bewusst erfahren werden und die Bewertung der Handlungen anderer werden in erster Linie über das Handlungsergebnis und nicht über deren jeweilige Handlungsintentionen vorgenommen. Wer zwischen Handlungsergebnis und Handlungsintention nicht differenzieren kann, wird z. B. nicht der Lage sein, beim Kassierer, der zu wenig Wechselgeld herausgegeben hat, anzunehmen, dass er dies aus Versehen getan haben könnte. Menschen mit eingeschränkten Mentalisierungsfähigkeiten verfügen über nur wenige Freiheitsgrade, die Welt und sich selbst zu verstehen und zu interpretieren.

Kinder erleben in ihren ersten Lebensjahren die Umwelt im sog. Äquivalenzmodus. Die innere Repräsentanz der Umwelt wird als ihr direktes Abbild verstanden. Das bedeutet, dass es nur eine korrekte Interpretation der äußeren Welt geben kann. In dieser frühen Entwicklungsphase sind die Selbststrukturen noch minimal ausgeprägt, was sich auch darin zeigt, dass die Kinder weder von sich in der ersten Person sprechen noch sich selbst im Spiegel erkennen können.

Ab dem Alter von drei Jahren beginnen die Kinder, sich auf das Vorhandensein unterschiedlicher parallel bestehender Realitäten vorzubereiten. In dem sog. Als-Ob-Spiel kreieren Kinder soziale Situationen, in denen sie sich in unterschiedlichen Rollenspielen engagieren. Interessanterweise verwenden die Kinder sehr viel Zeit und Akribie darauf, diese Als-Ob-Welt klar von der realen Welt abzugrenzen. Eine Verschmelzung dieser beiden Welten würde auf diesem Entwicklungsniveau für sie viel zu bedrohlich werden. Diese Als-Ob-Spiele stellen eine wichtige Grundlage für die spätere Ausbildung von Mentalisierungsfähigkeiten dar. Hier versetzen sich die Kinder in die Situationen anderer Menschen und versuchen, deren Erleben und Verhalten im Rollenspiel darzustellen. Die im Als-Ob-Spiel erworbenen Fähigkeiten werden später in die reale innere Repräsentation der Welt integriert und ermöglichen dem Kind zu verstehen, dass es eine bestimmte Wahrnehmung und Sicht der äußeren Welt hat, die sich von denen der anderen unterscheiden kann. Dies ist die Grundlage der Fähigkeit zu mentalisieren.

Gut ausgeprägte Mentalisierungsfähigkeiten zeigen sich darin, dass man in der Lage ist, das innere Erleben mit dem jeweiligen Außen in eine kreative Beziehung zu stellen. Diese Kompetenz muss zumindest ansatzweise vorhanden sein, wenn man beispielsweise über die Intervention der Deutung einen Verstehensprozess im Patienten initiieren möchte. Patienten mit frühen Entwicklungsstörungen werden nicht in der Lage sein, eine völlig neue Perspektive auf ihr Erleben als alternative Realität akzeptieren zu können. Man könnte also sagen, dass sich diese Patienten viel zu sehr in einem Äquivalenzmodus befinden, der eine Als-Ob-Perspektive verstellt. Entsprechend ist das Ziel der mentalisierungsbasierten Psychotherapie, für die Patienten einen Raum zu schaffen, in dem sie das Nachdenken über Gefühle und Gedanken als gefahrlos erleben können. Die Aufgabe des Therapeuten besteht darin, in Verbindung mit dem mentalen Zustand des Patienten zu treten, die inneren Zustände des Patienten in Worte zu fassen und so archaisches überwältigendes Erleben in handhabbare Einheiten zu zerlegen und somit zu differenzieren. Nach und nach erwirbt der Patient so die Fähigkeit, Gedanken nicht mehr als Realität, sondern als Vorstellung zu begreifen und gleichzeitig den Kontakt zur inneren Welt zu bewahren (vgl. Fonagy et al. 2015). Im Verlauf wird dies den selbstexplorativen Prozess im Patienten stimulieren, so dass Interesse und Neugier für Zusammenhänge zwischen mentalen Zuständen und Verhalten geweckt werden. Im übertragenen Sinn gibt der Therapeut die Art der Unterstützung, die Kinder von ihren primären Bezugspersonen erhalten, wenn sie zunehmend sich, die Anderen und die Welt verstehen wollen. Auch hier ist es ideal, wenn sich die Eltern auf das Erleben ihrer Kinder empathisch einstellen können und ihnen so Möglichkeiten zu alternativen Betrachtungs- und Erlebensweisen vermitteln können.

2.5 Die Schüler Freuds

2.5.1 C. G. Jung: Analytische Psychologie

C. G. Jung (1875–1961) studierte in Basel Medizin und arbeitete anschließend ab dem Jahr 1900 unter Eugen Bleuler in Zürich in dem psychiatrischen Klinikum Burghölzli. Im Gegensatz zu Freud sammelte Jung seine ersten praktischen Erfahrungen an stationär untergebrachten psychiatrischen Patienten, welche sich sowohl hinsichtlich der Störungsbilder als auch der Breite ihres sozialen Status deutlich von den Patienten Freuds unterschieden. Ferner wurde diese Klinik von dem Chefarzt Eugen Bleuler geleitet, der das bis dahin bestehende Störungsbild der Dementia praecox in den Begriff „Schizophrenie" überführte und so hinsichtlich Symptomatologie, Nosologie und Intervention zu einem völlig neuen und heute noch prägenden Verständnis beigetragen hat. Bereits diese Unterschiede in der beruflichen Sozialisation von Jung und Freud lassen erahnen, dass sich auch entsprechende Unterschiede in den jeweiligen theoretischen Entwicklungen abzeichneten.

Bereits in den frühen Studienjahren beschäftigte sich Jung mit Spiritismus, interessierte sich für parapsychologische Phänomene und nahm regelmäßig an Séancen teil. Dieses Interesse schlug sich auch im Thema seiner Dissertation nieder, die er im Jahre 1902 unter dem Titel „Zur Psychologie und Pathologie sogenannter occulter Phänomene" veröffentlichte (Jung 1902). Anders als Freud war Jung – geprägt und geleitet insbesondere von Schellings Beitrag zur romantischen Naturphilosophie – auf der Suche nach einem grundlegenden Verständnis des Wesens der Natur, welches sich in besonderer Weise in der Psyche des Menschen manifestiert. Pointiert ausgedrückt widmete sich Jung also der Psyche, da er verstehen wollte, wie die Welt funktioniert, während sich Freud, der aus der Neurologie kam, für die Psyche interessierte, weil er verstehen wollte, wie der Mensch funktioniert.

Am Burghölzli griff Jung die von Wundt entwickelte Assoziationsforschung auf, was international auf große Resonanz stieß. Probanden sollten, nachdem ihnen ein Wort vorgelesen wurde, möglichst rasch mit einem assoziativen Worteinfall antworten. An den gemessenen Reaktionszeiten konnte Jung nachweisen, dass es bei bestimmten gefühlsbetonten Wortgruppen zu verzögerten Reaktionen kam.

Jung erklärte sich dieses Phänomen als Folge eines durch das Wort angestoßenen unbewussten Komplexes, welcher weiterhin unbewusst gehalten werden sollte. Als „Komplex" – dieser Begriff ist mittlerweile fester Bestandteil unserer Alltagssprache und keinesfalls nur von Jung geprägt worden (vgl. Ödipuskomplex bei Freud oder Minderwertigkeitskomplex bei Adler s. u.) – versteht Jung eine bestimmte unbewusste Konstellation von zusammenhängenden Wahrnehmungen, Gedanken, Gefühlen und Erinnerungen, welche aus einer konflikthaften Konstellation, die nicht bewältigt werden konnte, herrühren. In den Assoziationsexperimenten, so die Erklärung Jungs, können bestimmte einzelne Worte solche Komplexe anstoßen, was in der Folge eine längere Reaktionszeit nach sich zieht. Diese klassisch naturwissenschaftlich orientierte Forschung, die Jung auch für diagnostische Zwecke einsetzte, zeigte inhaltlich eine große Nähe zu Freuds Interesse für das Phänomen der Verdrängung. Dies bildete dann auch die fachliche Brücke, die Jung und Freud zusammenführte.

Im Jahre 1907 kam es in Wien zur ersten Begegnung zwischen Jung und dem 19 Jahre älteren Freud. Es folgte eine fünfjährige intensive Zusammenarbeit, die durch die veröffentlichten Briefwechsel sehr gut dokumentiert ist (Freud und Jung 1974). Es war nicht nur die Begegnung zwischen Jung und Alt, sondern auch die zwischen Jude und Nicht-Jude. So war die Tatsache, dass Jung eben nicht Jude war, für Freud sehr bedeutsam, weil er so hoffte, dass die Psychoanalyse in der Außenwahrnehmung nicht mehr nur als eine „jüdische Angelegenheit" abgetan werden würde. Der Preis hierfür waren allerdings sehr verstörende Äußerungen Jungs im Sinne des rassistischen Denkens der nationalsozialistischen Doktrin (vgl. Benedtka 2017). Spätestens mit Jungs Publikation „Wandlungen und Symbole der Libido" (Jung 1912) schienen die inhaltlichen Differenzen zwischen Jung und Freud derart unüberwindbar, dass es zum Bruch zwischen beiden kam.

Freuds Ausführungen über den Verdrängungsmechanismus stellten einen guten Erklärungsansatz für die verlängerten Reaktionszeiten in den Assoziationsexperimenten da. Allerdings wollte Jung Freud nicht folgen, wenn dieser davon ausging, dass alle Inhalte des Verdrängten sexueller Natur seien. Während Freud also annahm, dass jede psychische Störung auf eine sexuelle Ursache zurückzuführen sei, sah Jung neben der Sexualität auch andere Faktoren, wie beispielsweise Probleme aufgrund sozialer Unterdrückung oder tragischer Lebensereignisse. In diesen beiden Positionen mag sich unter anderem die unterschiedliche Klientel widerspiegeln, mit denen beide psychotherapeutisch gearbeitet hatten. Jung sah in der Libido sehr viel grundlegender den Willen zum Dasein und verwies hier auf den Willensbegriff bei Schopenhauer. Ein solch anderes Verständnis von Libido stellte allerdings die Hauptpfeiler der Psychoanalyse nach Freud, nämlich den Ödipuskomplex sowie die gesamte psychosexuelle Entwicklung infrage.

Ein weiterer zentraler Unterschied zwischen Jung und Freud stellt das jeweilige Verständnis vom Unbewussten dar. Freud verstand das Unbewusste als den Teil der Psyche, in dem sich verdrängte Erlebnisse, Gefühle und Wünsche im Laufe der individuellen Lebensgeschichte ansammeln und dem Bewusstsein nicht direkt zugänglich sind. Jung, der Freuds Konzept des Unbewussten als das persönliche Unbewusste, welches sich ausschließlich ontogenetisch formt, anerkannte, ergänzte dieses um das sog. kollektive Unbewusste. Im kollektiven Unbewussten befindet sich – im Sinne eines phylogenetischen Prozesses – die gesamte Essenz menschlicher Erfahrungen der Evolution. So wie man also auf biologischer Ebene die menschliche Evolution über die Betrachtung einzelner Zellen oder der embryonalen Entwicklung in Ansätzen nachvollziehen kann, gibt es nach Jung mit dem kollektiven Unbewussten auch auf psychischer Ebene einen Ort, in dem sich die Gesamtheit der menschlichen Erfahrungen widerspiegelt. Dieses kollektive Unbewusste ist kulturübergreifend identisch und kann sich z. B. in Form von Symbolen im Traum oder auch durch die Inhalte einer Psychose zeigen. Die Psychose begriff Jung als eine Regression auf ein vorindividuelles Entwicklungsniveau, deren Inhalte als archaische Phantasmen in psychotischer Form bewusst werden. Will man diese dramatische Abkehr des Psychotikers im Rahmen einer Libidotheorie erklären, kommt man nicht umhin, Libido nicht nur auf die Sexualität zu reduzieren. Somit stellt aus Jungs Perspektive die Theorie Freuds ein Spezialfall dar, welcher in seine eigene umfängliche Theorie integriert werden kann. Die Symptomatik des Neurotikers, die zum Teil körperlichen Erkrankungen sehr ähneln kann, erklärt Jung über die zentrifugalen Kräfte der Libido, während die Abkehr des Psychotikers von der Wirklichkeit und seine Hinwendung zu den archaischen Symbolen des kollektiven Unbewussten Ausdruck von zentripedalen Kräften darstellen. Diese beiden Dynamiken führte Jung in die Persönlichkeitsdimensionen „Extra- und Introversion" über, welche heute zwei zentrale Dimensionen der so genannten „big five" darstellen (vgl. Asendorpf und Neyer 2012).

Jung ging von zwei Arten des Denkens aus: Die eine Art ist das an Sprache gebundene Denken im Wachbewusstsein und dient der Anpassung an die Realität, die andere ist das Träumen und Fantasieren, welches über die Bilder- und Symbolwelt Inhalte des kollektiven Unbewussten wiedergibt (Jung 1912, S. 136). Mit dieser theoretischen Weiterentwicklung ist es nicht erstaunlich, dass sich Jung nun vermehrt Themen der Mythologie, der Alchemie und der Archäologie zuwandte. Die Basis des kollektiven Unbewussten wird von sog. Archetypen gebildet, die die Grundstruktur darstellen und auf die individuelle Psyche einwirken. Die zwei wichtigsten Archetypen sind Animus und Anima, die im kollektiven Unbewussten das Männliche bzw. Weibliche repräsentieren. Da sich nach Jung das Unbewusste komplementär zum Bewussten verhält, werden die unbewussten männlichen Anteile der Frau mit Animus und die unbewussten weiblichen des Mannes mit Anima umschrieben. Animus entspricht also den männlichen Erscheinungen in der Seele der Frau und repräsentiert die Summe der Erfahrungen der weiblichen Ahnen mit dem Mann, mit Vätern und Autoritäten. Animus kann sich z. B. als Heldengestalt, aber auch als Todesdämon zeigen. Anima entspricht dagegen den gesammelten Erfahrungen der männlichen Ahnen mit der Frau und können z. B. als gütige Fee, als Heilige oder auch als Hexe und Hure erscheinen. Nach Jung bilden Animus und Anima für den Einzelnen einen Zugang zum eigenen Unbewussten. Fatal kann es werden, wenn der Mann Anima in einer realen Beziehung auf die Frau projiziert und umgekehrt.

Den bewussten Teil des Menschen, der sich an die äußeren Erwartungen anpasst und sich um ein in der Gesellschaft integriertes Leben bemüht, also die Beziehung zwischen Ich und Umwelt widerspiegelt und reguliert, nennt Jung „Persona". Diesem stellt er den unbewussten Teil, den er als „Schatten" bezeichnet, gegenüber. Der Schatten ist beim Mann Anima und bei der Frau Animus und prägt jeweils die Beziehung zwischen Ich und Unbewusstem.

Für Jung ist die Individuation ein lebenslanger Prozess, der eine stetige Annäherung an ein fernes Ziel darstellt, letztlich aber nicht erreichbar ist und mit dem Tod endet. Dieser Prozess ist gekennzeichnet durch ein ständiges Bemühen um Authentizität. Der Mensch muss sich aktiv den jeweiligen Problemen stellen und seine Entscheidungen vor sich selbst verantworten können. Es geht also nicht darum, herauszufinden, was man sollte, sondern darum, unter Berücksichtigung der Ganzheit des Selbst, der bewussten sowie der unbewussten Anteile herauszufinden, was man bewirken möchte.

Das Ziel der Analytischen Psychotherapie ist nicht nur eine symptombezogene Heilung, sondern auch persönliches Wachstum zu ermöglichen und so zu einer größeren humanitären Reife und sozialen Verantwortung zu führen. Ein so formuliertes Therapieziel bringt Jung in deutliche Nähe der Humanistischen Psychologie (vgl. Kriz 2014). Wie aus den bisherigen Ausführungen hervorgeht, liegt es nahe, dass die Analytische Psychotherapie großen Wert auf die Traumarbeit legt, die einen wesentlichen Zugang zum Schatten, also den unbewussten Anteilen des Patienten, ermöglicht. Grundsätzlich liegt der Fokus der Therapie auf der Wiederherstellung eines gestörten Wechselspiels zwischen den verschiedenen Polaritäten der Ganzheit des Organismus. Die Analytische Therapie ist nicht nach einer bestimmten vorgefassten Methode ausgerichtet, sondern richtet sich primär nach dem, was den Möglichkeiten des Patienten entspricht.

In Deutschland zählt der Ansatz Jungs neben der Psychoanalyse Freuds, der Individualpsychologie Adlers sowie der tiefenpsychologisch fundierten Psychotherapie zu der Gruppe der psychoanalytisch begründeten Verfahren und ist als kassenärztlichen Leistung im Rahmen einer ambulanten psychotherapeutischen Behandlung abrechenbar.

Im Nachhinein betrachtet scheinen die damals unüberbrückbaren Differenzen zwischen Jung und Freud nicht so dramatisch, wenn man bedenkt, dass sich Freud mit der Veröffentlichung „Jenseits des Lustprinzips", also acht Jahre nach dem Bruch mit Jung, von der Ausschließlichkeit eines Sexualtriebs verabschiedete und stattdessen den Lebens- und Todestrieb einführte. Ferner sah auch Freud – zumindest im Über-Ich – Werte und Moralvorstellungen verankert, die einem kollektiven Unbewusstsein entstammen. Zu guter Letzt ließ sich Freud von Jung auch dahingehend inspirieren, sich mit Mythologie und den alten Religionen zu beschäftigen, was unter anderem zu Veröffentlichungen wie „Totem und Tabu" oder auch „Das Unbehagen in der Kultur" führte. Dennoch lässt sich abschließend festhalten, dass man die Analytische Psychologie nach Jung nicht als einen Spross der Psychoanalyse verstehen sollte, sondern als einen gleichberechtigten eigenständigen psychodynamischen Ansatz, der mit der Psychoanalyse bestimmte Gemeinsamkeiten teilt.

2.5.2 A. Adler: Individualpsychologie

Alfred Adler wurde im Jahre 1870 als zweites von insgesamt sieben Kindern in Wien geboren. Als Kind litt er an Rachitis und entging aufgrund einer Lungenentzündung im Alter von vier Jahren nur knapp dem Tod. Nach Abschluss der Schule studierte er an der Universität Wien Medizin und promovierte im Jahre 1895. Während seines Studiums engagierte er sich in der sozialistisch-marxistischen Studentenbewegung und lernte dort auch seine spätere Frau kennen, mit der er vier Kinder hatte. Adler eröffnete zunächst eine augenärztliche und wenig später eine allgemeinmedizinische Praxis in einem der ärmeren Bezirke Wiens. In der Summe waren es wohl die eigenen frühen Erfahrungen von Krankheit, sein gesellschaftspolitisches Engagement sowie seine Erfahrungen als Allgemeinarzt in einem sozial schwächeren Umfeld, die ihn in entscheidendem Maße von Freud unterschieden und die Entwicklung der von ihm begründeten Individualpsychologie prägten.

Auf Einladung Freuds nahm Adler als Gründungsmitglied seit dem Jahre 1902 regelmäßig an den Diskussionsrunden der „Mittwoch-Gesellschaft" teil und kam so auch mit der Psychoanalyse Freuds in Kontakt. Adler konnte allerdings die damals noch radikale triebtheoretisch-pessimistische Auffassung Freuds vom Menschen nicht teilen. Vielmehr sah er den Menschen als ein freies Wesen, das das Potenzial besitzt, die Anforderungen des Lebens in konstruktiver Weise zu meistern. Im Grunde kann man auch Adler als einen wesentlichen Vorläufer der Humanistischen Psychologie bezeichnen (vgl. Kriz 2014). Diese grundlegenden Unterschiede im Menschenbild sowie Adlers großes Interesse für die interpersonelle Beziehung von gesellschaftlichen Strukturen und Gesundheit im Gegensatz zu Freuds intrapersonellen Interesses für die Beziehungen zwischen bewussten und unbewussten Bereichen der Psyche mussten zwangsläufig zur Trennung führen. Im Jahre 1911 verließ Adler die „Mittwoch-Gesellschaft" und gründete mit neun weiteren Mitgliedern die „Gesellschaft Freier Analytiker", die später in „Verein für Individualpsychologie" umbenannt wurde.

Im Jahre 1934 emigrierte Adler aufgrund des sich ausbreitenden Nationalsozialismus in die USA. Hinzu kam, dass das Netz an Erziehungsberatungsstellen, welches er in den letzten Jahrzehnten aufgebaut hatte, geschlossen wurde (vgl. Kriz 2014).

Wie Jung hatte auch Adler Schwierigkeiten, Freuds Vorstellungen hinsichtlich des Sexualtriebs zu folgen. Vielmehr postulierte er als Hauptmerkmal der psychischen Dynamik einen Minderwertigkeitskomplex, der, im Bemühen um Kompensation, ein Streben nach Macht, Geltung und Sicherheit zufolge hat. Ausgangspunkt dieses Ansatzes war seine im Jahre 1907 publizierte Studie über die Minderwertigkeit von Organen. In diesen zunächst noch sehr stark biologisch ausgerichteten Ausführungen behauptet Adler, dass körperliche Erkrankungen hinsichtlich ihres Ursprungs auf bestehende Organminderwertigkeiten zurückzuführen sind. Organminderwertigkeiten können, müssen aber nicht, eine Krankheit zur Folge haben. Diese Mängel können durch Wachstum des minderwertigen Organs oder durch ersatzweise Stützung der beeinträchtigten Funktion durch ein anderes Organ kompensiert werden. Die Folge eines solchen Ausgleichs kann wiederum zur Überkompensation führen, was in die Ausbildung herausragender Fähigkeiten münden kann (vgl. Benedtka 2017). Adler berichtet von Malern, die eine Sehschwäche haben, oder Musikern, die auffallend schlecht hören. Gelingt diese Kompensation allerdings nicht, kommt es zu einem Zustand hoher psychischer Spannung, die die Ausbildung einer entsprechenden Vulnerabilität für körperliche und psychische Störungen bedeutet. Diese zunächst biologisch ausgerichtete Theorie erweiterte Adler später um psychosoziale Aspekte. Er beschreibt, wie sich Kinder im Laufe ihrer frühen Entwicklung immer wieder mit ihren Mängeln konfrontiert sehen, was sie wiederum ihre Abhängigkeit von den Erwachsenen erfahren lässt.

In diesen ersten theoretischen Ausarbeitungen ist bereits die teleologische Grundhaltung der Individualpsychologie erkennbar. Es gilt nicht eine Ätiologie herzuleiten, sondern ein Verständnis für die Intention zu entwickeln. Es geht also nicht darum, zu ergründen, wo ein bestimmtes und womöglich pathologisches Verhalten herrührt, sondern welches Ziel mit diesem jeweiligen Verhalten verfolgt wird. Psychische Störungen verstand Adler als irrtümliche Antworten auf die Anforderungen des Lebens.

Adler entwickelte eine ganzheitliche Sicht auf den Menschen, was sich auch in der Vorstellung der gegenseitigen Bedingung somatischer und psychischer Prozesse ausdrückt. Gleichzeitig wird deutlich, dass Adler sowohl dem Unbewussten als auch der Sexualität in seiner Theorie keine herausragende Bedeutung beigemessen hat. Aus heutiger Sicht lässt sich Adler daher eher der Ich-Psychologie zuordnen, da er sich verstärkt auf die bewussten Prozesse des Individuums konzentrierte und in der Intervention auch pädagogische Elemente berücksichtigte.

Während Freud in dieser Phase seiner Theorie die aggressiven menschlichen Tendenzen mal als Ausdruck des Ich-Erhaltungstriebs und mal als Ausdruck des Sexualtriebs zu erklären versuchte, nahm Adler Freuds spätere Einführung des Todestriebs vorweg, indem er einen eigenen Aggressionstrieb postulierte. Diesen Trieb begriff Adler allerdings anders als Freud als eine Folge der Tendenz zur Lustgewinnung, welche der aggressiven Erkämpfung einer Befriedigung dient. Kindliche Prügeleien und Grausamkeiten zeigen diesen Trieb in seiner reinen Form. In verfeinerter Form zeigt sich der Aggressionstrieb dagegen z. B. im Sport oder in religiösen und sozialen Auseinandersetzungen (vgl. Adler 1908/2007). Eine Unterdrückung des Aggressionstriebs kann nach Adler in den Zustand der Angst führen, gleichzeitig kann die kulturelle Transformation des Aggressionstriebs zu Hilfsbereitschaft oder altruistischem Verhalten führen.

Adlers therapeutischer Ansatz war stark vom Gedanken der Prävention und Rehabilitation geprägt und beinhaltete pädagogische Elemente. Die Blütezeit erlebte die Individualpsychologie zwischen den beiden Weltkriegen. Adler widmete sich der suchttherapeutischen Behandlung, gründete ein Krisenambulatorium für traumatisierte Kinder und engagierte sich in den Schulen für reformpädagogische Maßnahmen, um den Kindern zu einem besseren Selbstbewusstsein zu verhelfen. Sowohl die von Adler gegründeten individualpsychologischen Erziehungsberatungsstellen als auch die von ihm angestoßenen Projekte im Rahmen der Wiener Schulreform, die sich einen demokratischen Erziehungsstil und gleiche Bildungschancen für alle Kinder unabhängig von Geschlecht und Herkunft zum Ziel gesetzt hatte, machten Adler international bekannt und wurden in den USA, der Schweiz und in Deutschland übernommen.

In seinem ganzheitlichen psychotherapeutischen Modell fokussierte Adler nicht nur auf psychische Störungen, sondern auch auf psychische Gesundheit. Von Anfang an war es Adlers Bemühen, auf die gesellschaftlichen Faktoren aufmerksam zu machen, die zur Ausbildung psychischer Störungen beitragen können. Der Mensch wird also nicht in erster Linie von der Sexualität, sondern von der Sicherung des Selbstwerts geleitet.

Zwar gibt es heute psychotherapeutische Ausbildungsinstitute, die sich curricular auf die Individualpsychologie Adlers beziehen. Sehr viel stärker scheint dieser Ansatz jedoch in der Beraterausbildung repräsentiert zu sein.

2.5.3 W. Reich: Charakteranalyse

Wilhelm Reich wurde im Jahre 1897 in Galizien, im Osten der damaligen österreich-ungarischen Monarchie, als erster Sohn jüdischer Eltern, die ein Landgut bewirtschafteten, geboren. Im Alter von elf Jahren überraschte er seine Mutter, die eine Affäre mit dem Hauslehrer hatte, und machte seinem Vater gegenüber entsprechende Andeutungen, woraufhin sich seine Mutter das Leben nahm. Als Reich 17 Jahre alt war, verstarb sein Vater an den Folgen einer Lungenentzündung. Der Besitz der Familie wurde im Ersten Weltkrieg zerstört. Reich wurde in die österreichische Armee eingezogen und ging im Jahre 1918 nach Wien, um Medizin zu studieren. Bereits im Jahre 1920 wurde der 23-jährige Reich Mitglied der psychoanalytischen Vereinigung, von der er 14 Jahre später aufgrund sowohl inhaltlicher als auch politischer Differenzen ausgeschlossen wurde. Nach der Machtergreifung Hitlers ging Reich zunächst nach Kopenhagen und emigrierte kurz vor Ausbruch des Zweiten Weltkriegs in die USA. Reich forschte dort weiter mit dem bereits in Kopenhagen entwickelten Orgonakkumulator, den er unter Nutzung kosmischer Energie zur Behandlung von Krebspatienten einsetzte. Ferner entwickelte er den sog. Cloudbuster, ein aus Metallröhren bestehendes Instrument, das die Bildung und Auflösung von Regenwolken beeinflussen sollte. Diese Forschungsaktivitäten wirkten auf weite Teile der Bevölkerung unseriös und wurden als Scharlatanerie abgestempelt. Die Food and Drug Administration (FDA) erwirkte im Jahre 1955 per Gerichtsbeschluss, dass der Orgonakkumulator nicht mehr für Behandlungszwecke eingesetzt werden durfte und ferner, dass die von Reich hergestellten Geräte sowie alle seine Schriften zu vernichten seien. Bei dem Versuch, seine Geräte außer Landes zu bringen, wurde Reich von der Polizei festgenommen und zu zwei Jahren Haft verurteilt. Im Jahre 1957 starb Reich im Gefängnis an Herzversagen.

Allein diese kurze Biografie lässt erahnen, dass Reichs Werk polarisierend zwischen verkanntem Genie und Wahnsinn eingeordnet wird. Wilhelm Reich ist heute, auch wenn er weitgehend in Vergessenheit geraten ist, vor allem deshalb von Bedeutung, weil er mit seinen Arbeiten einen wesentlichen Beitrag zur Entwicklung bzw. Weiterentwicklung der körperpsychotherapeutischen Ansätze geleistet hat. Bekannter ist heute sein Schüler, Alexander Lowen, der die von Reich begründete Vegetotherapie zur Bioenergetik weiterentwickelte.

Während die meisten Schüler Freuds die psychoanalytische Vereinigung verlassen mussten, weil sie spätere Entwicklungen der Psychoanalyse vorwegnahmen, ist das Besondere an Reich, dass dieser am Sexualtrieb als zentrale und lebensbestimmende Energie festhielt und somit weder Freuds Einführung des Todestriebs noch die zunehmende Fokussierung auf die Ich-Funktionen mitgehen wollte (vgl. Kriz 2014).

Stimuliert durch Freud interessierte sich Reich für die Beziehung zwischen der biologischen Energie, also der Libido, und den ausgelösten körperlichen Reaktionen. Reich legte den besonderen Fokus auf die Fähigkeit des Menschen, den Energieaufbau und -abbau im Körper in seinem natürlichen Fluss zuzulassen. Diese Fähigkeit umschrieb Reich mit dem oft missverstandenen Begriff der „orgastischen Potenz", der nur sekundär in Zusammenhang mit dem Orgasmus steht. Für Reich ist sowohl die Ätiologie als auch der Aufrechterhaltungsmechanismus der Neurose in einer chronischen Sexualstauung, welche er „orgastische Impotenz" nannte, zu sehen. Die chronische Abwehr der sexuellen Energie macht die Menschen laut Reich immer rigider und unflexibler. Reich umschrieb diese Grundhaltung mit dem Begriff „Charakterpanzer". Der Mensch schützt sich vor seinen eigenen Affekten, Wünschen und Fantasien, indem er diese panzert. Diese Panzerung zeigt sich auch auf körperlicher Ebene im Sinne von muskulären Verspannungen. Das therapeutische Ziel der Vegetotherapie besteht darin, diese Panzerung wieder aufzulösen. Ein wesentlicher Bestandteil bildet hierbei die Behandlung der Muskelverspannungen durch Massagen. Einen weiteren Fokus bildet die Arbeit mit der Atmung, die auch in engem Zusammenhang mit der Fähigkeit, Gefühle zuzulassen, zu sehen ist. Über diese Körperarbeit erhalten die Patienten nicht nur einen besseren Kontakt zu ihrem Körper, sondern auch zu ihrem emotionalen Erleben. Nicht selten kommen über diese therapeutische Arbeit frühkindliche Erfahrungen wieder ins Bewusstsein.

Reichs frühe Beiträge und die Entwicklung der Charakteranalyse fanden in den psychoanalytischen Kreisen zunächst noch Anerkennung und Zustimmung. Allerdings stießen dann die Fortentwicklung zur Vegetotherapie und das Konstrukt der orgastischen Potenz auf vehemente Ablehnung. Nach dem Tod Reichs geriet seine Arbeit zunächst in Vergessenheit, wurde dann aber in den 1960er-Jahren im Zuge der sexuellen Revolution wiederendeckt.

2.6 Psychoanalytisch begründete Verfahren in der kassenärztlichen Versorgung

2.6.1 Anamnese und Diagnostik

Ziel von Anamnese und Diagnostik ist es, auf sehr unterschiedlichen Ebenen Informationen über den Patienten zu erhalten. Zum einen sind wichtige Quellen der Information die konkreten Fakten und Ereignisse, also die objektiven Daten, die vom Patienten direkt zu erfragen sind. Hier geht es auch darum, eine gesicherte Diagnose nach dem gängigen Klassifikationssystem stellen zu können.

Zum anderen will sich der Therapeut im Rahmen der psychodynamischen Diagnostik aber auch einen Eindruck von möglichen unbewussten oder vorbewussten Prozessen und deren Entwicklung verschaffen. Die Art, wie der der Patient über bestimmte Ereignisse berichtet oder mit dem Therapeuten in Beziehung tritt, sowie das Übertragungs-Gegenübertragungsgeschehen bilden die Basis der Hypothesenbildung. Erscheint der Patient übermäßig devot und angepasst oder versucht er im Sinne der Flucht nach vorn ein perfektes Bild von sich zu erzeugen, nimmt er Blickkontakt auf, kann er den Raum nutzen, um inne zu halten und sich selbst zu explorieren? All dies sind Beispiele für wesentliche Aspekte, auf die der Therapeut parallel achtet. Damit sich diese Dynamik im Gespräch mit dem Patienten entfalten kann, ist es wichtig, dass der Patient einerseits Vertrauen zum Therapeuten aufbauen kann und dass der Therapeut andererseits den Prozess der Anamnese so gestaltet, dass der Patient viel Raum zur freien Rede hat. Je mehr Freiheitsgrade der Patient in der Gestaltung eines vertrauensvollen Kontakts mit dem Therapeuten hat, umso mehr wird er von sich zeigen können.

Eine sehr bedeutsame Quelle der Information insbesondere in der psychodynamischen Anamnese ist die Exploration der ersten drei bis fünf Lebensjahre, da hier die ersten bedeutsamen Bindungserfahrungen gemacht werden und die zentralen Objekt- und Selbstrepräsentanzen sowie die sekundären Repräsentanzen des eigenen affektiven Erlebens ausgebildet werden. Da die Patienten nicht selten nur einige wenige Fakten erinnern und das eigene Erleben aus dieser frühen Zeit nur wenig präsent ist, wird der Therapeut sie immer wieder auffordern, zu spekulieren, wie es ihnen da wohl ergangen sein mag, was sie sich wohl gewünscht haben mögen, etc.

Eine gute Orientierung zur Gestaltung eines Anamnesegesprächs und zur anschließenden diagnostischen Einordnung bildet die Operationalisierte Psychodynamische Diagnostik (OPD), die im Folgenden näher beschrieben werden soll.

2.6.1.1 Operationalisierte psychodynamische Diagnostik

Im Jahre 1996 veröffentlichte der Arbeitskreis OPD das „Manual Operationalisierte Psychodynamische Diagnostik", das heute als OPD-2 in einer überarbeiteten Version vorliegt (Arbeitskreis OPD 2006).

Auf Grundlage eines halbstrukturierten Interviews zu unterschiedlichen Lebensbereichen, dem Krankheitsgeschehen sowie der Selbsteinschätzung werden Beurteilungen auf den folgenden fünf Achsen vorgenommen:

- Achse I: Krankheitserleben und Behandlungsvoraussetzungen
- Achse II: Beziehung
- Achse III: Konflikt
- Achse IV: Struktur
- Achse V: Psychische und psychosomatische Störungen

Die spezifischen psychodynamischen Achsen werden von den Achsen II, III und IV gebildet, während die Achsen I und V therapieverfahrenübergreifend sind.

Bei Achse I werden die gegenwärtige Schwere der Störung, die Dauer sowie die Erstmanifestation erhoben. Ferner werden das Krankheitserleben des Patienten, seine subjektiven Vorstellungen über die Entstehung der Störung sowie seine Vorstellungen hinsichtlich einer adäquaten Behandlung exploriert. Zum Schluss wird eingeschätzt, über welche Veränderungsressourcen der Patient verfügt und inwieweit es mögliche Veränderungshemmnisse gibt. Auf Basis dieser Information können mit der Achse I die Diagnose, die Indikation zur Psychotherapie sowie eine erste prognostische Einschätzung zum Behandlungserfolg vorgenommen werden.

Die Achse II basiert auf dem von Benjamin (1993) für die Diagnose von Persönlichkeitsstörungen weiterentwickelten Zirkumplexmodell interpersonellen Verhaltens. Hier wird das Beziehungserleben des Patienten aus insgesamt vier Perspektiven betrachtet. Zum einen geht es darum, einzuschätzen, wie der Patient sich selbst und wie er die Anderen erlebt, zum anderen, wie die Anderen wohl den Patienten und sich selbst im Kontakt mit diesem Patienten erleben. Das typische Beziehungsverhalten ist geprägt von bewussten und unbewussten Beziehungswünsche. Diese können Ängste und Befürchtungen hinsichtlich möglicher Reaktionen des Gegenübers auslösen. Dies wiederum kann eine Kompromissbildung zwischen den Wünschen und Befürchtungen zur Folge haben, welche sich dann in der Beziehungsgestaltung und dem Beziehungserleben maßgeblich niederschlagen. Diese Dynamik gilt es auf Achse II abzubilden.

Achse III und Achse IV sind für die psychodynamische Diagnostik die beiden bedeutsamsten Achsen. Daher hat es sich in der Praxis mittlerweile durchgesetzt, lediglich diese zu nutzen. Aus diesem Grund sollen im Folgenden Konflikt- und Strukturpathologie ausführlich beschrieben werden.

Auf der letzten Achse V werden die Diagnosen zu psychischen Störungen, Persönlichkeitsstörungen und körperlichen Erkrankungen vorgenommen. Ferner soll eingeschätzt werden, welche der Störungen derzeit im Vordergrund stehen.

2.6.1.2 Konflikt- vs. Strukturpathologie

In der psychodynamischen Behandlungspraxis ist es mittlerweile Standard geworden, Patienten auf der Ebene der Konflikt- und Strukturpathologie eingehend zu diagnostizieren. Es ist keineswegs so, dass sich diese beiden Ebenen gegenseitig ausschließen. Gleichzeitig kann aber davon ausgegangen werden, dass sich eine konfliktpathologische Symptomatik nur auf der Basis eines höheren oder mittleren Strukturniveaus entwickeln kann. Es liegen hier ungelöste Konflikte vor, die erst nach Abschluss der frühen Individuations- und Autonomieentwicklung aufgetreten sind. Es wurde also ein Entwicklungsniveau erreicht, das einen ausreichenden psychischen Binnenraum vorhält, um die Konflikte rein innerpsychisch und ggf. auch suboptimal zu verarbeiten. Entsprechend ist es ein Merkmal der Konfliktstörung, dass sich diese, wie z. B. die Angst- oder Zwangsstörung, vor allem innerpsychisch und erst sekundär in den sozialen Beziehungen auswirkt. Bei sog. Konflikten handelt es sich um Motivations-, Erlebnis- oder Handlungsblockaden. Bestimmte Vorstellungen, Affekte oder Impulse sind im Prinzip repräsentiert, verwickeln aber die Betroffenen in unlösbare Konflikte, so dass sie ins Unbewusste verdrängt werden müssen. Zunächst ist es etwas ganz Natürliches, dass Menschen motivationale bewusste und unbewusste Auseinandersetzungen haben, die zu sog. Konfliktspannungen führen. Entwicklungspsychologisch betrachtet gibt es für die unterschiedlichen Entwicklungsabschnitte ganz typische Konfliktthemen, die es zu bewältigen gilt.

Man stelle sich eine fünfjährige Tochter vor, die sich durch besondere Leistungen um die Anerkennung ihres Vaters bemüht. In ihrem Bemühen macht sie allerdings immer wieder die Erfahrung, keine ausreichende Beachtung von ihm zu erfahren und im Vergleich mit der Mutter, die der Tochter gegenüber entwertende Tendenzen zeigt, den Kürzeren zu ziehen. Den aufkommenden Ärger darf sie aus Angst vor dem väterlichen Liebesverlust nicht äußern. Die Patientin scheitert in der Überwindung dieser ödipalen Konstellation und eine verlässliche Triangulierung wird so verunmöglicht. Im Alter von 28 Jahren gerät diese Frau im beruflichen Kontext nun immer wieder in Überforderungssituationen und Erschöpfungszustände. Sie bemüht sich, den hohen Anforderungen ihres Chefs um jeden Preis, nahezu perfektionistisch, gerecht zu werden. Der von der Anlage her unerfüllbare Wunsch, ihren Chef zufriedenzustellen, führt dazu, dass sie sich nicht ausreichend abgrenzen kann und auch in ihrer Freizeit keinerlei Freiräume sucht. Zwar ist sie in der Lage, diese Überforderungssituation zu beklagen, aber es scheint für sie keinerlei Möglichkeiten zu geben, etwas an dieser Situation zu verändern. Im Sinne des Wiederholungszwangs wiederholt die Patientin die Dynamik, die sie als Fünfjährige mit ihrem Vater bereits erlebt hat. Die permanente Selbstüberforderung stellt den unbewussten Versuch dar, diesen alten Konflikt zu lösen. Dieses neurotische System fällt in sich zusammen, als der Chef der Patientin aufgrund eines schwerwiegenden Fehlers eine Abmahnung schreibt. Der unbewusste Kampf um die väterliche Anerkennung kommt mit einem Mal zum Erliegen, und Ärger und Wut auf den Chef drohen bewusst zu werden. In diesem Fall spricht man von einem aktuell unbewusst wirksamen Konflikt (AUWK), der die Grundlage der weiteren pathologischen Entwicklung bildet. Die Patientin wehrt die Aggressionen gegenüber ihrem Chef anhand des Abwehrmechanismus „Wendung gegen die eigene Person“ depressiv ab, rutscht in ein Burnout und lässt sich krankschreiben. In der psychodynamischen Therapie wäre dann die Aufgabe, diesen alten ungelösten Konflikt um die väterliche Anerkennung aufzuarbeiten (Beispiel entnommen aus und modifiziert nach Boll-Klatt 2014b).

Neben dem ödipalen Konflikt existieren in der OPD als weitere Konflikte Individuation vs. Abhängigkeit, Unterwerfung vs. Kontrolle, Versorgung vs. Autarkie, Selbstwertkonflikt, Schuldkonflikt und Identitätskonflikt, die allerdings aus Platzgründen an dieser Stelle nicht weiter ausgeführt werden können (vgl. Arbeitskreis OPD 2006).

Im Gegensatz zu den Konfliktstörungen beruhen die Strukturstörungen auf einem Mangel. Bei diesen sog. frühen Störungen konnten die basalen regulierenden psychischen Strukturen nur unzureichend entwickelt werden. Entsprechend steht hier nicht, wie in der Konfliktpathologie, ein Kräftespiel entgegengesetzter psychischer Zustände, sondern deren Desintegration im Vordergrund. Die Dynamik soll an folgendem Beispiel verdeutlich werden:

Eine stationär untergebrachte Patientin mit der Diagnose Borderline-Persönlichkeitsstörung gerät in einen Konflikt, da sich der Termin der Gruppentherapie mit der Ankündigung des Besuchs ihrer besten Freundin überschneidet. Auf Station gilt die Regel, dass in diesem Fall Gruppentherapie den Vorrang hat. Aufgrund ihrer Ich-Schwäche ist sie nicht in der Lage, diesen Konflikt intrapsychisch zu bewältigen. Die Patienten erinnert sich nun an die letzte Gruppenstunde, in der sie die anderen Teilnehmer als extrem feindselig wahrgenommen hat. Auch hat sie den Eindruck, dass die Gruppentherapeutin die Patientin eigentlich nicht leiden kann. Diese Vorstellungen bestärken sie in der Entscheidung, der Gruppentherapie fernzubleiben. Als sie später von der Gruppentherapeutin auf ihr Fehlen angesprochen wird, bricht es aus der Patientin heraus: „Sie und die anderen wollen mich doch gar nicht dabeihaben und jetzt machen Sie mir auch noch Schuldgefühle, das ich nicht gekommen bin. Das ist ungerecht" (entnommen aus und modifiziert nach Boll-Klatt 2014b).

An diesem Beispiel wird deutlich, dass diese Patientin den Konflikt nur inter- und nicht intrapsychisch lösen kann. Zunächst fantasiert sie die Ablehnung der Anderen, um ihre Entscheidung zu rechtfertigen, und geht später gegenüber der Gruppentherapeutin in den Gegenangriff über, um die Kritik abzuwehren und ihre Schuldgefühle zu regulieren.

Hinweise auf das Strukturniveau sind u. a. die Fragen, wie stabil das Selbst ist, wie differenziert die Person in der Lage ist, andere Menschen wahrzunehmen, und wie gut die eigenen Bedürfnisse wahrgenommen und befriedigt werden können. Um das Strukturniveau nach OPD einzuschätzen, werden verschiedene Dimensionen beurteilt, die dann zu einer Gesamteinschätzung führen.

Von einem gut integrierten Strukturniveau wird gesprochen, wenn ein autonomes Selbst erkennbar ist, das über die wesentlichen regulierenden Funktionen verfügt und bei dem auch Konflikte möglich sind. Eine mäßig integrierte Struktur ist von einer unsicheren Identität gekennzeichnet, bei der es zu Impulsdurchbrüchen kommen kann. Von einer gering integrierten Struktur wird bei Identitätsdiffusion mit erheblich eingeschränkten regulierenden Funktionen gesprochen. Auf der niedrigsten Ebene wird die desintegrierte Struktur angesiedelt. Hier sind die Selbst-Objekt-Grenzen so diffus, dass nicht selten psychotisches Erleben im Vordergrund steht.

2.6.2 Analytische Psychotherapie und Tiefenpsychologisch fundierte Psychotherapie als kassenärztliche Leistungen

Mit „Analytische Psychotherapie“ (AP) wird die psychoanalytische Behandlung im Rahmen der kassenärztlichen Versorgung bezeichnet. Im Unterschied zur Psychoanalyse muss sich die Analytische Psychotherapie als kassenärztliche Leistung auf die Behandlung einer psychischen Störung mit Krankheitswert beschränken, d. h. dass Therapieziele, wie z. B. die Entwicklung hin zu mehr Autonomie, in der Analytischen Psychotherapie undenkbar wären.

Während unter der Bezeichnung „Psychoanalyse“ verschiedene psychoanalytische Verfahren (z. B. Freud, Jung, Adler) subsumiert werden, die sich seit langem schon in der psychotherapeutischen Praxis etabliert haben, entstand die tiefenpsychologisch fundierte Psychotherapie (TP) erst als Produkt der Auseinandersetzung um die Einführung von Psychotherapie als Regelleistung zwischen Kassenärztlicher Bundesvereinigung und den gesetzlichen Krankenkassen. Neben den langen und hochfrequenten klassischen Psychoanalysen wurde so ein psychoanalytischer Abkömmling geschaffen, der den Erfordernissen einer durchschnittlichen Praxis mit begrenzter Behandlungsdauer, niedriger Behandlungsfrequenz und eingeschränkten Behandlungszielen entsprach und im Rahmen der Behandlung nach den neugeschaffenen Psychotherapie-Richtlinien abrechnungsfähig war. Faber (1997) bezeichnet in diesem Zusammenhang die Psychoanalyse als Vater und die gesetzlichen Krankenkassen als Mutter der tiefenpsychologisch fundierten Psychotherapie.

Die Analytische Psychotherapie (AP) unterscheidet sich von tiefenpsychologisch fundierter Psychotherapie (TP) sowohl hinsichtlich des Behandlungssettings als auch hinsichtlich der Behandlungsdauer. Während bei der AP zunächst 160 Sitzungen beantragt werden, die dann auf 300 erweitert werden können, werden in der TP als Langzeittherapie zunächst 50 Sitzungen beantragt, die auf 80 und maximal auf insgesamt 100 Sitzungen aufgestockt werden können. Die Tatsache, dass das Stundenkontingent der AP das Dreifache der TP umfasst, lässt sich über die Stundenfrequenz erklären. In der Regel findet die TP in wöchentlichen Sitzungen statt, während in der AP die Frequenz bis zu drei Sitzungen die Woche betragen kann. Von daher dürfte die Gesamtdauer einer AP (300 Sitzungen) und TP (100 Sitzungen) nicht stark voneinander abweichen.

Bei der AP liegt der Patient klassischerweise auf der Couch, während die TP im Sitzen stattfindet. Sowohl das Setting als auch die Frequenz haben ganz unterschiedliche Behandlungsdynamiken und Behandlungsfoki zur Folge. In der AP, in der der Therapeut für den Patienten nicht sichtbar ist und in der Regel mit einer gewissen Abstinenz den Therapieprozess begleitet, entsteht im Vergleich zur TP ein sehr viel größerer Raum für regressive und Übertragungsprozesse, in der sich dann alte Beziehungsmuster in der Beziehung zwischen Therapeut und Patient wiederholen können. In der TP dagegen steht die Realbeziehung zwischen Therapeut und Patient sehr viel klarer im Vordergrund, so dass das aktuelle Geschehen und die aktuellen psychosozialen Konflikte den Hauptfokus der Therapie bilden. Von daher bezieht sich die TP sehr viel stärker auf die gegenwärtigen Kompromissbildungen, die sich in den aktuellen Beziehungskonflikten zeigen. Dieser Bereich wird auch mit „Gegenwarts-Unbewusstes" umschrieben. In der AP liegt die Aufmerksamkeit dagegen stärker auf dem „Vergangenheits-Unbewussten" (Sandler und Sandler 1985). Hier werden verdrängte frühkindliche Konflikte und Wünsche angesprochen, die sich zwar in der Gegenwart reaktivieren, aber in ihrer Ausgestaltung sehr viel archaischer auf die frühkindliche Situation beziehen.

2.7 Zur Wirksamkeit psychodynamischer Verfahren

In weiten Kreisen ist nach wie vor die Vorstellung verbreitet, dass die Wirksamkeit der psychodynamischen Verfahren nicht ausreichend bestätigt ist. Die Frage nach der Bedeutung sei eher eine Glaubenssache, die man nicht auf Basis empirischer Fakten beantworten könne. Im Gegensatz zu diesen sich hartnäckig haltenden Überzeugungen muss man unter Berücksichtigung der aktuellen Datenlagen konstatieren, dass die Wirksamkeit der psychodynamischen Verfahren mittlerweile eindrucksvoll in vielen Primärstudien und Metaanalysen belegt werden konnte (vgl. Shedler 2011; Barber et al. 2013).

So wurde beispielsweise in einer Metaanalyse bestätigt, dass psychodynamische Kurzzeittherapien mit maximal 40 Sitzungen an einer Gruppe von Patienten mit unterschiedlichen psychischen Störungen eine Effektstärke von 0,97 erzielten. Besonders interessant ist die Steigerung dieser Effektstärke auf 1,51 in einer bis zu 9-monatigen katamnestischen Nachuntersuchung (Abbass et al. 2006). Demnach ist die psychodynamische Behandlung nicht nur wirksam, sondern setzt Prozesse im Patienten in Gang, die sich auch nach Behandlungsende in bedeutsamer Weise symptommindernd auswirken. Dieses Ergebnis konnte in einer Vielzahl weiterer

Metaanalysen repliziert werden (Anderson und Lambert 1995; de Maat et al. 2009; Leichsenring und Rabung 2008). In diversen randomisierten kontrollierten Studien wurde nachgewiesen, dass die psychodynamische Therapie für eine große Gruppe von Störungen wie Depressionen, Angst, somatoforme Störungen, Essstörungen, Substanzabhängigkeitsstörungen und Persönlichkeitsstörungen wirksam ist (Shedler 2011).

Aus forschungsmethodischen Gründen ist es nicht verwunderlich, dass gegenwärtig die psychodynamischen Kurzzeittherapien sehr viel intensiver als die Langzeittherapien untersucht werden. Gleichwohl gibt es mittlerweile auch klare Hinweise, dass länger andauernde psychodynamische Therapien in bedeutsamer Weise wirksam sind und daher im Spektrum des psychotherapeutischen Versorgungsangebots eine wichtige Ergänzung darstellen.

In einer metaanalytischen Studie zur psychodynamischen Langzeittherapie an Patienten mit komplexen psychischen Störungen über mindestens ein Jahr oder über mindestens 50 Sitzungen konnte nicht nur die Wirksamkeit nachgewiesen werden, sondern auch ihre Überlegenheit gegenüber kürzeren Therapien (Leichsenring und Rabung 2008). Konkret wurde nachgewiesen, dass es Patienten nach der Behandlung mit psychodynamischer Langzeittherapie im Durchschnitt besser ging, als 96 Prozent der Patienten in den Vergleichsgruppen, die kürzere Therapien erhalten hatten.

Zusammenfassend lässt sich festhalten, dass die Wirksamkeit der psychodynamischen Therapie empirisch nachgewiesen ist und sie im direkten Vergleich mit anderen psychotherapeutischen Verfahren weder über- noch unterlegen ist (vgl. Barber et al. 2013).

Literatur

Abbass, A. A., Handcock, J. T., & Kisely, S. (2006). Short-termin psychodynamic therapies for common mental disorders. *Cochrane Database of Systematic Reviews,* (4):CD004687.

Adler, A. (1908/2007). *Der Aggressionstrieb im Leben und in der Neurose*. Göttingen: Vandenhoeck & Ruprecht.

Allen, J. P., Fonagy, P., & Bateman, A. W. (2011). *Mentalisieren in der psychotherapeutischen Praxis*. Stuttgart: Klett-Cotta.

Anderson, E. M., & Lambert, M. J. (1995). Short-term dynamically oriented psychotherapy: A review and metaanalysis. *Clinical Psychology Review, 15*, 503–514.

Arbeitskreis OPD. (2006). *Operationalisierte Psychodynamische Diagnostik OPD-2. Das Manual für Diagnostik und Therapieplanung*. Bern: Huber.

Asendorpf, J. B., & Neyer, F. J. (2012). *Psychologie der Persönlichkeit*. Berlin: Springer.

Balint, M. (Hrsg.). (1965). Wandlung der therapeutischen Techniken und Ziele in der Psychoanalyse. In *Die Urformen der Liebe und die Technik der Psychoanalyse*. Bern: Huber.

Barber, J. P., Muran, J. C., McCarthy, K. S., & Keefe, J. R. (2013). Research on dynamik therapies. In M. J. Lambert (Hrsg.), *Bergin and Garfield's handbook of psychotherapy and behavior change* (6. Aufl., S. 443–494). Hoboken: Wiley.

Benedtka, G. (2017). *Die Psychoanalyse der Schüler um Freud. Entwicklungen und Richtungen.* Wiesbaden: Springer.

Benjamin, L. S. (1993). *Interpersonal diagnosis and treatment of personality disorders.* New York: Guilford Press.

Boll-Klatt, A. (2014a). Die Selbstpsychologie. In A. Boll-Klatt & M. Kohrs (Hrsg.), *Praxis der psychodynamischen Psychotherapie. Grundlagen – Modelle – Konzepte* (S. 62–78). Stuttgart: Schattauer.

Boll-Klatt, A. (2014b). Konfliktpathologie: Von Freuds ödipalem Konflikt zur Konfliktachse der Operantionalisierenden Psychodynamischen Diagnostik (OPD). In A. Boll-Klatt & M. Kohrs (Hrsg.), *Praxis der psychodynamischen Psychotherapie. Grundlagen – Modelle – Konzepte* (S. 227–247). Stuttgart: Schattauer.

Clarkin, J. F., Yeomans, F. E., & Kernberg, O. (2008). *Psychotherapie der Borderline-Persönlichkeit. Manual zur psychodynamischen Therapie* (2. Aufl.). Stuttgart: Schattauer.

Dornes, M. (1993). *Der kompetente Säugling – Die präverbale Entwicklung des Menschen.* Frankfurt a. M.: Fischer.

Ermann, M. (2012). *Psychoanalyse in den Jahren nach Freud. Entwicklungen 1940–1975* (2. Aufl.). Stuttgart: Kohlhammer.

Faber, F. (1997). Die sogenannte Richtlinien-Psychotherapie. In P. Janssen, M. Cierpka, & P. Buchheim (Hrsg.), *Psychotherapie als Beruf* (S. 173–184). Göttingen: Vandenhoeck & Ruprecht.

Ferenczi, S. (1939). Sprachverwirrung zwischen Erwachsenem und dem Kind. In S. Ferenczi (Hrsg.), *Bausteine zur Psychoanalyse, Bd. III. Arbeiten aus den Jahren 1908–1933* (S. 511–526). Bern: Huber.

Fonagy, P., & Luyten, P. (2011). Die entwicklungspsychologischen Wurzeln der Borderline-Persönlichkeitsstörung in Kindheit und Adoleszenz: Ein Forschungsbericht unter dem Blickwinkel der Mentalisierungstheorie. *Psyche – Zeitschrift für Psychoanalyse, 65,* 900–952.

Fonagy, P., György, G., Elliot, L. J., & Target, M. (2015). *Affektregulierung, Mentalisierung und die Entwicklung des Selbst* (5. Aufl.). Stuttgart: Klett-Cotta.

Freud, S. (1900). Die Traumdeutung. In *GW* (Bd. 2/3, S. 1–642). Frankfurt a. M.: Fischer.

Freud, S. (1905). Drei Abhandlungen zur Sexualtheorie. In *GW* (Bd. 5, S. 27–145). Frankfurt a. M.: Fischer.

Freud, S. (1911). Formulierungen über die zwei Prinzipien des psychischen Geschehens. In *GW* (Bd. 8, S. 229–238). Frankfurt a. M.: Fischer.

Freud, S. (1912). Einige Bemerkungen über den Begriff des Unbewussten in der Psychoanalyse. In *GW* (Bd. 8, S. 430–439). Frankfurt a. M.: Fischer.

Freud, S. (1914). Erinnern, Wiederholen, Durcharbeiten. In *GW* (Bd. 10, S. 125–136). Frankfurt a. M.: Fischer.

Freud, S. (1915a). Das Unbewußte. In *GW* (Bd. 10, S. 263–303). Frankfurt a. M.: Fischer.

Freud, S. (1915b). Triebe und Triebschicksale. In *GW* (Bd. 10, S. 209–232). Frankfurt a. M.: Fischer.

Freud, S. (1920). Jenseits des Lustprinzips. In *GW* (Bd. 13, S. 1–69). Frankfurt a. M.: Fischer.

Freud, S. (1923a). Das Ich und das Es. In *GW* (Bd. 13, S. 235–289). Frankfurt a. M.: Fischer.
Freud, S. (1923b). Die infantile Genitalorganisation. In *GW* (Bd. 13, S. 293–298). Frankfurt a. M.: Fischer.
Freud, S. (1924). Der Untergang des Ödipuskomplexes. In *GW* (Bd. 13, S. 395–402). Frankfurt a. M.: Fischer.
Freud, S. (1933). Neue Folge der Vorlesung zur Einführung in die Psychoanalyse. In *GW* (Bd. 15). Frankfurt a. M.: Fischer.
Freud, A. (1936/2010). *Das Ich und seine Abwehrmechanismen*. Frankfurt a. M.: Fischer.
Freud, S. (1940). Abriß der Psychoanalyse. In *GW* (Bd. 17, S. 63–147). Frankfurt a. M.: Fischer.
Freud, S., & Jung, C. G. (1974). *Briefwechsel*. Frankfurt a. M.: Fischer.
Greenberg, R. P., & Mitchell, S. A. (1983). *Object relations in psychoanalytic theory*. Cambridge, MA: Harvard University Press.
Herold, R., & Weiß, H. (2000). Übertragung. In W. Mertens (Hrsg.), *Handbuch psychoanalytischer Grundbegriffe* (S. 758–771). Stuttgart: Kohlhammer.
Hoffmann, S. O. (1979). *Charakter und Neurose*. Frankfurt a. M.: Suhrkamp.
Jacoby, R. (1983). *Die Verdrängung der Psychoanalyse oder der Triumph des Konformismus*. Frankfurt a. M.: Fischer.
Jung, C. G. (1902). *Zur Psychologie und Pathologie sogenannter occulter Phänomene*. Leipzig: Mutze.
Jung, C. G. (1912). *Wandlungen und Symbole der Libido*. Leipzig: Deuticke.
Jungclaussen, I. (2013). *Handbuch Psychotherapie-Antrag. Psychodynamisches Verstehen und effizientes Berichtschreiben in der tiefenpsychologisch fundierten Psychotherapie*. Stuttgart: Schattauer.
Kohut, H. (1987). *Wie heilt die Psychoanalyse*. Frankfurt a. M.: Suhrkamp.
Kriz, J. (2014). *Grundkonzepte der Psychotherapie* (7. Aufl.). Weinheim: Beltz.
Lang, H. (1992). Die „strukturelle Triade". Überlegungen zur Neubwertung des Ödipuskomplexes. *Praxis der Psychotherapie und Psychosomatik, 37*, 207–215.
Leichsenring, F., & Rabung, S. (2008). Effectiveness of long-term psychodynamic psychotherapy. A meta-analysis. *JAMA, 300*(13), 1551–1565.
Maat, S. de, de Jonghe, F., Schoevers, R., & Dekker, J. (2009). The effectiveness of long-term psychoanalytic therapy: A systematic review of empirical studies. *Harvard Review of Psychiatry, 17*(1), 1–23.
Mahler, M. S., Pine, F., & Bergman, A. (2008). *Die psychische Geburt des Menschen: Symbiose und Individuation* (19. Aufl.). Frankfurt a. M.: Fischer.
Mentzos, S. (1996). *Neurotische Konfliktverarbeitung. Einführung in die psychoanalytische Neurosenlehre und Berücksichtigung neuer Perspektiven*. Frankfurt a. M.: Fischer.
Mertens, W. (2000). Ödipuskomplex. In W. Mertens (Hrsg.), *Handbuch psychoanalytischer Grundbegriffe* (S. 657–670). Stuttgart: Kohlhammer.
Mertens, W. (2010). *Psychoanalytische Schulen im Gespräch* (Bd. 1). Göttingen: Hogrefe.
Mitchell, S. A. (1988). *Relational concepts in psychoanalysis: An integration*. Cambridge, MA: Harvard University Press.
Mitchell, S. A. (1998). Attachment theory and the psychoanalytic tradition: Reflections on human relationality. *British Journal of Psychotherapy, 15*, 177–193.

Orange, D. M., Atwood, G. E., & Stolorow, R. D. (2001). *Intersubjektivität in der Psychoanalyse, Kontextualismus in der psychoanalytischen Praxis*. Frankfurt a. M.: Brandes & Apsel.

Quint, H. (2000). Analität, anale Phase. In W. Mertens (Hrsg.), *Handbuch psychoanalytischer Grundbegriffe* (S. 60–62). Stuttgart: Kohlhammer.

Rudolf, G. (2013). *Strukturbezogene Psychotherapie* (3. Aufl.). Stuttgart: Schattauer.

Sandler, J., & Sandler, M. (1985). Vergangenheits-Unbewußtes, Gegenwarts-Unbewußtes und die Deutung der Übertragung. *Psyche, 39*(9), 800–829.

Sassenfeld, A. (2015). *Relationale Psychotherapie. Grundlagen und klinische Prinzipien*. Gießen: Psychosozial.

Shedler, J. (2011). Die Wirksamkeit psychodynamischer Therapie. *Psychotherapeut, 56*, 265–277.

Stolorow, R., & Atwood, G. (1979). *Faces in a cloud: Subjectivity in personality theory*. New York: Jason Aronson.

Stolorow, R., & Atwood, G. (1996). The intersubjective perspective. *Psychoanalytic Review, 83*, 181–194.

Winnicott, D. (2012). *Vom Spiel zur Kreativität* (13. Aufl.). Stuttgart: Klett-Cotta.

Zepf, S., Zepf, F. D., Ullrich, B., & Seel, D. (2014). *Ödipus und der Ödipuskomplex. Eine Revision*. Gießen: Psychosozial.

Humanistische Psychologie und Humanistische Psychotherapie

3

3.1 Einleitung

Der Begriff „Humanismus“ geht auf den Renaissance-Humanismus zurück und ist eng mit dem Dichter Petrarca (1304–1374) verbunden. Im Bewusstsein, einer neuen Epoche anzugehören, grenzte dieser sich gegenüber dem Mittelalter ab und rückte die Ideale der griechischen Antike in den Mittelpunkt. Vor allem die Bildung wurde als bedeutendes Gut verstanden, um die menschlichen Fähigkeiten entfalten zu können.

Seit dieser Zeit fand der Begriff „Humanismus“ in den unterschiedlichen Epochen immer wieder mit inhaltlich diversen Nuancierungen Verwendung. Die gemeinsame Klammer ist eine von Grund auf positive Einschätzung menschlicher Fähigkeiten sowie die Vorstellung, dass die Realisierung eines bestimmten Gesellschafts- und Bildungsideals die bestmögliche Persönlichkeitsentfaltung des Menschen ermöglicht.

Das der Humanistischen Psychologie zugrundeliegende Verständnis wurde von Krutsch im Jahre 1959 folgendermaßen beschrieben: „Man ist ein Humanist, wenn man u. a. jeglichen Versuch ablehnt, den Menschen allein auf Grund physikalischer und chemischer Gesetze oder nach dem Muster tierischer Verhaltensweisen zu beschreiben. Der Humanist schließt die Überzeugung ein, dass Wille, Vernunft und Zielgerichtetheit menschlichen Handelns und Denkens real und bedeutungsvoll sind und dass das Unmessbare bedeutsam sein kann. Ein Humanist ist also jemand, für den mehr Dinge auf Erden existieren, als positivistisch orientierte Methoden der Wirklichkeitsmessung zulassen“ (Krutsch 1959).

M. Helle, *Psychotherapie*, Basiswissen Psychologie,
https://doi.org/10.1007/978-3-662-58712-6_3

Der Beginn der Humanistischen Psychologie wird oft in den USA mit der ersten Ausgabe der Zeitschrift „Journal of Humanistic Psychology“ im Jahr 1961 verortet. Ein Jahr später organisierte sich die „American Association of Humanistic Psychology“. Eine differenzierte Betrachtungsweise legt jedoch nahe, dass es sich um eine sehr vielschichtige Bewegung handelte und handelt, die zunächst von Europa ausging, sich dann, bedingt durch die Emigration vieler Wissenschaftler während der Zeit des Nationalsozialismus, in den USA formierte und von dort in den 1960er-Jahren wieder nach Europa zurückkehrte (vgl. Kollbrunner 1995). Mit der Humanistischen Psychologie wurde neben dem Behaviorismus, der seit Beginn des 20. Jahrhunderts die akademische Psychologie in den USA prägte, und der Psychoanalyse, die damals das klinisch-psychologische Verständnis dominierte, eine sog. Dritte Kraft etabliert. Zum einen stellte sich die Humanistische Psychologie kritisch gegen die rein experimentell-naturwissenschaftlich ausgerichtete Orientierung der akademischen Psychologie, zum anderen bildete sie einen Gegenpol zu dem eher negativen und deterministischen Menschenbild der Psychoanalyse. Sigmund Freud, so A. Maslow, ein bedeutender Vertreter der Humanistischen Psychologie, habe die kranke Hälfte der Psychologie geliefert, welche nun durch die gesunde zu ergänzen sei (Maslow 1968). Für die Humanistische Psychologie wurde demnach der seinerzeit bestehende psychologische Reduktionismus als Herausforderung begriffen, die höheren Errungenschaften des Menschen zu beforschen und so der Psychologie als Wissenschaft zu einer neuen Basis zu verhelfen. Aus der Humanistischen Psychologie ging eine Vielzahl unterschiedlicher neu konzipierter Psychotherapieverfahren hervor, von denen in diesem Kapitel nur ein Teil exemplarisch vorgestellt werden kann.

Die Humanistische Psychologie nahm jedoch nicht nur Einfluss auf die akademische Psychologie und das psychotherapeutische Verständnis. Vielmehr ist diese Bewegung auch eng mit den zu dieser Zeit stattfindenden gesellschaftspolitischen Vorgängen und Veränderungen verbunden. Unter dem Eindruck des Kalten Kriegs und der damit verbundenen atomaren Bedrohung formierte sich zunächst in den USA eine immer stärker werdende Friedensbewegung, die sich kritisch zu dem in dieser Zeit stattfindenden Korea-Krieg positionierte. Die Bürgerrechtsbewegung der Schwarzen in den USA, die sich gegen die fortdauernde Diskriminierung wehrte, erreichte mit ihren beiden sehr unterschiedlichen Protagonisten, Martin Luther King und Macolm X, ihren Höhepunkt. Aber auch die Frauenrechte und Fragen der Gleichberechtigung spielten in diesen Jahren eine zentrale Rolle. Ferner fand eine kritische Auseinandersetzung mit den rigiden Moralvorstellungen der Gesellschaft und Religionen statt, die in die sogenannte „sexuelle Befreiung“ mündete. Erinnert sei auch an die aufkommende Hippie-Bewegung und die zunehmende Bedeutung des Drogenkonsums, wie Cannabis, LSD etc.. Insgesamt ging von dieser Zeit eine Phase des gesellschaftlichen Umbruchs aus, von dem auch die Humanistische Psychologie erfasst wurde und den sie wiederum mitprägte. Gegen Ende der 1960er-Jahre erfassten diese Strömungen auch Europa und insbesondere Deutschland (1968er-Bewegung). Genau in dieser Zeit nahm in Deutschland das Interesse für psychotherapeutische Ansätze im Allgemeinen und für die Ansätze der Humanistischen Psychologie im Besonderen rapide zu. Bis in die 1980er-Jahre konnte sich die Humanistische Psychologie sowohl in der psychotherapeutischen Versorgung als auch in der akademischen Psychologie zunächst eindrucksvoll etablieren. Im Zuge der zunehmenden Professionalisierung und Medizinalisierung von Klinischer Psychologie und Psychotherapie geriet diese Bewegung allerdings mit ihren therapeutischen Ansätzen, die im Sinne des nosologischen Systems der ICD nur wenig Störungsspezifisches aufzuweisen hatten, immer weiter in den Hintergrund. Als ein letztes Aufbäumen gegen eine völlige Marginalisierung kann man die Gründung der Arbeitsgemeinschaft Humanistische Psychotherapie (AGHPT) in Deutschland im Jahre 2010 verstehen. Aus den therapeutischen Ansätzen, die sich aus der Humanistischen Psychologie heraus entwickelt hatten, war in Deutschland seit dem Jahr 2002 nur die Gesprächspsychotherapie offiziell für die vertiefte Ausbildung in Psychologischer Psychotherapie – und dies auch nur für die Behandlung erwachsener Patienten – zugelassen. So schlossen sich Vertreter der Existenzanalyse/Logotherapie, der Gesprächspsychotherapie, der Gestalttherapie, der Körpertherapie, des Psychodramas und der Transaktionsanalyse zur Arbeitsgemeinschaft Humanistische Psychotherapie zusammen, um gemeinsam mit mehr Nachdruck die Interessen der Humanistischen Psychotherapie vertreten zu können. Ausgehend von dieser Arbeitsgruppe wurde ein Antrag an den Wissenschaftlichen Beirat (PsychThG) auf Anerkennung der Humanistischen Psychotherapie als Psychotherapieverfahren eingereicht, welches im Rahmen der Approbationsausbildung als Vertiefungsverfahren zugelassen werden sollte. Im Januar 2018 wurde dieser Antrag abgelehnt.

3.2 Geschichte

Die Entstehung der Humanistischen Psychologie lässt sich nur dann einigermaßen verstehen, wenn man sie in ihrer Synchronizität, also der parallelen Entwicklung voneinander unabhängig scheinender Strömungen, zu begreifen versucht.

Einen bedeutenden Einfluss auf die Humanistische Psychologie hatte die Gestaltpsychologie, welche auf den österreichischen Philosophen von Ehrenfels (1859–1932) zurückgeht. In seinem 1890 publizierten Aufsatz „Über Gestaltqualitäten" legte er dar, dass beim Hören einer Melodie eine Gestalt wahrgenommen wird, die nicht über die Addition einzelner Töne erklärt werden kann (von Ehrenfels 1890). Dies wird deutlich, wenn man sich vergegenwärtigt, dass eine Melodie in eine andere Tonart transponiert werden kann, sich also aus völlig anderen Tönen zusammensetzt und dennoch ohne weiteres als identische Melodie wahrgenommen wird. Die Töne werden zwar verändert, nicht aber die Gestalt der Melodie. Demnach ist also eine Melodie mehr als die Summe ihrer Töne. Dieses Phänomen wurde mit dem Begriff „Übersummativität" umschrieben und bedeutet allgemein formuliert: Das Ganze ist mehr als die Summe seiner Teile. Mit dieser Erkenntnis positionierte sich die Gestaltpsychologie klar gegen die bis dahin unter anderem auch durch Wilhelm Wundt verbreitete Elementenpsychologie, die komplexes psychisches Geschehen auf eine begrenzte Zahl von kleineren, leicht bestimmbaren Einheiten herunterbricht, um diese dann untersuchen zu können. Große Bedeutung erlangte vor allem die Berliner Schule der Gestaltpsychologie, die sich zwischen den Jahren 1915 und 1935 mit Max Wertheimer (1880–1943), Wolfgang Köhler (1887–1967) und Kurt Koffka (1886–1941) formierte und wichtige Beiträge auch zu unserem heutigen Verständnis u. a. zur visuellen Wahrnehmung leistete. Hier sei an das Figur-Grund-Phänomen erinnert, das beispielsweise bei Kippbildern zum Einsatz kommt. Das Prinzip einer ganzheitlichen Organisation wurde in einem weiteren Schritt auch auf das Denken und die motorischen Bewegungsabläufe angewandt. Der Neurologe Kurt Goldstein (1878–1965) übertrug diesen Ansatz dann konsequenter Weise auf den gesamten menschlichen Organismus, der sich, so Goldstein, in ganzheitlicher Art und Weise selbst zu regulieren und zu organisieren versteht (Goldstein 1959).

Die Beiträge der Gestaltpsychologie schlagen sich in der Humanistischen Psychologie in Form der Annahme nieder, dass jeder Mensch über das Potenzial und die Motivation verfügt, sich selbst in sinnvoller Weise als Ganzes zu organisieren und weiterzuentwickeln. Wenn man den Menschen als Ganzes verstehen will, macht es keinen Sinn, einzelne Aspekte herauszugreifen und gesondert zu betrachten. Vielmehr kann er nur in seiner Gesamtheit wahrgenommen und verstanden werden. Zeigt ein Mensch Symptome einer psychischen Störung, ist dies darauf zurückzuführen, dass aus bestimmten Gründen das Potenzial seiner sinnvollen Selbstorganisation ins Stocken geraten oder nicht verfügbar ist. Entsprechend dieser Annahme ist es die Aufgabe eines Psychotherapeuten, den Patienten darin zu unterstützen, diesen Zugang zu den prinzipiell vorhandenen Ressourcen und Potenzialen wiederherzustellen bzw. die Bedeutung der Blockade zu verstehen.

Von Seiten der Philosophie waren es sowohl die Existenzphilosophie als auch die Phänomenologie, welche großen Einfluss auf die Humanistische Psychologie ausübten. Im Gegensatz zu den anderen philosophischen Strömungen, die sich eher im abstrakten Raum mit Theoriebildung, beispielsweise zum Bewusstsein, der Vernunft, der Logik oder auch dem Weltganzen befassten, berührten Existenzphilosophie und Phänomenologie die unmittelbare individuelle Existenz sowie die unmittelbare Erfahrung und Wahrnehmung des einzelnen Menschen in seiner subjektiv wahrgenommenen Welt. So handelt es sich hier um eine philosophische Strömung, die eng an den alltäglichen Erfahrungen des Einzelnen anknüpft. Hierin ist wohl auch die Ursache zu sehen, warum dieser Ansatz eine so breite Resonanz erfahren hat und vor allem in den 1950er- und 1960er-Jahren Teil einer gesellschaftspolitischen Bewegung wurde (Bakewell 2016).

Die Existenzphilosophie geht auf Soeren Kierkegaard (1813–1855) zurück und wurde später vor allem durch Nietzsche (1844–1900), Jaspers (1883–1969), Sartre (1905–1980) und Heidegger (1889–1976) weiterentwickelt. Zentrales Merkmal der Existenzphilosophie ist der Bruch mit dem Absoluten im Sinne des Deutschen Idealismus oder auch einer verabsolutierenden Wissenschaft. Das Subjekt, der einzelne Mensch in seinem Sein rückt in den Mittelpunkt. Anders als in der Romantik, in der der Fokus auf das Individuum vor allem mit einer Flucht vor der Wirklichkeit verknüpft war, stellt der Existentialismus für jeden Einzelnen eine radikale Konfrontation mit seiner Realität dar. Im Sinne der Heideggerschen Geworfenheit wird der Mensch ungefragt in eine Welt hineingeworfen und sieht sich mit der Unausweichlichkeit seine Seins konfrontiert. Diese Ausgangssituation beinhaltet unermessliche Freiheit, erzeugt aber auch Angst. Angst ist hier nicht als ein akuter affektiver Zustand zu verstehen, sondern stellt einen Grundtatbestand des Seins dar. Diese Angst ist der Preis für die Freiheit, die zur Folge hat, dass der Mensch sich immer wieder aufs Neue entscheiden muss. Hier klingt bereits die grundlegende Tragik des Menschseins und die letztlich damit verbundene Einsamkeit an. Der Mensch hat die Chance, sein Leben zu ergreifen. Er hat die Chance, der zu werden, der er ist, kann dies aber auch verfehlen. Nach Sartre ist der Mensch zur Freiheit verurteilt.

Lieber Leser, wäre Ihnen Ihr weiteres Leben bis ins Detail bekannt, wären Sie komplett Ihrer Freiheit beraubt. Es wäre alles vorgezeichnet und es gäbe keine Entscheidungen mehr, die Sie treffen müssten. Da dies nicht der Fall ist, können Sie frei entscheiden, ob Sie jetzt weiterlesen möchten oder nicht; Sie können entscheiden, ob Sie weiter studieren möchten oder nicht. Ihr Leben ist voller Entscheidungen, die dazu führen können, dass Sie Ihr Leben in Ihrem Sinne ergreifen oder eben auch nicht. Diese Situation wird von einer existenziellen Angst begleitet: Werde ich mein Studium schaffen, wird mich eine schwere Krankheit treffen, wird der weitere Verlauf meines Lebens ein glücklicher sein? Diese Unsicherheit, die eben auch Angst erzeugt, ist der Preis, den Sie für Ihre Freiheit zahlen müssen.

Die Phänomenologie ist eng mit dem Namen Husserl (1859–1938) verknüpft. Ausgangspunkt der Phänomenologie, die in erster Linie als philosophische

Methode und nicht als ein Theoriensystem zu verstehen ist, ist die Feststellung, dass die Gesetze der Logik nicht identisch sind mit den Vorgängen des denkenden Bewusstseins (vgl. Störig 1987). Das wiederum bedeutet, dass der Mensch über seine Ratio keinen Zugang zur wahren Welt bekommen kann, wie sie sich ihm in diesem Moment wirklich zeigt, da ihm der Blick auf das Wesen durch seine impliziten Vorannahmen und Erklärungsansätze verstellt ist. Wir erleben die Welt oder eben ihre Phänomene im Bewusstsein und dieses Bewusstsein ist intentional, also immer auf etwas gerichtet. Ob im Wachzustand oder im Schlaf, unser Bewusstsein ist ständig mit irgendetwas beschäftigt. Lehnen Sie doch mal zurück und versuchen Sie, eine Minute lang an nichts zu denken. Es wird nicht gelingen.

Die Welt mit ihren Phänomenen kann sich dem Menschen nur über sein intentionales Bewusstsein zeigen. Richten wir unser Bewusstsein auf ein Wahrnehmungsobjekt, können wir im Sinne der logischen Untersuchung etwas Bestimmtes entdecken (z. B. es schneit) und gleichzeitig gibt es eine besondere Art und Weise, wie wir uns intentional auf diesen Sachverhalt beziehen. So werden während des Wahrnehmungsaktes Feststellungen wie „ich brauche Winterschuhe“, „ich muss die Pflanzen vom Balkon nehmen“, „bald kann ich wieder Skifahren“ zu einem ganz bestimmten individuellen Wahrnehmungserlebnis führen. Jeder wird so zu einem ganz eigenen Wahrnehmungseindruck gelangen.

Um die Phänomene so, wie sie wirklich sind, beschreiben zu können, muss es zur „Einklammerung“ aller Vorannahmen über die Existenz einer Welt kommen. Das Besondere der phänomenologischen Betrachtungsweise soll mit dem folgenden Beispiel veranschaulicht werden: Es gibt zwei Möglichkeiten, ein Bild zu betrachten. Bei der ersten stelle ich mir die Frage, was ich auf dem Bild erkennen kann. Ich werde mit meinem Wissen über die Szene des Bildes, die Epoche, in der das Bild entstanden ist, und den Künstler das Bild eingehend studieren und so zu bestimmten Wahrnehmungseindrücken gelangen. Es gibt aber auch eine zweite Möglichkeit der Betrachtung: Ich versuche mich von all dem, was ich weiß, loszulösen und lasse das Bild zu mir sprechen und auf mich wirken. In diesem Wahrnehmungsmodus ist durchaus denkbar, etwas völlig Überraschendes zu entdecken. Ebenso kann ich ein Musikstück sehr analytisch rezipieren oder mich von der Musik ansprechen und tragen lassen. Ausgesprochen begnadete Phänomenologen sind kleine Kinder, die staunend und selbstvergessen das Geschehen auf einer Baustelle beobachten und den ganzen Trubel ohne Vorannahmen und Erklärungsversuche einfach auf sich wirken lassen, während wir Erwachsene versuchen, zu antizipieren, wie das Gebäude wohl im fertigen Zustand aussehen wird, wer der Bauträger ist oder ob die Bauarbeiter offiziell angemeldet sind und gleichzeitig feststellen, dass wir jetzt aber weiter müssen, weil wir sonst den Termin beim Zahnarzt verpassen.

Insgesamt bleibt festzuhalten, dass die Beziehung zwischen der Humanistischen Psychologie und der Phänomenologie eher assoziativer Natur ist. Sie drückt sich kurz zusammengefasst in der Vorsicht bezüglich schneller Interpretationen aus, mahnt, Theorien nicht zu verabsolutieren, sondern dem konkreten Erfahrungsbereich des Alltags verbunden zu bleiben sowie die Autonomie der Erfahrung des Anderen zu achten.

3.3 Menschenbild und Störungsverständnis

3.3.1 Menschenbild

In der Humanistischen Psychologie wird davon ausgegangen, dass der Mensch von seiner Natur her ein Wesen ist, das danach strebt, seine Möglichkeiten und Fähigkeiten in Beziehung zur Welt in konstruktiver Weise auszudrücken. Jedem Menschen wohnt eine Aktualisierungstendenz inne, also ein Streben, die eigenen Potenziale in sinnvoller Weise weiterzuentwickeln. Im Idealfall handelt es sich um ein Streben nach Selbstverwirklichung, also die Verwirklichung der ureigenen individuellen Potenziale, Wünsche, Sehnsüchte und Begabungen. Auch wenn der Einzelne durch seine genetischen Faktoren, seine physische Konstitution, seine Kultur und seine sonstigen Lebensumstände immer wieder Einschränkungen erfährt, verfügt der Mensch über das Potenzial, Autor seines eigenen Lebens sein zu können. Der Mensch ist stets in seiner Ganzheit zu betrachten, so dass seine Physis und sein emotionales Erleben nicht voneinander separiert werden dürfen.

Während die soeben genannten Punkte eher die Freiheit und Autonomie des Menschen betonen, wird der Mensch aber auch als ein von Grund auf soziales Wesen gesehen, das sich als Teil eines universalen Gesamtgefüges begreift und hier einen entsprechenden Platz einnimmt. Entsprechend ist der Mensch auch in seinem kontextuellen Eingebettetsein, also seinem sozialen Umfeld und seiner Lebensumwelt, zu betrachten. Der Mensch als primär soziales Wesen hat ein starkes Verlangen, in seinem sozialen Umfeld integriert und wertgeschätzt zu werden. Destruktives Verhalten, Grausamkeit und Bosheit sind keine primären menschlichen Eigenschaften, also nicht Ausdruck eines Aggressions- oder Todestriebs, sondern als Reaktionen auf Frustrationen der inhärenten Bedürfnisse, Emotionen und Fähigkeiten zu begreifen (Maslow 1968).

In der Humanistischen Psychologie wird die Einzigartigkeit eines jeden Menschen betont, zu dem man nur über sein sehr individuelles Erleben Zugang bekommen kann. Jeder Mensch hat das Bedürfnis, sein Leben in einer für ihn sinnvollen

Weise zu gestalten. Dies bedeutet für den therapeutischen Prozess, den Patienten auf dieser Suche zu begleiten und zu unterstützen.

3.3.2 Störungsverständnis

Anders als in der klassischen Psychopathologie, die – als Teildisziplin der Medizin – eng an einem medizinischen Störungsverständnis ansetzt und Störungen über das Auftreten von spezifischen Symptomen in einer bestimmten Intensität über einen bestimmten Zeitraum versteht, erklärt sich in der Humanistischen Psychologie das Verständnis von „Krankheit" vor allem über die Vorstellung von Gesundheit. Nach Maslow zeichnet sich ein gesunder Mensch durch seine Integrität, seine Ganzheit, seine klare Wahrnehmung der Realität und durch die Offenheit gegenüber den eigenen Erfahrungen aus. Den gesunden Menschen erkennt man an seiner Lebendigkeit, seiner Spontanität und seiner Ausdruckskraft. Er ist in der Lage, seine kreativen Fähigkeiten zu entfalten und ihnen nachzugehen (Maslow 1959). Die Ursache von psychischen Störungen ist in jeder Form von Unterdrückung und Manipulation der menschlichen Entfaltungsmöglichkeiten zu sehen. Diese Einschränkungen der Entfaltungsmöglichkeiten können sowohl durch intrapsychische Vorgänge als auch durch Vorgänge in der Umwelt bzw. des sozialen Umfeldes sowie durch eine Kombination von beiden bedingt sein.

Zentrale Begriffe im Störungsverständnis der Humanistischen Psychologie stellen die Kongruenz bzw. Inkongruenz und das organismische Erleben dar. Das organismische Erleben beinhaltet sämtliche Erfahrungen, die sich innerhalb des Organismus abspielen und potenziell dem Bewusstsein zugänglich sind, aber eben nicht bewusst sein müssen. Entwickelt man eine innere Repräsentanz dieses organismischen Erlebens, bedeutet dies, dass es symbolisiert wurde. Um eine emotionale Erfahrung bewusst wahrnehmen zu können, muss man demnach die organismische Reaktion entsprechend symbolisieren können. Ferner verfügt jeder Mensch über ein Selbstkonzept, welches sich wiederum aus dem Selbstbild und dem Selbstideal zusammensetzt. Der Ursprung einer psychischen Störung wird vor allem in der Unvereinbarkeit, also der Inkongruenz, zwischen dem organismischem Erleben und dem Selbstkonzept gesehen.

Ein Mensch beispielsweise, der als Kind in einem Umfeld aufwuchs, in dem jede Form von aggressiver Äußerung mit Missbilligung begegnet wurde, hatte keine Möglichkeit, eigene aggressive Tendenzen adäquat zu zeigen bzw. auszuleben. Aggression ist dann nicht kompatibel mit dem während der Kindheit erworbenen Selbstkonzept. Dennoch wird auch diese Person auf der Ebene der organismischen Erfahrung immer wieder Aggressionen erleben, die aber nicht ins

Selbstkonzept integriert werden können bzw. dürfen und daher nicht, nur unvollständig oder verzerrt symbolisiert werden. Tritt eine solcher Zustand ein, befindet sich die Person in einem Zustand der Inkongruenz, welche den inneren Spannungszustand erhöht und gleichzeitig mit einer massiven Einschränkung der Offenheit und Spontanität einhergeht. Dies wird als Ausgangspunkt der Ausbildung jeder psychischen Störung verstanden.

3.4 Ausgewählte Verfahren der Humanistischen Psychotherapie

3.4.1 Einführung

Im englischen Sprachraum ist man dazu übergangen, die Gruppe der Psychotherapieverfahren, die der Humanistischen Psychologie zuzurechnen sind, mit dem Begriff *„humanistic-experiential psychotherapies"* zusammenzufassen. Im deutschen Sprachraum spricht man von *„humanistisch-erfahrungsorientierten Psychotherapieverfahren"*. Auch wenn diese Verfahren Unterschiede sowohl in der Theorie als auch in der therapeutischen Praxis aufweisen, gibt es einen Kern von Gemeinsamkeiten, der sie verbindet. Als zentral kann die Bedeutung einer empathischen und bedingungslos wertschätzenden therapeutischen Beziehung angesehen werden, der bereits für sich genommen das Potenzial bedeutsamer konstruktiver Veränderungen zugeschrieben wird. Ferner ist das subjektive Erleben des Klienten von zentraler Bedeutung, welches der Psychotherapeut empathisch in einer Art und Weise begleitet, die weit über das einer alltäglichen Beziehung hinausgeht. Eine solche Beziehungserfahrung stellt für den Klienten ein neues und emotional validierendes Erlebnis dar, das in der Folge die Ressourcen in den selbstregulierenden Aktualisierungsprozessen fördert. Somit wird der Patient darin gestärkt, Erlebnisausblendungen oder auch nicht gelebte Existenzbereiche zu transformieren und sich somit einer Seinsweise anzunähern, die zunehmend seinem Wesen entspricht.

Im nun folgenden Teil sollen exemplarisch ausgewählte Verfahren, die sich aus der Humanistischen Psychologie heraus entwickelt haben, vorgestellt werden. Zunächst wird die Gesprächspsychotherapie nach Rogers dargestellt. Hieran schließen sich mit Focusing nach Gendlin, Emotionsfokussierter Therapie nach Greenberg, Pre-Therapy nach Prouty therapeutische Ansätze an, die sich unmittelbar aus der Gesprächspsychotherapie heraus entwickelt haben. Des Weiteren werden die Gestalttherapie nach Perls sowie die Logotherapie und Existenzanalyse nach Frankl vorgestellt werden.

3.4.2 Gesprächspsychotherapie

3.4.2.1 Gesprächspsychotherapie nach Carl Rogers

Die von Carl Rogers, der als einer der Mitbegründer der Humanistischen Psychologie gilt, entwickelte Gesprächspsychotherapie zählt zu den prominenten Psychotherapieverfahren der Humanistischen Psychologie. Neben der Bezeichnung „Gesprächspsychotherapie“ existieren auch die Begriffe „Klientenzentrierte Psychotherapie“ und „Personzentrierte Psychotherapie“. Letzterer wird dem Ansatz eigentlich am ehesten gerecht, da nicht eine bestimmte therapeutische Gesprächstechnik, wie man es bei „Gesprächspsychotherapie“ vermuten könnte, sondern die Person des Patienten den Fokus der Therapie bildet. Die Entwicklung des Personzentrierten Ansatzes war bereits weitgehend abgeschlossen, lange bevor sich die Humanistische Psychologie zu formieren begann.

Carl Rogers war 26 Jahre alt, als er im Jahr 1928, anderthalb Jahre vor den dramatischen Entwicklungen an der Börse mit der sich anschließenden Weltwirtschaftskrise, als frisch absolvierter Psychologe seine erste Stelle in Rochester, einer kleinen Stadt nahe der kanadischen Grenze, antrat. Er arbeitete in einem multiprofessionellen Team, das delinquente und psychisch auffällige Kinder und Jugendliche diagnostizierte, um dann entweder die Behandlungen selbst vorzunehmen oder die Patienten indikationsabhängig weiterzuverweisen (vgl. Groddeck 2002, S. 57 ff.). In seinen ersten Berufsjahren sah sich Rogers einer Klientel gegenüber, deren Lebensbedingungen massiv durch die Rezession und die sich anschließende Great Depression mit ihren verheerenden Folgen beeinträchtigt waren. Ca. 25 Prozent der Amerikaner waren zu dieser Zeit arbeitslos und ein Großteil der vorhandenen Arbeitsplätze war zudem extrem schlecht bezahlt (vgl. Junker 2005). Es wurde befürchtet, dass Kinder, die unter solchen Bedingungen aufwuchsen, keine Zukunftschancen haben würden. Wissenschaftler sprachen in diesem Zusammenhang von der „verlorenen Generation“ (Elder 1974). Als Reaktion auf dieses wirtschaftliche Desaster stieß Präsident Roosevelt in kürzester Zeit eine beeindruckende Serie von Wirtschafts- und Sozialreformen an, die die USA in den kommenden Jahren aus der Krise herausführen sollte und unter dem Begriff des „New Deal“ in die Geschichtsschreibung einging. In den Beraterstab von Roosevelt wurden überwiegend Personen berufen, die dem humanistisch orientierten Pragmatismus von John Dewey verpflichtet waren. An die Stelle der nationalen Depression trat nun rasch ein pragmatisch-humanistischer Optimismus (Quitmann 1985, S. 19 f.). Im Gegensatz zu der philosophischen Tradition in Europa, in der das vermeintlich letzte „Wesen“ der Dinge ergründet werden sollte, ging es im amerikanischen Pragmatismus um ein Wahrheitsverständnis, das vor allem von Kriterien wie Nützlichkeit, Wert und Erfolg geprägt war (vgl. Störig 1987, S. 567).

Mit den durch Roosevelt geschaffenen gesellschaftlichen Rahmenbedingungen befand sich Rogers in einem idealen Umfeld, das er als Ermutigung erlebt haben muss, sich seiner Erfahrung und Intuition vertrauend von dem klinisch-psychologisch Bestehenden zunehmend zu lösen und im Sinne des sich entwickelnden neuen Zeitgeistes einen therapeutischen Ansatz zu entwerfen, der sich vor allem hinsichtlich des Menschenbildes und des sich daraus ergebenden therapeutischen Beziehungsverständnisses deutlich von den bisher bestehenden Ansätzen abhob, sich aber gleichzeitig harmonisch in das Menschenbild des im Entstehen begriffenen amerikanischen Pragmatismus einfügte.

Rogers bedeutender Beitrag zur Humanistischen Psychologie ist vor allem darin zu sehen, dass es ihm gelungen ist, das Menschenbild, das mit einem bedingungslosen Vertrauen in die dem Menschen innewohnenden Wachstumskräfte verknüpft ist, in eine breit anerkannte Therapieform zu überführen, in der die Begegnung zwischen Therapeut und Klient im Zentrum steht.

Wie aus der Bezeichnung „Personzentrierter Ansatz“ bereits hervorgeht, spielt der Begriff der Person bei Rogers eine herausragende Rolle. Sowohl unter Rückgriff auf die Arbeiten von Kurt Goldstein als auch auf Basis seiner eigenen Beobachtungen geht Rogers davon aus, dass allen lebenden Organismen eine Tendenz innewohnt, sich selbst zu erhalten und weiterzuentwickeln. Diese Aktualisierungstendenz findet ihren Ausdruck in einem ständigen Bemühen und Suchen, die eigenen Potenziale zu verwirklichen. Der Idealzustand ist nach Rogers die „fully functioning person“, eine Person, die offen ist für ihre Erfahrungen (Rogers 1962). Der Aktualisierungstendenz, die sich auf den gesamten Organismus bezieht, stellt Rogers die Selbstaktualisierungstendenz gegenüber. Hier ist die Wachstums- und Entwicklungstendenz auf die verinnerlichten Selbststrukturen bzw. das Selbstideal gerichtet. Durch die von außen herangetragenen Werte und die verinnerlichten Selbstrepräsentanzen können Aktualisierungstendenz und Selbstaktualisierungstendenz inkompatibel zueinander stehen. Neue Erfahrungen können unter solchen Umständen nicht mehr ins Selbstkonzept integriert werden. Wenn dies gegeben ist, spricht man von „Inkongruenz“.

P. Schmid hat zwei zunächst sich widersprechende Perspektiven zum Personverständnis aufgegriffen, die sich auf unterschiedliche philosophische Traditionen beziehen (Schmid 2008). Der eine Zugang, der mit substanziellem Personbegriff umschrieben wird, fokussiert auf die Autonomie, die Einzigartigkeit und die Freiheit der Person. Aus dieser Perspektive existiert die Person deshalb, weil sie aus sich heraus ist, was sie ist. Alle Potenziale sind bereits in der Person vorhanden. Der zweite Zugang bezieht sich auf das relationale Personverständnis, das die Beziehungsangewiesenheit der Person betont. Die Existenz der Person ist an das Eingebundensein in Beziehungen geknüpft. Nur in der Begegnung, durch den Dialog und die Verbindung zur Welt kann sich die Person erfahren. Diese beiden vermeintlich einander gegenüberstehenden Perspektiven sind im Personzentrierten Ansatz vereint. So ist es beispielsweise die Aufgabe des Therapeuten, in Kontakt mit seinen Klienten zu treten und so Begegnung zu ermöglichen (relationales Personverständnis). Angesprochen ist hier eine nicht-direktive Aufmerksamkeit und Absichtslosigkeit des Therapeuten, die auf einer anderen Beschreibungsebene in den Kernbedingungen der Empathie und Wertschätzung zum Ausdruck kommen. Gleichzeitig soll der Therapeut seinem Klienten als eigenständige Person begegnen (substanzielles Personverständnis). Der Therapeut ist ein reales Gegenüber, das Begegnung zwischen zwei Personen ermöglicht und erfahrbar macht. Eine der Voraussetzungen für die Realisierung als wirkliches Gegenüber ist der Zustand der Kongruenz. So ist die Haltung des Therapeuten in der Gesprächspsychotherapie sowohl ein „Mit-Sein" als auch ein „Gegenüber-Sein" (Schmid 2008).

Die Verknüpfung dieser beiden Verständnisse von Person veranschaulichen einen wesentlichen Teil der Therapeut-Patient-Beziehung, die im nächsten Abschnitt eingehender behandelt werden soll; sie ist durch eine ständige Pendelbewegung zwischen Einfühlung in das Erleben des Klienten (Mit-Sein) und dem Fokus auf das eigene Selbsterleben (Gegenüber-Sein) charakterisiert.

Nach Rogers ist die therapeutische Beziehung eine Beziehung,

> „in der freundlichen Zugewandtheit und das Fehlen jedweden Zwangs oder persönlichen Drucks durch den Berater dem Klienten den maximalen Ausdruck von Gefühlen, Einstellungen und Problemen ermöglicht. Die Beziehung ist eine wohl strukturierte Beziehung mit Begrenzungen der Zeit, der Abhängigkeit und der aggressiven Handlung, die besonders für den Klienten gelten, und Begrenzungen der Verantwortlichkeit und der Zuneigung, die der Berater sich selbst auferlegt. In dieser einmaligen Erfahrung vollständiger emotioneller Freiheit innerhalb eines genau definierten Rahmens hat der Klient die Möglichkeit, seine Impulse und seine Strukturen, die positiven wie die negativen, zu erkennen und zu verstehen wie in keiner anderen Beziehung." (Rogers 1992, S. 107)

Die Therapeut-Patient-Beziehung – und hier unterscheidet sich dieser Ansatz von allen anderen Psychotherapieverfahren – ist eben nicht eine wichtige Vorbedingung oder Unterstützung der eigentlichen Therapie – sie selbst *ist* die Psychotherapie (vgl. Auckenthaler 2008). Die zentralen Elemente dieses Beziehungsangebots charakterisierte Rogers mit den sogenannten hinreichenden und notwendigen Bedingungen für die Persönlichkeitsentwicklung (Rogers 1957).

Diese lauten:

1. Zwei Personen befinden sich in psychologischem Kontakt.
2. Die erste Person, der Klient, befindet sich im Zustand der Inkongruenz, ist verletzbar bzw. ängstlich.
3. Die zweite Person, der Therapeut, ist in der therapeutischen Beziehung kongruent.
4. Der Klient erfährt gegenüber seinem Therapeuten bedingungsfreie positive Beachtung.
5. Der Therapeut versteht empathisch den inneren Bezugsrahmen des Patienten.
6. Der Patient nimmt zumindest in Ansätzen die bedingungsfreie positive Beachtung und das empathische Verstehen des Therapeuten wahr.

Wenn, so Rogers (1957), diese sechs Bedingungen über eine gewisse Zeitspanne erfüllt sind, kommt es im Klienten zu einer konstruktiven Veränderung der Persönlichkeit. Eine solch resolute Behauptung war vor allem in der damaligen Zeit nicht nur mutig, sondern stellte, insbesondere für die Gruppe der eher konservativen Psychoanalytiker, eine große Provokation dar (vgl. Hill 2007). Das gesamte Expertenwissen erscheint hier bedeutungslos, da „lediglich" die Realisierung dieser sechs Kernbedingungen eine erfolgreiche Psychotherapie verspricht.

Rogers stand mit seinem damaligen Denken allerdings keinesfalls allein da, sondern reihte sich in einen Kreis von innovativen und kreativen Psychotherapeuten ein, die das von Freud geprägte klassisch-psychoanalytische Psychotherapeutenverständnis, das eher an einen weisen oder gar allwissenden, aber eben auch strengen und unnahbaren Vater erinnerte, erweiterten. So rückten beispielsweise die Ich-Psychologie und die Objektbeziehungstheorie die Autonomie des Ichs und das Beziehungserleben bzw. dessen innere Repräsentanzen in den Vordergrund, was zwangsläufig die Grundhaltung und das Handeln des Therapeuten veränderte. Der Therapeut erinnert nun eher an die „gute Mutter", die den Patienten in seinem Erleben halten („containment") und korrigierende Beziehungserfahrungen ermöglichen soll (vgl. Samstag 2007).

Rogers ging hier einen Schritt weiter, indem er die Bedeutung des Selbsterlebens unmittelbar mit dem Prozess der „Selbstentwicklung" und Letztere im doppelten Sinne verknüpfte (Auckenthaler 2008). Nur durch Selbsterfahrung wird auch Selbstentwicklung ermöglicht. Und es ist der Klient selbst, der diesen Prozess steuert. Der Therapeut schafft eben nur die „guten und hilfreichen" Rahmenbedingungen, die der Klient dann für seinen Entwicklungsprozess nutzt.

Die spätere Rezeption des Beitrags von Rogers aus dem Jahr 1957 führte zu der auch heute noch oft wiederzufindenden Verkürzung auf die sogenannten drei „Rogers-Variablen" – Kongruenz, Empathie und Wertschätzung –, die eher mit einem technizistischen Verständnis und als voneinander unabhängige Variablen aufgefasst wurden und werden. Wie sehr diese drei Kernbedingungen aber ineinandergreifen und dass sie daher nicht isoliert betrachtet werden können, soll in den folgenden Überlegungen verdeutlicht werden.

Wenn ein Therapeut in einem Zustand ist, in dem Teile seines Erlebens in der konkreten Situation nicht (wahr) sein dürfen, also nicht bewusstseinsfähig sind, da sie nicht in das Selbstkonzept integriert werden können, wird er auch in seiner Fähigkeit, sich in das emotionale Erleben seines Klienten einzufühlen, deutlich eingeschränkt sein. Er wird nicht voll und ganz in der Situation präsent sein können, da er (unbewusst) ständig damit beschäftigt ist, Teile seines eigenen Erlebens fernzuhalten. Ebenso wird sein Einfühlungsvermögen stark begrenzt sein, wenn er bestimmte Haltungen oder Handlungen seines Klienten innerlich ablehnt, was ihm keinesfalls bewusst sein muss. Kommt es zu einer Situation, in der der Therapeut eine ablehnende Haltung gegenüber seinem Klienten einnimmt, ist es zudem sehr gut möglich, dass er diese Erfahrung nicht bewusst wahrnehmen wird, da dies seiner eigenen Idealvorstellung von sich als Therapeuten, der allen Klienten positiv zugewandt sein möchte, nicht entspricht. Somit befindet sich der Therapeut erneut in einem Zustand der Inkongruenz. Sowohl die mangelnde Wertschätzung als auch der Zustand der Inkongruenz werden den Therapeuten deutlich in seiner Empathiefähigkeit einschränken. Der Klient wird gleichzeitig aber sehr genau spüren, wenn ihm die bedingungslose Wertschätzung nicht (mehr) entgegengebracht wird, was eine deutliche Einschränkung bedeutet, den Therapieprozess für neue Selbsterfahrungen zu nutzen.

Eine zentrale Rolle innerhalb des Therapieprozesses kommt der Empathie zu, die in der Vergangenheit immer wieder auf die Fähigkeit, das emotionale Erleben des Klienten verbalisieren zu können, reduziert wurde. Mit Book (1988) lässt sich Empathie in zwei separate Phasen unterteilen: In der ersten Phase („process of empathy") ist der Therapeut darum bemüht, sich in das innere Erleben bzw. in den inneren Bezugsrahmen seines Klienten einzufühlen. Diese Phase hat zunächst keinerlei Bezug zur Interaktion zwischen Therapeut und Klient. Es geht für den Therapeuten lediglich darum, einen Zugang zum emotionalen Erleben seines Klienten herzustellen. In der zweiten Phase („being empathic") ist es nicht die Aufgabe, das emotional Verstandene blind zu verbalisieren, sondern den Klienten mit dem Verstandenen (weiterhin) hilfreich zu begleiten. Das kann in einzelnen Situationen auch bedeuten, dem Klienten gerade *nicht* mitzuteilen, was von seinem emotionalen Erleben momentan wahrgenommen wird, da dies eine Überforderung oder eine massive Verängstigung zur Folge haben könnte. Empathie im Sinne von Rogers ist also nicht die Fähigkeit des Therapeuten, die Sätze seines Klienten beenden zu können, sondern kann sich im besonderen Fall auch darin ausdrücken, zu schweigen und seine emotionale Einfühlung zu nutzen, um z. B. zu verstehen, dass der

Klient an einem für ihn bedrohlichen Punkt seines Selbsterlebens angekommen ist, der aktuell nicht weiter vertieft werden sollte.

Im Laufe des Therapieprozesses soll es zu einer Neuorganisation der Selbststruktur des Patienten kommen, sodass ein größerer Teil seiner Erfahrungen von ihm als dem eigenen Selbst zugehörig erlebt wird und somit zur Selbsterfahrung werden kann (Rogers 1958). Der Patient wird offener für all seine unmittelbaren Erfahrungen und kann sich selbst und seine Mitmenschen realistischer und weniger eingeengt wahrnehmen. Er kann Probleme besser lösen, entwickelt mehr Selbstvertrauen und übernimmt mehr Eigenverantwortung.

3.4.2.2 Weiterentwicklungen der Gesprächspsychotherapie

Focusing nach Eugene Gendlin

Eugene Gendlin, ein langjähriger Weggefährte von Rogers, gilt als Begründer der Prozess-Erlebnisorientierten Psychotherapie. Indem er den Fokus auf das körperliche Erleben legt, wird dem Klienten ein Zugang zu Emotionen ermöglicht, die sich im direkten verbalen Zugang zunächst verschließen oder nur schwer zu fassen sind. Dieses körperorientierte Verfahren eröffnet so eine Möglichkeit, mit komplexem und für Klienten schwer fassbarem Erleben in Kontakt zu treten.

Ausgangspunkt ist die Erkenntnis, dass sich jedes emotionale Erleben auch in einem bestimmten Körpererleben widerspiegelt. Diese körperliche Resonanz, die die Emotionen begleiten, nennt Gendlin „felt sense" (Gendlin 1998). Anders als in der klassischen Psychotherapie, die sich dem subjektiven Erleben in erster Linie über verbale Kommunikation nähert, ist Focusing ein Prozess, in dem der Therapeut seinen Klienten über verschiedene Schritte darin unterstützt, einen Zugang zu dieser körperlichen Resonanz herzustellen.

Zunächst wird der Patient in einen entspannten Zustand gebracht. Hierzu können wahlweise Methoden der klassischen Entspannungsverfahren zur Anwendung kommen. Der Klient begibt sich in einen Zustand innerer Achtsamkeit und beobachtet dabei, welche Themen und Probleme sich in diesem Zustand der Ruhe zeigen. Indem der Klient angeleitet wird, den richtigen Abstand zu seinen Problemen zu halten, soll sichergestellt werden, dass er in dieser Phase nicht an einem bestimmten Thema haften bleibt. Er soll alles, was ihn gerade betrifft, wahrnehmen können. In einer nächsten Phase wendet sich der Klient dann dem Thema zu, das ihn am meisten angesprochen hat. Dies können Konflikte in der Paarbeziehung oder am Arbeitsplatz, Ängste vor zukünftigen Entwicklungen, Sehnsüchte nach bestimmten Veränderungen etc. sein. Während sich der Klient diesem Thema nähert, wird er angeleitet, auf mögliche körperliche Veränderungen zu achten. Hier geht es nicht darum, diese zu kontrollieren oder zu verändern, sondern sie bewusst wahrzunehmen und zuzulassen. Nicht selten wird ein zunehmender Druck auf der Brust oder auf den Schultern wahrgenommen. Andere berichten von einem flauen Gefühl in der Magengegend.

Nun wird der Klient aufgefordert, ein Symbol zu suchen, das dieses sich einstellende Körpergefühl am besten wiedergibt. Dies kann eine Landschaft, ein Wort, ein Musikstück oder Ähnliches sein. Durch ein Hin- und Herpendeln mit der inneren Aufmerksamkeit zwischen körperlichem Zustand und Symbol überprüft der Klient, inwieweit das Symbol das Wesen des inneren Zustands trifft. In der Regel kommt es mit dem Auffinden eines passenden Symbols zu einer spürbaren Entspannung. Über die Annäherung an das emotionale Erleben durch Aufspüren der körperlichen Resonanz und die Abbildung dieses Zustands über ein treffendes Symbol ist ein Prozess der Symbolisierung erfolgt, welchen der Klient unter Anleitung des Therapeuten mit sich selbst vollführt.

Einerseits versteht sich Focusing als ein eigenständiges therapeutisches Verfahren, andererseits gibt es eine große Anzahl an Gesprächspsychotherapeuten und Therapeuten anderer Richtungen, die eine entsprechende Ausbildung durchlaufen haben und Focusing innerhalb ihres Herkunftsansatzes als therapeutische Methode indikationsabhängig nutzen.

Emotionsfokussierte Therapie nach Leslie Greenberg

Leslie Greenberg, der sowohl eine gesprächspsychotherapeutische als auch eine gestalttherapeutische Ausbildung durchlaufen hatte, entwickelte auf Basis eigener praktischer Erfahrungen und Forschungsarbeiten die Emotionsfokussierte Therapie. Es ist nicht verwunderlich, dass dieser Ansatz sowohl mit der Gesprächspsychotherapie als auch mit der Gestalttherapie sehr viele Berührungspunkte aufweist.

Das Besondere an der Emotionsfokussierten Therapie ist die Integration von prozessdirektiven und erlebnisaktivierenden Interventionen. Während die Gesprächspsychotherapie nach Rogers mit den beiden zentralen Konstrukten „Selbst“ und „Erfahrung“ eher strukturbetont arbeitet, fokussiert Greenberg in seinem Ansatz unmittelbar auf den Prozess des Erlebens selbst (vgl. Bischkopf und Greenberg 2007).

Im Zentrum der Theoriebildung steht die Vorstellung von emotionalen Schemata, die die Erfahrungen organisieren. Diese Schemata stellen Handlungs- und Wahrnehmungsbereitschaften dar und bestimmen somit das Erleben in der jeweiligen Situation. Diese Schemata setzen sich aus biologischen Faktoren und der individuellen Erlebens- und Lerngeschichte zusammen. Über den therapeutischen Dialog lernt der Klient sein unmittelbares Erleben immer besser zu fokussieren und es anzuerkennen. Diese subjektive Erfahrung, die nicht angezweifelt oder hinterfragt werden soll, dient ihm zunehmend als Quelle der Information über seine eigene Person.

Der Therapeut lenkt die Aufmerksamkeit des Klienten vor allem auf solche Erfahrungen, die emotional adaptiv sind und somit eine Stärkung der Person darstellen. Anders als in der Gesprächspsychotherapie greift der Therapeut aktiv in den Therapieprozess ein und nimmt auf der Basis der von ihm vorgenommenen Prozessdiagnosen Einschätzungen dazu vor, welche Interventionen in der jeweiligen Situation hilfreich sein können. So kommt z. B. der in der Gestalttherapie verbreitete Zwei-Stuhl-Dialog zum Einsatz, in dem der Klient in einer Art Rollenspiel einen Dialog zwischen sich und beispielsweise dem inneren Kritiker führt. Mit dieser Übung gelingt es dem Klienten zunehmend, einen Teil dieses inneren Kritikers in die eigenen Selbststrukturen zu integrieren und sich wiederum von anderen Teilen zu distanzieren. Bei anderer Indikation kann der Therapeut eine Art „Emotionscoach" werden und den Klienten in der Be- und Verarbeitung seiner Emotionen unterstützen, so dass er sich seiner emotionalen Erfahrungen bewusst werden und diese akzeptieren kann (Greenberg 2006).

Die Emotionsfokussierte Therapie basiert auf folgenden vier Hauptprinzipien (nach Greenberg 2005):

1. Steigerung der Emotionsaufmerksamkeit
2. Verbesserung der Emotionsregulation
3. Transformation der Emotion
4. Nachdenken über die Emotion

Anhand diverser Studien konnte nachgewiesen werden, dass die Emotionsfokussierte Therapie insbesondere bei der Behandlung von Menschen mit Depressionen wirksam ist (Watson et al. 2003). Daher findet sich die Emotionsfokussierte Therapie auf der Liste der empirisch validierten Verfahren der American Psychological Association.

Prä-Therapie nach Garry Prouty

In allen psychotherapeutischen Verfahren wird grundsätzlich die Fähigkeit zur Beziehungsaufnahme als entscheidendes Indikationskriterium zur Psychotherapie benannt. Für Patienten, die, aus welchen Gründen auch immer, zu ihrem Gegenüber keinen adäquaten Kontakt herstellen können, gilt Psychotherapie als kontraindiziert. Entsprechend lautet der letzte Punkt der von Rogers formulierten notwendigen und hinreichenden Bedingungen für die Persönlichkeitsentwicklung, dass der Klient die bedingungsfreie positive Beachtung und das empathische Verstehen des Therapeuten zumindest in Ansätzen wahrnehmen kann (vgl. Rogers 1957).

Prouty entwickelte mit der Prä-Therapie verschiedene Methoden, mit denen er Menschen mit Kontaktstörungen in einer ganz besonderen Art und Weise anspricht. So wird es möglich, ansatzweise eine Nähe zum Klienten aufzubauen, die einem sonst versagt bleibt. Konkret reagiert der Therapeut, indem er wahlweise die aktuelle Situation, den mimischen Ausdruck, den körperlichen Ausdruck oder die verbalen Äußerungen des Patienten wiedergibt (vgl. Prouty 1994).

Während Rogers in seinem Ansatz den Kontakt bzw. die Beziehung in erster Linie in einem dialogischen Prozess zwischen Therapeut und Klient verortete, fokussiert Prouty auf den inneren Kontakt, den der Klient zu seiner Umwelt, zu sich selbst und zu seinem Gegenüber hat.

Um die Bedeutung dieser Fokusverschiebung nachvollziehen zu können, muss man sich vergegenwärtigen, in welcher Situation sich psychotische Menschen befinden. Das Besondere am psychotischen Erleben ist, dass der Klient aufgrund seiner Überzeugungen eine private Wirklichkeit konstruiert, die der mitmenschlichen Welt entrückt ist. Das Pathologische am Wahn ist weniger sein Inhalt, sondern vielmehr die aus der Gemeinsamkeit herausgerückte und verrückte Beziehung zu den Mitmenschen und der Mitwelt (vgl. Scharfetter 1991, S. 187). Während Nicht-Psychotiker ihre Welt im intersubjektiven Konsensus konstruieren und so mit ihrem sozialen Umfeld eine gemeinsam erlebte Wirklichkeit teilen können, isoliert sich der Psychotiker mit seiner Wahrnehmung der Wirklichkeit.

Im Zentrum von Proutys Ansatz steht die Bedeutung des Kontakts bzw. die Störung des Kontakts auf den drei Ebenen „Selbst“, „Andere“ und „Umwelt“. Der Kontakt zum Selbst bedeutet Zugang zum eigenen affektiven Erleben von Stimmungen und Gefühlen. Der Kontakt zum Anderen ermöglicht, dass der Klient seine eigene Wahrnehmung und sein emotionales Erleben mit anderen teilen kann. Der Kontakt zur Umwelt ist gegeben, wenn der Klient andere Menschen, bestimmte Orte, Ereignisse etc. bewusst wahrnehmen kann (vgl. Prouty 1994). Durch diese Interventionen löst der Therapeut den Klienten aus seiner psychotischen Isolation (Prouty 1977).

In Abhängigkeit von der jeweils im Vordergrund stehenden Kontaktstörung werden folgende vier Ansatzpunkte unterschieden:

1. Fokus auf Umwelt – situationsgerichtete Spiegelung:

   Man stelle sich einen Klienten in einem katatonen Zustand vor, der auf dem Steinboden sitzt und keinerlei Reaktionen auf seine Umgebung zeigt. Hier würde der Therapeut Äußerungen wiedergeben, die sich auf die konkrete äußere Situation des Patienten beziehen: „Sie sitzen auf dem Boden …, Geräusche kommen von draußen …, ein Hund bellt … und … Sie starren immerzu geradeaus.“ Ziel ist es, den Klienten mit diesen situationsgerichteten Spiegelungen zu berühren, so dass er erste Reaktionen auf seine erlebte Wirklichkeit zeigen kann.

2. Fokus auf den Kontakt mit sich selbst – Reflektieren des Gesichtsausdrucks:
   Der Therapeut reflektiert die impliziten Emotionen, die aus dem Gesichtsausdruck abzulesen sind. So wird der Klient darin unterstützt, sich seiner präexpressiven Gefühle bewusst zu werden.
3. Fokus auf den Kontakt mit sich selbst – Wort-für-Wort Spiegelung:
   Mit der wörtlichen Wiederholung dessen, was der Klient sagt, soll auf ganz basaler Ebene ein kommunikativer Kontakt zu den Mitmenschen hergestellt werden. Durch die wörtliche Wiederholung erlebt der Klient, dass er imstande ist, etwas auszudrücken und sich verständlich zu machen.
4. Fokus auf den Kontakt mit sich selbst – Spiegeln des Körpers:
   Entweder beschreibt der Therapeut die Haltung oder Bewegung des Klienten oder er nimmt selbst diese Haltung und Bewegung an.

Anders als in der therapeutischen Situation, in der der Therapeut den Klienten auf verbaler Ebene darin unterstützt, emotionales Erleben zu symbolisieren und in die Selbststruktur zu integrieren, ist die Funktion des Therapeuten in der Prä-Therapie eher die eines Spiegels. Im Grunde ist diese Art des therapeutischen Arbeitens der Interaktion zwischen primärer Bezugsperson und Säugling sehr ähnlich und in seiner Funktion identisch. Es werden Laute des Säuglings unmittelbar wiederholt, es werden Veränderungen in der Umwelt benannt (das Telefon klingelt) oder es wird der mimische Ausdruck des Säuglings gespiegelt. Der Säugling verfügt in diesem Stadium der Entwicklung noch nicht über die Fähigkeit einer sekundären Repräsentanz seines emotionalen Erlebens, so dass diese Aufgabe von den Bezugspersonen übernommen wird. Wie der Therapeut in der Prä-Therapie fungiert hier die primäre Bezugsperson als Schnittstelle zwischen Säugling und seinem Erleben in der Welt.

Es liegen aktuell nur wenige Studien vor, in denen die Wirksamkeit dieses Ansatzes überprüft wurde (vgl. Dekeyser et al. 2008). Zwar sind die vorliegenden Ergebnisse vielversprechend, jedoch sind die Fallzahlen so gering, dass dringend größer angelegte Wirksamkeitsstudien zu diesem therapeutischen Ansatz durchgeführt werden müssten.

3.4.2.3 Zur aktuellen Bedeutung des Personzentrierten Ansatzes

Carl Rogers ist nicht nur der Begründer der Gesprächspsychotherapie, sondern zählt auch zu den herausragenden Persönlichkeiten, die die Humanistische Psychologie als große psychologische Bewegung ins Leben riefen und maßgeblich mitgestalteten.

In der sogenannten klassischen Gesprächspsychotherapie, wie sie von Rogers konzipiert wurde, steht die Vorstellung im Vordergrund, dass die dem Klienten innewohnenden Wachstumskräfte aktiviert werden, wenn dieser sich in einer Beziehung wiederfindet, in der er bedingungslose Wertschätzung und Empathie durch einen authentischen Psychotherapeuten erfährt.

Die oben beschriebenen Weiterentwicklungen, wie die prozess-erfahrungsorientierten Ansätze, weisen im Gegensatz zu diesem klassischen Verständnis dem Therapeuten eine deutlich aktivere Rolle zu. Inwieweit diese Weiterentwicklungen noch als kompatibel mit dem von Rogers konzipierten Personzentrierten Ansatz einzuordnen sind, wird kontrovers diskutiert.

Es lassen sich zwei Positionen beschreiben, die das Kontinuum des Verständnisses dessen, was den Personzentrierten Ansatz ausmacht, abbilden. Die eine ist von der Vorstellung gekennzeichnet, dass jeder Einsatz von Techniken oder bestimmten Interventionen eine destruktive Abweichung vom eigentlichen Personzentrierten Arbeiten darstellt, da der Therapeut damit die Führung und alleinige Verantwortung für den Therapieprozess übernimmt. Die andere beinhaltet die Überzeugung, dass es unwissenschaftlich und dem Klienten gegenüber verantwortungslos wäre, wenn auf die Integration bestimmter Interventionen verzichtet würde, die sich zudem in der Praxis bewährt haben und deren Wirksamkeit durch die Forschung bestätigt wurde.

Unter Berücksichtigung ausgewählter Veröffentlichungen und persönlicher Äußerungen von Rogers kommt Bohart zu dem Schluss, dass es sich beim Personzentrierten Ansatz um ein „fuzzy set“ handelt, das zwar sehr unterschiedliche Vertreter und Weiterentwicklungen beheimatet, die sich auch in der Gestaltung der Therapieprozesse deutlich unterscheiden, deren Gemeinsamkeiten aber im zugrundeliegenden Menschenbild, in den philosophischen Grundhaltungen sowie in der Vorstellung von psychischer Gesundheit bestehen (vgl. Bohart 2012).

So lässt sich festhalten, dass der Personzentrierte Ansatz psychotherapeutische Expertise keinesfalls kategorisch ausschließt, solange sie dem Klienten angeboten und nicht aufgezwungen wird. Es handelt sich eben nicht um eine nondirektive Technik, sondern um eine therapeutische Grundhaltung, die von einem bestimmten Menschenbild geprägt ist (Holdstock und Rogers 1983).

Bereits Anfang der 1960er-Jahren prophezeite Rogers, dass es sich bei der Humanistischen Psychologie in naher Zukunft um eine Bewegung handeln werde, die sich in der gesamten Kultur manifestieren werde (Rogers 1962). Gleichzeitig äußerte er aber auch die Sorge, dass man sich an sie bestenfalls als an eine zeitlich befristete Protestbewegung erinnern wird, wenn es ihr nicht gelingt, sich in den gesellschaftlich relevanten Feldern fest zu verankern (Rogers 1962).

Bis in die 90er-Jahre hinein gab es wenig Anlass, diese Sorge zu teilen. Die Gesprächspsychotherapie hatte einen festen Platz in der Therapielandschaft und schien in der Klinischen Psychologie etabliert. Bestätigt wird dieser Eindruck in der Begründung der APA zur Verleihung des „Distinguished Professional Contribution Award“ an Rogers im Jahr 1972 (APA 1973, S. 71, Übers. M. H.): „Dieser neue psychotherapeutische Ansatz berührt die Wurzeln der menschlichen Entfaltungsmöglichkeiten und gesamten Individualität. Im Lichte dieser neuen Erkenntnisse werden alle Psychotherapeuten ihr bisheriges Handeln neu zu bewerten haben.“

Nun haben sich die Zeiten aber geändert: Die Gesprächspsychotherapie verliert in Deutschland zunehmend an Bedeutung und die Inhalte der Humanistischen Psychologie nehmen in den entsprechenden Lehrbüchern immer weniger bzw. gar keinen Raum ein. Es stellt sich die Frage, wie diese Entwicklung zu deuten ist.

Einige sehen die Ursache in der Vergangenheit und erheben den Vorwurf, dass sich die damaligen Pioniere der Humanistischen Psychologie mit ihren revolutionären Ideen nicht ausreichend mit dem Mainstream arrangiert haben (vgl. Cain 2003). Auch heute noch, so Cain, sähen sich die Humanistischen Psychologen lieber als Aufwiegler und Störenfriede, als dass sie zum Mainstream gerechnet werden wollten.

Andere dagegen warnen vor einer zu schnellen Zuordnung zum Mainstream, da die grundlegenden Werte und das Menschenbild der Humanistischen Psychologie noch weit von einer entsprechenden Verankerung in der Gesellschaft entfernt seien (vgl. Elkins 2008). Ganz im Gegenteil scheint sich der Mainstream hinsichtlich des Störungs- und Psychotherapieverständnisses immer weiter von den Vorstellungen der Humanistischen Psychologie zu entfernen.

Es ist aber keinesfalls so, dass die Inhalte des Personzentrierten Ansatzes gänzlich zu verschwinden drohen. Der Personzentrierte Ansatz ist in den Curricula der sozialwissenschaftlichen und pädagogischen Studiengänge fest verankert (Helle 2011) und personzentrierte Weiterbildungen werden regelmäßig beispielsweise für Berater, Supervisoren, Coaches und Seelsorger angeboten. Die Gesprächspsychotherapie zählt zu den wissenschaftlich anerkannten Psychotherapieverfahren, in denen nach der Ausbildungs- und Prüfungsverordnung alle angehenden Psychologischen Psychotherapeuten Grundkenntnisse erwerben müssen. Auch heute noch werden die von Rogers herausgearbeiteten Wirkfaktoren therapieverfahrensübergreifend als bedeutsam gewürdigt (vgl. Orlinsky et al. 2004).

3.4.3 Gestalttherapie

Die Gestalttherapie geht vor allem auf Frederick Perls (1893–1970) und seine Frau Laura Perls (1905–1990) zurück. Als weitere Mitbegründer gelten Paul Goodman,

James Simkin, Paul Weisz und Ralph Hefferline. Fritz Perls arbeitete in seinen ersten Berufsjahren als Assistenzarzt bei Kurt Goldstein und war so unmittelbar an der Entwicklung der Gestaltpsychologie, des davon ausgehenden ganzheitlichen Menschenverständnisses und des Konzepts der Selbstaktualisierung beteiligt, welche wiederum zu zentralen Bestandteile der Gestalttherapie wurden. In den frühen 1930er-Jahren absolvierte Perls in Wien und Berlin eine psychoanalytische Ausbildung und wurde hier vor allem von seinem Lehrer Wilhelm Reich, der das körperliche Erleben und die therapeutische Arbeit am Körper unter dem Begriff „Charakteranalyse" in den Mittelpunkt rückte, beeinflusst. Im Jahr 1934 floh Perls vor dem Naziregime nach Südafrika und emigrierte zwölf Jahre später, im Jahr 1946, in die USA.

Bei der Gestalttherapie handelt es sich um ein erlebnisaktivierendes Psychotherapieverfahren, bei dem der Fokus weniger auf die Symptome als vielmehr auf das aktuelle emotionale Erleben der Patienten, die dazu gehörenden Verhaltensweisen und den Kontakt zu sich selbst und zur Umwelt im Hier und Jetzt gelegt wird. Auch wenn dieser Ansatz eindeutig der Humanistischen Psychologie zuzuordnen ist, ist auch die Verbindung zur Psychoanalyse deutlich, wenn Perls die Gestalttherapie im Kern als eine Widerstandsanalyse begreift, in der die Widerstände des Patienten, die den Kontakt, die Einsicht und die Veränderung verhindern, durchgearbeitet werden sollen.

Insgesamt handelt es sich weniger um ein in sich konsistentes Theoriegebäude, welches aus einem bestimmten Ätiologieverständnis entsprechende Interventionen ableitet. Vielmehr ist die Gestalttherapie mit einer bestimmten „Lebensform" assoziiert, die unterschiedliche Interventionstechniken beinhaltet (vgl. Kriz 2014).

Perls übertrug den aus der Gedächtnispsychologie experimentell entwickelten, heute allerdings umstrittenen Zeigarnik-Effekt in seine therapeutische Arbeit. In seiner ursprünglichen Theorie besagt der Zeigarnik-Effekt, dass unerledigte Aufgaben besser erinnert werden als erledigte Aufgaben. In Kombination mit dem Figur-Hintergrund-Phänomen aus der Gestaltpsychologie bedeutet dies, dass unerledigte Dinge, wie bestimmte unbewusste Konflikte, unerwünschte Gefühle oder nicht befriedigte Bedürfnisse, bis zu ihrer Erledigung in den Vordergrund drängen, also zur Figur werden, und so Aufmerksamkeit und Energie binden. Erst wenn es zur Lösung dieser Themen kommt, kann sich die Figur wieder schließen, so dass neue Figuren in den Vordergrund treten können. Ziel ist es also, Gestalten zu erkennen, sie zu schließen oder auch loslassen zu können, um sich befreit auf das Leben im Hier und Jetzt einlassen zu können.

Genau diese Dynamik macht sich die Gestalttherapie in ihrer therapeutischen Arbeit zu eigen. Als übergeordnetes Schema gilt der sogenannte Kontaktzyklus, der eine funktionale Untergliederung des organismischen Regulierungsprozesses darstellt. Auf der ersten Stufe steht der

- **Vorkontakt:** Ein bestimmtes Verlangen oder Interesse tritt in den Vordergrund, wird also zur Figur, und lässt somit alles andere in den Hintergrund treten. Dieses Bedürfnis ist zunächst noch unklar und nur unbestimmt als eine besondere Erregung oder Unruhe zu spüren. Im nächsten Schritt kommt es zur
- **Kontaktanbahnung,** in der nach Möglichkeiten versucht wird, dem Verlangen bzw. Interesse nachzukommen. Das Verlangen selbst rückt nun in den Hintergrund, da Möglichkeiten zur Befriedigung die Figur bilden. Im
- **Kontaktvollzug** ist die ganze Person vom Erleben, Wahrnehmen und Fühlen erfasst. Eine wichtige Komponente in diesem Schritt ist, dass es sich entweder um eine aggressive Bewegung hin zu dem anpassbaren Wahrgenommenen handelt oder um eine aggressive Abwehr, wenn es sich als nicht assimilierbar erweist. Als Analogie dient hier der Vorgang der Nahrungsaufnahme. Um geeignete Nahrung dem Körper zuzuführen, muss sie zerkleinert bzw. zerstört werden, damit sie metabolisiert werden kann. Ist die Nahrung nicht geeignet, stellt sich oft Ekel ein und sie muss ausgespuckt werden. Der letzte Schritt ist der
- **Nachkontakt,** bei dem die ursprüngliche Figur in den Hintergrund tritt. Idealerweise führt das Durchlaufen eines solchen Zyklus zu einem Wachstums- oder Reifeschritt.

Wie in diesem Zyklus bereits impliziert, ist der Kontakt zwischen Individuum und Umwelt, die Perls als Kontaktgrenze bezeichnet, der zentrale Ort, an dem psychische Ereignisse stattfinden. Entscheidend ist, dass Umwelt und Organismus in einer ganzheitlichen wechselseitigen Beziehung zueinander stehen, so dass schlichte eindimensionale Ursache-Wirkungs-Verknüpfungen eine unzulässige Reduktion der Wirklichkeit bedeuten würden. Der Mensch kann demnach nicht als ein isoliertes Individuum betrachtet werden, sondern immer nur in seinen wechselseitigen Beziehungen zu seiner Umwelt.

Patienten mit psychischen Störungen sind nach Perls nicht in der Lage, ihre dominierenden Bedürfnisse zu spüren oder die Umwelt für die Befriedigung ihrer Bedürfnisse entsprechend in Anspruch zu nehmen. So hat der Neurotiker die Fähigkeit verloren, sofern er sie denn jemals entwickelt hat, das eigene Verhalten mit der notwendigen Hierarchie der Bedürfnisse in Übereinstimmung zu bringen (Perls 1989).

Die neurotische Entwicklung versteht Perls als eine Störung an der Kontaktgrenze zwischen Individuum und Umwelt. Er unterscheidet vier exemplarische

Kontaktfunktionen, die sich auch zu Kontaktstörungen entwickeln können: Introjektion, Projektion, Konfluenz und Retroflexion.

Bei der **Introjektion** handelt es sich um die Übernahme von Überzeugungen, Vorstellungen etc. von außen. Im Idealfall sollten diese zunächst „zerstört" werden, dann daraufhin überprüft werden, inwieweit sie für den Organismus förderlich sind, und dann in abgeänderter Form assimiliert werden. In der Introjektion bleibt dieser Prozess der Assimilation aus, so dass die introjizierten Überzeugungen und Vorstellungen wie ein Fremdkörper in der Person fortbestehen.

Bei der **Projektion** handelt es sich im Vergleich zur Introjektion um eine genau gegensätzliche Dynamik. Hier werden Dinge, die eigentlich im Selbst zu assimilieren sind, nach außen verlagert. Perls beschreibt diesen Vorgang am Beispiel eines Paranoikers, der seine eigenen aggressiven Impulse Personen der Umwelt aufbürdet, um sich dann von ihnen bedroht zu fühlen (Perls 1989). Somit werden die eigenen Impulse nicht nur geleugnet, sondern erhalten eine objektive Existenz außerhalb der Person. Man macht sich so zu einem passiven Objekt und erlebt sich als Opfer äußerer Umstände.

Mit **Konfluenz** beschreibt Perls einen symbiotischen Zustand, in dem das Individuum mit seiner Umwelt verschmolzen ist und somit keine klaren Kontaktgrenzen mehr existieren. Dies ist der normale Zustand eines Neugeborenen. Beim Erwachsenen hat Konfluenz zur Folge, dass er sich selbst nicht mehr erfahren kann, also jegliches Selbstgefühl verliert. Konfluenz weist oft auf eine psychosomatische Krankheitsentwicklung hin, wenn z. B. Atmen und das Bedürfnis zu weinen durcheinander geraten. Es handelt sich hier um ein Spannungsfeld zwischen Aktivität und Gegenaktivität, die Perls als Atem-Wein-Konfusion beschreibt und deren Auflösung über Konfluenz zu Asthma führen kann (Perls 1989).

Als vierten neurotischen Mechanismus beschreibt Perls die **Retroflexion** als Gegenstück zur Konfluenz. Die Grenzen zwischen Individuum und Umwelt sind so starr, so dass es zu keinem Austausch mehr kommt und sich alles innerhalb des Individuums abspielt. Statt Versuche zu unternehmen, mit der Umwelt in Kontakt zu treten und dort auch Veränderungen herbeizuführen, ist jegliche Aktivität nach innen gerichtet. Der Ärger auf eine andere Person wird also gegen sich selbst gerichtet. Man macht sich so zur eigenen Zielscheibe und tut sich all das an, was eigentlich anderen Personen gilt. Im nicht pathologischen Sinne handelt es sich um eine Form des Innehaltens, um das eigene Erleben und Verhalten zu überprüfen, sich Fehler einzugestehen, sich beschämt zu fühlen oder auch über sich lachen zu können. Entwickelt sich dies aber zu einem zentralen Verarbeitungsmuster, handelt es sich bei der Retroflexion im Vergleich zu den zuvor genannten drei Mechanismen um die schwerste Störung, da keinerlei Verbindung an der Kontaktgrenze Individuum-Umwelt, also zwischen Innen und Außen, zugelassen wird.

Mit dem folgenden Satz beschreibt Perls sehr komprimiert die vier neurotischen Mechanismen:

> „Der Introjektor tut, was andere von ihm erwarten könnten; der Projektor tut anderen das an, was er ihnen vorwirft; der pathologisch Konfluente weiß nicht, wer wem was tut; und der Reflektor tut sich selbst das an, was er am liebsten den anderen antäte." (Perls 1989, S. 58)

Durch die Therapie gelangt der Patient, der sich offenkundig nicht als ganze Person erlebt, zu der Erkenntnis, als menschliches Wesen eine Einheit zu sein, und entwickelt so die Fähigkeit, das Gefühl der Ganzheit wiederzugewinnen (Perls 1989).

Ausgangspunkt einer Gestalttherapie ist der folgende Satz, den der Patient aussprechen soll: „Jetzt bin ich mir bewusst". Damit soll der Patient vollkommen in der Gegenwart verankert sein, ein Verantwortungsgefühl für seine aktuellen Emotionen, Gedanken und Symptome verspüren und so in der Lage sein, Kontakt zu bedeutsame Erfahrungen aus seiner Vergangenheit aufzunehmen, diese Gestalten zu schließen und so die organismische Balance wiederherzustellen. Nach Perls lässt sich die therapeutische Grundausrüstung im übertragenen Sinne auf die folgenden vier Fragen reduzieren: Was tust du? Was möchtest du? Was vermeidest du? Was erwartest du? (Perls 1989, S. 94). Letztlich bedeuten diese Fragen eine Stärkung des Selbstgefühls, da sie sich alle direkt an das Selbst wenden.

Auf der Beziehungsebene zwischen Therapeut und Patient ist ein besonderes Merkmal der Gestalttherapie das Wechselspiel zwischen empathischer Zuwendung bzw. Unterstützung („support") sowie Konfrontation und Frustration („skillful frustration"). Über die Konfrontation werden dem Patienten seine Widersprüche, Erwartungen, Fassaden und Klischees unmittelbar erfahrbar gemacht. Ziel ist es, über Konfrontation und Frustration die innere Autonomie zu fördern, die dem Patienten wieder Zugang zur eigenen Spontanität, Kreativität und die Möglichkeit gibt, fremdsteuernde Aspekte kritisch zu überprüfen, um sie dann entweder zu assimilieren oder abzulehnen.

In der konkreten therapeutischen Arbeit bedient sich die Gestalttherapie im Sinne einer eklektischen Ausrichtung eines breiten Spektrums unterschiedlicher Interventionen. So nutzen viele Gestalttherapeuten Interventionsansätze aus dem Psychodrama nach Moreno und der Körperarbeit, wie sie in der Bioenergetik von Lowen entwickelt worden ist.

Eine sehr eindrückliche Intervention ist die Arbeit mit dem leeren Stuhl. Ein leerer, also unbesetzter, Stuhl, dient hier als Platzhalter bzw. Projektionsfläche einer abwesenden Bezugsperson, mit der der Patient z. B. im Konflikt steht. Der Patient wird aufgefordert, sich mit dieser imaginierten Person in ein Gespräch zu begeben. Denkbar ist in diesem Rollenspiel, dass der Patient zwischen seinem eigenen und dem leeren Stuhl wechselt, um so einen Dialog zu sprechen, in dem er seine Position und die der imaginierten Person wiedergibt. In einer anderen Variante können auch bestimmte Persönlichkeitsanteile des Patienten (z. B. der strenge unnachgiebige Teil) auf den leeren Stuhl gesetzt werden, um dann in den Dialog zu treten.

Während sich die Gestalttherapie in Österreich und der Schweiz vergleichsweise guter Verbreitung erfreut, da sie dort über die Krankenversicherungen abgerechnet werden kann, verliert sie in Deutschland sukzessive an Bekanntheit und Bedeutung, da sich sowohl die nachfolgenden Therapeutengenerationen als auch die meisten Lehrbücher zunehmend auf die Verhaltenstherapie und psychodynamisch begründeten Verfahren konzentrieren.

3.4.4 Logotherapie und Existenzanalyse

Logotherapie und Existenzanalyse gehen auf den österreichischen Psychiater und Neurologen Viktor Frankl (1905–1997) zurück. Frankl hatte bei Alfred Adler eine psychoanalytische Ausbildung durchlaufen, trennte sich allerdings in den späten 1920er-Jahren von ihm und seinem Kreis wegen divergierender Ansichten (vgl. Raskob 2005). Heute scheint sich zwar die Meinung durchzusetzen, dass der Ansatz Frankls durchaus mit der Individualpsychologie Adlers kompatibel sei, Frankl sich aber mit seinen neuen Ideen vor allem darüber profilierte, dass er die Theorien der Psychoanalyse im Allgemeinen und die der Individualpsychologie Adlers in Besonderem verkürzt und überspitzt wiedergab, um sie dann zu kritisieren und mit der Logotherapie einen Gegenpol zu bilden.

Der Begriff „Logotherapie" bezieht sich auf das griechische Word „logos" und bedeutet „Sinn" oder auch „Vernunft". Ausgangspunkt dieses therapeutischen Ansatzes war die Abkehr Frankls von einem psychologischen Reduktionismus, den er z. B. der damaligen Psychoanalyse vorwarf, da diese alle psychischen Phänomene über die Triebdynamik zu erklären suchte. Jenseits dieser Modelle, so Frankl, gibt es in jedem Menschen ein Streben nach Sinnhaftigkeit, das eine eigene primäre Motivationskraft darstellt. Frankl spricht in diesem Zusammenhang auch vom „Willen zum Sinn". Hier deutet sich bereits an, dass Frankl sehr stark vom Existentialismus und von der Phänomenologie geprägt war. Gleichzeitig wird aus seiner Biografie deutlich, warum gerade für ihn die Frage nach dem Sinn ein zentrales Lebensthema wurde. Frankl, der Jude war, verbrachte nach der „Eingliederung" Österreichs ins Dritte Reich drei Jahre in verschiedenen Konzentrationslagern. Seine Frau, seine Eltern und sein Bruder kamen in den Konzentrationslagern ums Leben.

Ein zentrales Merkmal von Frankls Ansatz ist die Erweiterung der beiden in der Psychologie bekannten Dimensionen (physische und psychische Dimension) um eine geistige. Auf der physischen Ebene strebt der Mensch nach körperlicher Unversehrtheit, auf der psychischen nach innerem Wohlbefinden und auf der geistigen Ebene setzt er sich mit dem Sinn des Lebens und mit Werten wie Gerechtigkeit, Freiheit und Verantwortung auseinander (vgl. Längle und Kolbe 2014).

Während sich die Logotherapie noch eng an den Konzeptionen Frankels orientiert und heute vor allem in der psychologischen Beratung zum Einsatz kommt, hat sich die Existenzanalyse u. a. durch die Arbeiten von Längle entsprechend weiterentwickelt und findet vor allem in Österreich und anderen Ländern als Psychotherapieverfahren weite Verbreitung (vgl. Kriz 2014).

Die Existenzanalyse lässt sich als eine phänomenologisch-personale Psychotherapie beschreiben, die vorwiegend über verbal induzierte Prozesse den Menschen zu einem eigenverantwortlichen Umgang mit seinem Leben verhelfen soll (vgl. Längle und Kolbe 2014). Psychotherapeutisches Ziel ist demnach, den Patienten auf dem Weg zu einem existenziell erfüllten Leben zu begleiten und zu unterstützen. Frankl erweiterte die klassische Einteilung der Neurosen (psychogen, somatogen, psychosomatisch und reaktiv) um die sogenannte noogene Neurose. „Noos“ leitet sich aus dem Griechischen ab und bedeutet „menschlicher Geist“. Es handelt sich also um eine aus dem Geistigen entstandene (noogene) Neurose. Frankl beschreibt hiermit eine psychische Störung, die sich aus einem tiefgreifenden Sinnlosigkeitsgefühl heraus einstellen kann. Die genaue Bezeichnung lautet eigentlich „noogene Pseudoneurose“, womit Frankl zum Ausdruck bringen wollte, dass es sich bei diesem Störungsbild eben nicht um eine klassische psychogene Neurose handelt. Dieses neue Störungsbild sieht Frankl als ein besonderes Phänomen seiner Zeit, in der sich neurotische Symptome aufgrund von Gewissenskonflikten, Wertekollisionen und existenziellen Frustrationen entwickeln können. Waren zur Zeit Freuds die Konflikte vor allem sexueller Natur, sind es in der Wahrnehmung Frankls vor allem Gefühle von Sinnlosigkeit oder ein Leeregefühl im Sinne eines existenziellen Vakuums, die im Vordergrund stehen und psychisch krank machen können. Frankl führt dies folgendermaßen aus:

> „Im Gegensatz zum Tier sagt dem Menschen kein Instinkt, was er muss, und im Gegensatz zum Menschen in früheren Zeiten sagt ihm keine Tradition mehr, was er soll – und nun scheint er nicht mehr recht zu wissen, was er eigentlich will. So kommt es dann, dass er entweder nur will, was die anderen tun – und da haben wir den Konformismus –, oder aber er tut, was die anderen von ihm wollen, – da haben wir den Totalitarismus.“ (Frankl 1981, S. 24)

Das therapeutische Vorgehen ist stark von einer phänomenologischen Grundhaltung geprägt. Der Therapeut begegnet seinem Patienten mit Offenheit, ohne Theorie und ohne Vorwissen und ermutigt ihn so, seinem eigenen Erleben ohne Urteile und Bewertungen Raum zu geben. Neben den sogenannten „Sinnfindungsgesprächen" (vgl. Längle 1998) und dem sokratischen Dialog, in dem durch geschicktes Nachfragen des Therapeuten die Patienten beginnen, ihre eigenen Positionen und Einstellungen zu hinterfragen, begründete Frankl die beiden Interventionsformen Dereflexion und paradoxe Intention. Beide Interventionsformen stellen heute einen festen Bestandteil des Methodenrepertoires der Systemischen Therapie, der Verhaltenstherapie und der Hypnotherapie dar.

Die **Dereflexion** als Gegenstück zur Hyperreflexion bedeutet, gezielt die Aufmerksamkeit von einem bestimmten Fokus abzuziehen. Entwickelt wurde diese Intervention zunächst in der Behandlung von Patienten mit sexuellen Funktionsstörungen. Ein besonderes Merkmal in diesem Störungsbereich ist, dass z. B. Patienten mit Erregungsstörungen so viel Aufmerksamkeit und Angst auf ihre eigene Erregung richten, dass dies zu einer deutlichen Hemmung des eigenen sexuellen Erlebens führt und so sekundär eine Chronifizierung fördert. Im Sinne der Dereflexion könnte die Intervention dahingehend lauten, dass sich der Patient in Zukunft ganz auf die sexuelle Erregung seines Partners konzentrierten soll. In einer Fallvignette berichtet Frankl, dass ein Patient eine Woche nach einer solchen Intervention seinen ersten Orgasmus erlebt habe (Frankl 1975). Diese Methode erfuhr in der Folge eine Erweiterung des Indikationsbereichs. So erhielt beispielsweise ein 19-jähriger junger Mann mit Sprachstörungen den Auftrag, sich von dem Ziel, ein guter Redner sein zu wollen, zu verabschieden. Im Verlauf der Therapie wurde ihm erklärt, dass nämlich genau dieser Ehrgeiz seine Sprachstörungen verursache. Erst wenn er sich voll und ganz von diesem Ziel verabschieden könne, würde sich seine freie Rede verbessern.

Bei der **paradoxen Intention** wird der Patient angehalten, genau das zu tun oder zu denken, was er am meisten fürchtet. So berichtet Frankl von einem Patienten, der vor allem in Situationen, in denen er Vorgesetzten die Hand geben musste, Schweißausbrüche hatte. In der Folge entwickelte er bereits vor solchen Begegnungen so große Angst, dass ihn allein schon die Erwartungsangst ins Schwitzen brachte. Dem Patienten wurde nun vorgegeben, sich in dieser ängstlichen Erwartung fest vorzunehmen, seinem Gegenüber recht viel vorzuschwitzen. Habe er bisher nur einen Liter zusammengeschwitzt, solle er nun zehn Liter herausschwitzen. Es brauchte nur diese eine Sitzung und der Patient war innerhalb einer Woche von seiner Phobie befreit, unter der er vier Jahre lang gelitten hatte (Frankl 2007).

Existenzanalyse und Logotherapie haben sich bei einem breiten Spektrum an psychischen Störungen als wirksam bewähren können und sind in Österreich und in der Schweiz offiziell als Psychotherapieverfahren zur Krankenbehandlung zugelassen. Da dieser therapeutische Ansatz nur noch äußerst selten Eingang in die Psychotherapielehrbücher findet, ist allerdings zu befürchten, dass er immer mehr an Bedeutung vor allem in der praktischen Umsetzung verliert.

3.5 Zur Wirksamkeit

Auch wenn Carl Rogers, der Begründer der Gesprächspsychotherapie, einer der Pioniere der Psychotherapieprozessforschung ist und diesen therapeutischen Ansatz ständig empirischen Überprüfungen unterzogen hat, hat sich unter vielen Vertretern der psychotherapeutischen Profession die irreführende Ansicht durchgesetzt, dass die Verfahren aus dem Spektrum der Humanistischen Psychologie bis heute keine ausreichenden empirischen Evidenzen für ihre Wirksamkeit vorlegen könnten. Dieser Mythos hält sich u. a. deshalb so hartnäckig, da diese Verfahren in den sog. Leitlinien, welche aufgrund ökonomischer Zwänge und dem zunehmenden Professionalisierungsdruck die Behandlungsvorgaben der psychotherapeutischen Versorgung bestimmen, so gut wie keine Erwähnung finden. Dies geschieht, obwohl innerhalb der letzten 20 Jahre intensive Forschungstätigkeiten zu den humanistischen Verfahren zu verzeichnen sind.

In einer jüngst publizierten Metaanalyse mit 199 Primärstudien konnte die Wirksamkeit der humanistischen Verfahren mit einer Effektstärke von .96 eindrucksvoll bestätigt werden (Elliot et al. 2013). Ein direkter Vergleich mit anderen Psychotherapieverfahren, wie z. B. der Verhaltenstherapie, konnte insgesamt keine nennenswerten Unterschiede hervorbringen. Zwar gab es zum Teil signifikante Effekte zugunsten der Verhaltenstherapie, die aber, so die Autoren, als klinisch unbedeutend einzustufen sind und sogar gänzlich verschwinden, wenn der „allegiance effect", also die jeweilige theoretische Orientierung der Forscher, herauspartialisiert wird (Elliot et al. 2013).

Im Zuge der berufsrechtlichen Anerkennung der Gesprächspsychotherapie in Deutschland konnten Wirksamkeitsstudien vorgelegt werden, die den Wissenschaftlichen Beirat (PsychThG) veranlassten, der Gesprächspsychotherapie empirisch nachgewiesene Wirksamkeit für die folgenden Anwendungsbereiche zu attestieren (vgl. Strauß et al. 2008):

- affektive Störungen
- Angst- und Zwangsstörungen
- Reaktionen auf schwere Belastungen und Anpassungsstörungen
- psychische Begleit-, Folge- und Residualsymptomatik psychotischer Störungen
- indikationsübergreifende Behandlungsmaßnahmen

In der von Elliot et al. (2013) publizierten Metaanalyse konnte die Wirksamkeit für diese Anwendungsbereiche auch für das gesamte Spektrum der humanistisch-experientiellen Verfahren bestätigt werden. Zusammenfassend kann demnach festgehalten werden, dass sich die Verfahren der Humanistischen Psychologie insgesamt über ein breites Spektrum von psychischen Störungen als wirksam erwiesen haben. Wie in diesem Kapitel bereits ausgeführt, finden wir unter dem Dach der Humanistischen Psychologie sehr unterschiedliche Ansätze, die sich unter anderem auch hinsichtlich der jeweiligen Aktivität des Psychotherapeuten im Therapieprozess unterscheiden lassen. So ist die Rolle des Psychotherapeuten in der Emotionsfokussierten Therapie (EFT), der Gestalttherapie und dem Focusing eine deutlich aktivere als beispielsweise in der Gesprächspsychotherapie. Die Ergebnisse der Metanalyse deuten an, dass die aktiveren Varianten der Humanistischen Psychologie den weniger aktiven minimal überlegen sind (Elliot et al. 2013). Gleichzeitig sind diese Ergebnisse mit Vorsicht zu interpretieren, da sie aus nur neun direkten Vergleichen generiert wurden, bei denen zudem unklar ist, wo jeweils auf dem Kontinuum die jeweilige Aktivität des Psychotherapeuten einzuordnen ist.

Von besonderem Interesse bei der Bewertung der Verfahren aus der Humanistischen Psychologie ist natürlich die Frage, inwieweit es Evidenzen gibt, die das Besondere, das diese Verfahren ausmacht, als psychotherapeutisch bedeutsam auszeichnen. Im Rahmen eines Reviews, welches die Ergebnisse von qualitativen Untersuchungen mit 106 Patienten, die am Ende der Psychotherapie zu ihren Erfahrungen befragt wurden, zusammenfasste, konnte bestätigt werden, dass die Patienten nach Abschluss der Therapie ihr emotionales Erleben sensibler und konstruktiver wahrnehmen konnten, einen besseren Zugang zur ihren vulnerablen Seiten hatten und ein besseres Selbstbewusstsein und mehr Selbstvertrauen entwickeln konnten (Timulak und Creaner 2010).

Literatur

APA (1973). Carl R. Rogers: Distinguished Professional Contribution Award. *American Psychologist, 28*(1), 71–74.

Auckenthaler, A. (2008). Die therapeutische Beziehung in der Gesprächspsychotherapie. In M. Hermer & B. Röhrle (Hrsg.), *Handbuch der therapeutischen Beziehung. Beziehungsgestaltung, Bündnisprobleme, Kontexte* (S. 1195–1211). DGVT: Tübingen.

Bakewell, S. (2016). *Das Café der Existentialisten. Freiheit, Sein und Aprikosencocktails.* München: Beck.

Bischkopf, J., & Greenberg, L. (2007). Emotionsfokussierte Therapie und die Theorie erfahrungsorientierter Psychotherapie. In J. Kriz & T. Slunecko (Hrsg.), *Gesprächspsy-*

chotherapie. Die therapeutische Vielfalt des personzentrierten Ansatzes (S. 109–122). Wien: Facultas.

Bohart, A. (2012). Can you be integrative and a person-centered therapist at the same time? *Person-Centered and Experiential Psychotherapies, 11*(1), 1–13.

Book, H. E. (1988). Empathy: Misconceptions and misuses in psychotherapy. *American Journal of Psychiatry, 145*, 420–424.

Cain, D. J. (2003). Advancing humanistic psychology and psychotherapy: Some challenges and proposed solutions. *Journal of Humanistic Psychology, 43*, 10–41.

Dekeyser, M., Prouty, G., & Elliott, R. (2008). Pre-therapy process and outcome: A review of research instruments and findings. *Person-Centered and Experiential Psychotherapies, 7*(1), 37–55.

von Ehrenfels, C. (1890). *Über Gestaltqualitäten. Vierteljahrsschrift für wissenschaftliche Philosophie* (Bd. 14, S. 249–292).

Elder, G. (1974). *Children of the Great Depression*. Chicago: University of Chicago Press.

Elkins, D. N. (2008). Why humanistic psychology lost its power and influence in American psychology: Implications for advancing humanistic psychology. *Journal of Humanistic Psychology, 49*, 267–291.

Elliot, R., Greenberg, L., Watson, J., Timulak, L., & Freire, E. (2013). Research on humanistic-experiential psychotherapies. In M. J. Lambert (Hrsg.), *Bergin and Garfield's handbook of psychotherapy and behavioral change* (6. Aufl., S. 495–538). New York: Wiley.

Frankl, V. E. (1975). Paradoxical intention and dereflection. *Psychotherapy: Theory, Research and Practice, 12*(3), 226–267.

Frankl, V. E. (1981). *Die Sinnfrage in der Psychotherapie*. München: Piper.

Frankl, V. E. (2007). *Theorie und Therapie der Neurosen: Einführung in Logotherapie und Existenzanalyse* (9. Aufl.). Stuttgart: UTB.

Gendlin, E. T. (1998). *Focusing-orientierte Psychotherapie: Ein Handbuch der erlebnisbezogenen Methode*. München: Pfeiffer bei Klett-Cotta.

Goldstein, K. (1959). *The organism. A holistic approach to biology derived from psychological data in man*. New York: American Book.

Greenberg, L. (2005). Emotionszentrierte Therapie: Ein Überblick. *Psychotherapeutenjournal, 4*, 324–337.

Greenberg, L. (2006). *Emotionsfokussierte Therapie. Lernen mit den eigenen Gefühlen umzugehen*. Tübingen: DGVT.

Groddeck, N. (2002). *Carl R. Rogers. Wegbereiter der modernen Psychotherapie*. Darmstadt: Primus.

Helle, M. (2011). Gesprächspsychotherapie an Fachhochschulen. In J. Eckert & I. Frohburg (Hrsg.), *Gesprächspsychotherapie. Eine Bestandsaufnahme* (S. 115–131). Köln: GwG.

Hill, C. E. (2007). My personal reactions to Rogers (1957): The facilitative but neither necessary nor sufficient conditions of therapeutic personality change. *Psychotherapy: Theory, Research, Practice, Training, 44*(3), 260–264.

Holdstock, T. L., & Rogers, C. R. (1983). Person-centered theory. In R. J. Corsini & A. J. Marsella (Hrsg.), *Personality theories, research, and assessment* (S. 189–228). Itasca: F. E. Peacock.

Junker, D. (2005). Weltwirtschaftskrise, New Deal, Zweiter Weltkrieg, 1929–1945. In P. Lösche, H.-D. v. Loeffelholz & A. Ostermann (Hrsg.), *Länderbericht USA: Geschichte, Politik, Wirtschaft, Gesellschaft und Kultur* (S. 129–152). Frankfurt a. M.: Campus.

Kollbrunner, J. (1995). *Das Buch der Humanistischen Psychologie* (3. Aufl.). Frankfurt a. M.: Dietmar Klotz.

Kriz, J. (2014). *Grundkonzepte der Psychotherapie* (7. Aufl.). Weinheim: Beltz.

Krutsch, W. J. (1959). *Human nature and the human condition*. New York: Random House.

Längle, A. (1998). *Viktor Frankl. Ein Portrait*. München: Piper.

Längle, A., & Kolbe, C. (2014). Existenzanalyse – Die Zustimmung zum Leben finden. In W. Eberwein & M. Thielen (Hrsg.), *Humanistische Psychotherapie. Theorien, Methoden, Wirksamkeit* (S. 149–163). Psychosozial: Gießen.

Maslow, A. (1959). *New knowledge and value theorie*. New York: Harper.

Maslow, A. (1968). *Toward a psychology of being*. New York: Van Nostrand Reinhold Comp.

Orlinsky, D. E., Rønnestad, M. H., & Willutzki, U. (2004). Fifty years of psychotherapy process-outcome research: Continuity and change. In M. J. Lambert (Hrsg.), *Bergin and Garfield's handbook of psychotherapy and behavior change* (5. Aufl., S. 307–389). New York: Wiley.

Perls, F. (1989). *Grundlagen der Gestalt-Therapie. Einführung und Sitzungsprotokolle* (7. Aufl.). München: Pfeiffer.

Prouty, G. (1977). Protosymbolic method: A phenomenological treatment of schizophrenic hallucinations. *Journal of Mental Imagery, 2*, 339–342.

Prouty, G. (1994). *Theoretical evolutions in person-centered/experiential therapy: Applications to schizophrenic and retarded psychoses*. New York: Praeger.

Quitmann, H. (1985). *Humanistische Psychologie*. Göttingen: Hogrefe.

Raskob, H. (2005). *Die Logotherapie und Existenzanalyse Viktor Frankls. Systematisch und kritisch*. Wien/New York: Springer.

Rogers, C. R. (1957). The necessary and sufficient conditions of therapeutic personality change. *Journal of Counseling Psychology, 21*(2), 95–103.

Rogers, C. R. (1958). A theory of therapy, personality and interpersonal relationships, as developed in the client-centered framework. In S. Koch (Hrsg.), *Psychology: A study of science* (Bd. 3, S. 184–255). New York: McGraw Hill.

Rogers, C. R. (1962). Toward becoming a fully functioning person. In A. W. Combs (Hrsg.), *Perceiving, behaving, becoming* (S. 21–33). Yearbook). Washington, DC: Association for Supervision and Curriculum Development.

Rogers, C. R. (1992). Die Begründung einer therapeutischen Beziehung. In C. R. Rogers (Hrsg.), *Die nicht-direktive Beratung* (S. 83–107). Frankfurt a. M.: Fischer.

Samstag, L. W. (2007). The necessary und sufficient conditions of therapeutic personality change: Reactions to Rogers' 1957 article. *Psychotherapy: Theory, Research, Practice, Training, 44*(3), 295–299.

Scharfetter, C. (1991). *Allgemeine Psychopathologie* (3. Aufl.). Stuttgart: Thieme.

Schmid, P. F. (2008). Die stille Revolution. *Gesprächspsychotherapie und Personzentrierte Beratung, 3*, 124–130.

Störig, H.-J. (1987). *Kleine Weltgeschichte der Philosophie* (13. Aufl.). Stuttgart: Kohlhammer.

Strauß, B., Hautzinger, M., Freyberger, H. F., Eckert, J., Richter, R., & Harst, T. (2008). Bericht der Expertenkommission der Bundespsychotherapeutenkammer. Analysen zum medizinischen Nutzen der Gesprächspsychotherapie und Empfehlungen für die Stellungnahme zum „Bericht der Nutzenbewertung Gesprächspsychotherapie bei Erwachsenen" des G-BA. *Psychodynamische Psychotherapie (PDP), 7*, 92–123.

Timulak, L., & Creaner, M. (2010). Qualitative meta-analysis of outcomes of personcentered/experiential therapies. In M. Cooper, J. C. Watson, & D. Holldampf (Hrsg.), *Person-centered and experiential psychotherapies work* (S. 75–76). Ross-on-Wye: PCCS Books.
Watson, J. C., Gordon, L. B., Stermac, L., Kalogerakos, F., & Steckley, P. (2003). Comparing the effectiveness of process-experiential with cognitive-behavioral psychotherapy in the treatment of depression. *Journal of Consulting and Clinical Psychology, 71*, 773–781.

Systemische Therapie

4

4.1 Einleitung

Die Systemische Therapie repräsentiert neben der Verhaltenstherapie, der Psychodynamischen und der Humanistischen Psychotherapie eine der vier großen therapeutischen Strömungen. Heute ist sie durch eine Vielzahl unterschiedlicher theoretischer Zugänge sowie unterschiedlicher therapeutischer Methoden gekennzeichnet, so dass wir nicht von *der* einen Systemischen Therapie sprechen können.

Die Anfänge der Systemischen Therapie gehen auf die USA der 1950er-Jahre zurück. Der als Psychoanalytiker ausgebildete Psychiater Nathan Ackermann (1908–1971) war wohl der Erste, der in der Behandlung von verhaltensauffälligen Kindern die gesamte Familie in den Therapieprozess mit einbezog (vgl. Kriz 2014). Nur wenige Jahre später entdeckte Virginia Satir (1916–1988), die als Mitbegründerin der Familientherapie und Humanistischen Psychologie gilt, die Bedeutung der Einbeziehung der Familie für die therapeutische Arbeit mit einer schizophrenen Patientin. So wurde ungefähr zeitgleich, aber weitgehend voneinander unabhängig, an verschiedenen Orten in den USA die Bedeutung des familientherapeutischen Arbeitens entdeckt.

Ausgangspunkt war ein zunehmendes Verständnis dafür, dass es sich bei psychischen Störungen nicht ausschließlich um Pathologien handelt, die – im Sinne eines engen medizinischen Verständnisses – innerhalb des betroffenen Individuums zu verorten sind und daher auch nur dort behandelt bzw. geheilt werden können, sondern dass das psychosoziale Umfeld, insbesondere die Familie, eine sehr wesentliche Komponente in Hinblick auf die Entstehung, Aufrechterhaltung und

M. Helle, *Psychotherapie*, Basiswissen Psychologie,
https://doi.org/10.1007/978-3-662-58712-6_4

somit auch die Behandlung von psychischen Störungen darstellt. So wurde der vermeintlich psychisch erkrankte Patient nicht mehr als Einzelperson angesehen, sondern mit seiner Psychopathologie als sog. Indexperson verstanden, die auf ein dysfunktionales familiäres System reagiert und so auch zur Stabilisierung dieses Systems beiträgt. So sorgt beispielsweise das verhaltensauffällige Kind, dessen Störung als ADHS bezeichnet wird, möglicherweise mit seinen Wutanfällen, Konzentrationsstörungen und Schulproblemen dafür, dass die ehelichen Probleme nicht weiter eskalieren können, weil das Kind beide Eltern ständig in Atem hält.

In der frühen Phase etablierten sich vier familientherapeutische Richtungen (psychodynamisch, humanistisch, strukturell, strategisch), die heute immer noch zentrale Perspektiven der unterschiedlichen Ausrichtungen der Systemischen Therapie darstellen:

- Aus psychodynamischer Sicht war unter anderem von Interesse, mit dem Patienten und seinen Familienangehörigen an unbewusst über Generationen hinweg weitergegebenen Vermächtnissen und Delegationen, die sich auf die aktuellen Interaktionen und gegenseitigen Erwartungen der Familienmitglieder auswirken, zu arbeiten bzw. diese bewusst zu machen.
- Aus humanistisch-psychologischer Sicht war es wichtig, im familientherapeutischen Setting einen Raum zu schaffen, der die in der Familie innewohnenden Selbstheilungskräfte wieder aktiviert. Hierzu wurden sehr unterschiedliche erlebnisaktivierende Interventionen und Übungen mit den Familienmitgliedern durchgeführt.
- In der strukturellen Familientherapie galt die Aufmerksamkeit den Beziehungen und Grenzen innerhalb und zwischen den Subsystemen der Eltern und der Kinder.
- Der vierte und letzte Strang der Familientherapie ist die sog. strategische Familientherapie, die darauf fokussiert, dysfunktionale Problemlösestrategien der Familie zu durchbrechen und durch alternative Handlungsstrategien zu ersetzen.

Alle vier Stränge werden im Laufe des Kapitels noch eingehend darstellt werden.

Auch wenn diese Stränge von sehr unterschiedlichen therapeutischen Zugängen geprägt waren, mussten sie sich doch zwangsläufig mit ganz ähnlichen setting- und gruppenspezifischen Phänomenen beschäftigen. Der Therapeut musste beispielsweise die Grundhaltung der Allparteilichkeit realisieren, um sich nicht in Koalitionen mit den Subsystemen der Familie (Eltern, Geschwister, Großeltern) zu verstricken. Ferner stand nicht mehr das Individuum allein, sondern die komplexen Beziehungsmuster innerhalb der familiären Bindungen und deren gegenseitige Beeinflussung im Fokus. Aus diesen Erfahrungen heraus entstand innerhalb der verschiedenen familientherapeutischen Ansätze so viel Gemeinsames, dass die jeweils unterschiedlichen therapeutischen Ursprünge immer stärker in den Hintergrund traten. Somit war die Familientherapie nicht nur als ein eigenständiges therapeutisches Setting geboren, sondern entwickelte zunehmend eine Wissens- und Interventionsbasis, die sie zu einem eigenständigen Verfahren werden ließ.

Während in der ersten frühen Phase Familientherapie und Systemische Therapie noch mehr oder weniger als ein und dasselbe betrachtet werden konnten, waren es vor allem die theoretischen Weiterentwicklungen in den 1980er-Jahren (s. u. Kybernetik 2. Ordnung), die die Systemische Therapie von dem rein familientherapeutischen Setting abkoppelten. Es wuchs ein systemisches Verständnis heran, dass nicht nur Familie oder andere soziale Gruppen als ein System begriff, sondern nun dieses systemische Denken auch auf das einzelne Individuum übertrug. Somit wurde der systemische Ansatz auch für die Einzeltherapie und psychologische Beratung nutzbar. In einer ersten Phase der Entwicklung zeichnete sich die Systemische Therapie, möglicherweise auch aufgrund von Abgrenzungsbemühungen gegenüber den anderen therapeutischen Zugängen, zunächst noch durch eine gewisse Radikalität aus, welche jedoch Ende der 1980er-Jahre im Zuge der zunehmenden Konsolidierung immer weiter in den Hintergrund trat.

Es lässt sich festhalten, dass heute Familien- und Paartherapie ein bestimmtes therapeutisches Setting sind, während die Systemische Therapie ein therapeutisches Verfahren darstellt, das im Rahmen der Einzeltherapie, Paartherapie, Familientherapie und Gruppentherapie zum Einsatz kommt. Was die heute unterschiedlichen Zugänge innerhalb der Systemischen Therapie vor allem im Hinblick auf ihr Störungsverständnis eint, ist die Annahme, dass

- psychische Störungen im eigentlichen Sinne *nicht existieren*, sondern es sich hier lediglich um Konstruktionen handelt,
- psychische Störungen keine in einer einzelnen Person lokalisierbaren Phänomene sind, sondern jeweils im komplexen Kontext der gesamten Lebenswelt zu betrachten sind,
- keine einfachen Ursache-Wirkungs-Beziehungen existieren, sondern z. B. die Ausbildung einer psychischen Symptomatik als Antwort oder Lösungsversuch innerhalb eines komplexen Systems verstanden werden kann.

Umgekehrt lässt sich festhalten, dass „(...) alle Sichtweisen, die psychische Störungen oder Strukturen, z. B. eine Psychose, eine frühe Störung oder eine Borderline-Störung, oder Behandlungsphänomene, wie z. B. Behandlungsmotivation, Widerstand oder Behandlungsabbruch, als in einem Systemmitglied lokalisierte Phänomene an sich betrachten“, eindeutig *nicht* einer systemischen Denkweise entsprechen (Schweitzer und Weber 1997, S. 198).

Trotz dieser radikalen Abkehr von einem engen individuumsbezogenen Störungsverständnis wird eine Brücke zum klassischen Krankheitsbegriff geschlagen, indem zwar die Existenz von „Krankheit“ in einem erkenntnistheoretischen Sinn verneint wird, dieses Konstrukt aber als ein zivilisatorischer Fortschritt verstanden wird, da Betroffenen so Zugang zu Leistungen des Gesundheitssystems ermöglicht werden und sie z. B. durch die Möglichkeit der Krankschreibung vor Überforderung geschützt werden.

In Deutschland wurde die Systemische Therapie durch den Wissenschaftlichen Beirat (PsychThG) im Jahre 2008 als Psychotherapieverfahren anerkannt. Somit kann dieser Ansatz als Vertiefungsverfahren in der Ausbildung zum Psychologischen Psychotherapeuten und zum Kinder- und Jugendlichenpsychotherapeuten als Schwerpunktverfahren gelehrt werden. Ferner wurde im November 2018, also 10 Jahre später, durch den Gemeinsamen Bundesauschuss (G-BA) der Beschluss gefasst, die Systemische Therapie zumindest für die Behandlung von Erwachsenen als Richtlinienverfahren in die Regelleistung der gesetzlichen Krankenkassen aufzunehmen.

Die theoretische Verankerung der Systemischen Therapie ist disziplinübergreifend (Biologie, Psychologie, Philosophie, Medizin, Sozial-, Kommunikations- und Kognitionswissenschaften etc.) und daher äußerst komplex. Dies hat zur Folge, dass Vertreter der Systemischen Therapie aufgrund ihrer Transdisziplinarität weder an den medizinischen Fakultäten noch an den psychologischen Instituten der Universitäten prominent repräsentiert sind. Im professionellen Alltag der unterschiedlichsten Berufsgruppen konnte sich jedoch das systemische Denken jenseits der Hochschullandschaft fest etablieren.

4.2 Systemtheorie

4.2.1 Kybernetik 1. Ordnung

Die Kybernetik als wissenschaftliche Disziplin geht auf den amerikanischen Mathematiker Norbert Wiener (1894–1964) zurück. Er beschäftigte sich vorwiegend mit Fragen der Steuerung und Regulierung von Maschinen, lebenden Organismen und sozialen Organisationen. Verkürzt könnte man die Kybernetik auch die „Kunst des Steuerns“ nennen. Innerhalb dieses Forschungsansatzes verwendete Wiener im Jahr 1948 erstmals den Begriff „Feedback“, welcher aus dem heutigen Wortschatz der Alltagssprache gar nicht mehr wegzudenken ist. Ausgangspunkt bildete hier vor allem die Frage der Entwicklung intelligenter Mensch-Maschine-Systeme. Konkret wurden während des Ersten Weltkriegs Modelle für selbststeuernde Flugabwehrgeschütze erarbeitet, die Daten über Ausweichmanöver feindlicher Flugzeuge auswerten konnten. Es ging also um die Erarbeitung von Modellen feedbackgestützter Waffensysteme. Auf der einen Seite werden in diesem Ansatz komplexe Systeme und deren Interaktionen berücksichtigt, auf der anderen Seite zeigt die Anwendung dieses Wissens, dass es sich um eindeutig objektiv fassbare Systeme mit einer eindeutigen Kommunikation handelt, die idealerweise ohne Verlust und Verfälschung „richtig" verarbeitet werden kann und somit in ihrer Konsequenz zu „korrekten" Handlungen führen soll.

Eine Übertragung dieses Forschungsansatzes in die Klinische Psychologie erfolgte später vor allem durch Gregory Bateson (1904–1980). Im Jahr 1959 gründete er gemeinsam mit Don D. Jackson, John H. Weakland und Jay Haley die sog. Palo-Alto-Gruppe, die sich vom isoliert betrachteten Individuum abwandte und vor allem die kommunikative Interaktion von Individuen untereinander und ihrer Umwelt untersuchte. Von dieser Forschergruppe gingen die zentralen Impulse zur Entwicklung eines familientherapeutischen Ansatzes aus. Als weitere Mitglieder dieser Gruppe kamen Virginia Satir, die oft als „Mutter der Familientherapie" bezeichnet wird, sowie Paul Watzlawick, der mit den Veröffentlichungen „Menschliche Kommunikation" und „Anleitung zum Unglücklichsein" weit über die Fachöffentlichkeit hinaus Bekanntheit erlangt hat, hinzu. Forschungsschwerpunkte bildeten unter anderem die Untersuchungen des Phänomens der zwischenmenschlichen Kommunikation und ihre Bedeutung für die Ausbildung psychischer Störungen. Ein Ergebnis dieser Forschungsbemühungen war die damals viel beachtete Doppelbindungstheorie, die als ein zentraler und ätiologisch relevanter Faktor für die Entstehung von Schizophrenie postuliert wurde. Ausgangspunkt war die Annahme, dass das für andere sonderbar anmutende kommunikative Verhalten von Menschen mit Schizophrenie innerhalb des sozialen Kontextes einen Sinn bzw. eine Funktion haben muss. Es konnte beobachtet werden, dass diese Menschen z. B. in ihren Beziehungen zu ihren Eltern vermehrt paradoxen Handlungsvorschriften ausgesetzt sind, zu denen sie sich unmöglich adäquat verhalten können. Aufgrund des bestehenden Abhängigkeitsverhältnisses können sie sich ihnen aber auch nicht entziehen. Beispiele für solche paradoxen Aufforderungen sind „Du sollst mich lieben", „Sei spontan" oder „Nicht ich bin böse, sondern du warst böse, weil ich dich bestrafen muss. Ich schlage dich, weil ich es gut mit dir meine". Diese logisch sinnlosen Äußerungen werden in diesen Beziehungskonstellationen zu einer pragmatischen Realität: Man kann einerseits nicht *nicht* auf sie reagieren, andererseits aber kann man sich ihnen gegenüber auch nicht in einer angebrachten (nichtparadoxen) Weise verhalten, denn die Mitteilung selbst ist paradox (Watzlawick et al. 1990, S. 196). Solche Formen der Kommunikation können nur durch „Räumen des Feldes“ oder durch Metakommunikation (Sprechen über die gerade ablaufende Kommunikation) aufgelöst werden. Diese Option bietet sich aber den „Opfern“ aufgrund des bestehenden Abhängigkeitsverhältnisses nicht.

So wertvoll diese Arbeit der Palo-Alto-Gruppe aus klinisch-psychologischer Perspektive auch einzustufen ist, der postulierte Bezug zur Schizophrenie konnte nie empirisch belegt werden. Gleichwohl waren diese Arbeiten Ausgangspunkt und Stimulation der späteren „Expressed-Emotions-Forschung“ (Vaughn und Leff 1976). Sog. „high expressed emotions“ sind durch Überengagement, häufiges Äußern von Kritik und erhöhte Feindseligkeit gekennzeichnet und erhöhen empirisch nachwiesenermaßen die Wahrscheinlichkeit des Wiederauftretens von psychotischen Episoden. Mit Sicherheit finden wir in dieser Form der Kommunikation auch Elemente von Double-Bind-Äußerungen (Butzlaff und Hooley 1998).

Zusammenfassend kann festgehalten werden, dass das zentrale Merkmal des Denkens in dieser Phase der Systemtheorie (Kybernetik 1. Ordnung) die Vorstellung war, als neutraler Beobachter oder Forscher ein System von außen beobachten und betrachten zu können und durch gezielte Interventionen in absichtsvoller Weise auf dieses System einwirken zu können. Merkmal der Kybernetik 1. Ordnung ist also das Bemühen, komplexe und chaotische Systeme zu kontrollieren und zu steuern, so dass sie sich in eine bestimmte vorgegebene Richtung bewegen. Die frühen therapeutischen systemischen Ansätze, die mit einem solchen Verständnis in Verbindung gebracht werden können und im Laufe dieses Kapitels im Einzelnen noch vorgestellt werden, sind:

- Strukturelle Familientherapie (Minuchin 1997)
- Strategische Familientherapie (Haley 2014)
- das frühe Modell der Mailänder Schule (Selvini-Palazzoli et al. 1977)

In den Weiterentwicklungen systemtheoretischen Denkens musste zunehmend erkannt werden, dass die Vorannahmen im Sinne der Kybernetik 1. Ordnung zu kurz greifen.

4.2.2 Kybernetik 2. Ordnung

Der Begriff „Kybernetik 2. Ordnung“ wurde von Heinz von Foerster geprägt und leitete eine neue Ära ein, die von den frühen 1980er-Jahren bis heute das Denken innerhalb der Systemischen Therapie maßgeblich prägt (von Foerster 1995). Im Gegensatz zu den Annahmen der Kybernetik erster Ordnung ist es nach diesem neuen Verständnis nicht möglich, als vermeintlich objektiv Außenstehender ein System zu beobachten. Zum einen reagiert das System auf die Beobachtung, zum anderen wird der Beobachter automatisch Teil des Systems und ist somit kein Außenstehender mehr. Eine Berücksichtigung dieser Prämissen bedeutet in der Folge eine konsequente Verabschiedung von der Vorstellung einer objektiv fassbaren Realität. Die jeweils eingenommene Perspektive des Beobachters entscheidet darüber, was er wahrnimmt. Eine solche Sicht auf die Welt ist sowohl historisch als auch inhaltlich eng mit dem damals aufkommenden radikalen Konstruktivismus verbunden. Sie wurde aber auch durch die von Heisenberg im Jahre 1927 entwickelte Quantenmechanik, die das Ende der klassischen Physik bedeutete, angestoßen (Heisenberg 1927). Die Unschärferelation besagt vereinfacht: Je genauer man den Ort des um das Atom kreisenden Elektrons beschreiben möchte, desto ungenauer lässt sich sein Energiebetrag bestimmen und umgekehrt. Mit der Entscheidung des Forschers, was er im Einzelnen messen möchte, legt er also gleichzeitig fest, was er weniger gut erfassen kann.

Neben von Foerster sind auch Humberto Maturana und Niklas Luhmann als wichtige Ideengeber der Kybernetik 2. Ordnung zu sehen. Maturana (1928–), ein aus Chile stammender Biologe und Philosoph, konnte anhand seiner frühen biologischen Studien nachweisen, dass sich Lebewesen selber erzeugen und gegen die Umwelt abgrenzen. Er entwickelte die sog. Theorie autopoietischer Systeme. Der Begriff „Autopoiesis" stammt aus dem Griechischen und bedeutet „die Selbsterschaffung bzw. die Selbsterhaltung des Systems". Aufgrund dieser Erkenntnisse definierte Maturana, anders als die klassische Biologie, Leben nicht über Eigenschaften wie Wachstum, Fortpflanzung, Stoffwechsel etc., sondern als Prozess, der aus der eigenen Autopoiese resultiert. Somit lassen sich lebende Systeme als strukturdeterminiert, selbstreferenziell, zirkulär abgeschlossen und autonom operierend umschreiben (vgl. Ludewig 2014).

Überträgt man diese grundlegende Annahme auf den Menschen, bedeutet dies, dass der Mensch mit seinen Kognitionen nicht Merkmale der Außenwelt abbildet, sondern interne Systemzustände erzeugt, die entweder der Innen- oder der Außenwelt zugeordnet werden können. Diesen Ansatz entwickelte Maturana gemeinsam mit seinem Kollegen Varela weiter und beschäftigte sich mit erkenntnistheoretischen Problemen aus biologischer Perspektive (Maturana und Varela 1990). Die Autopoiese-Theorie mit der aus ihr entwickelten Kognitionstheorie gewann großen Einfluss auf die Sozial-und Geisteswissenschaften in den 1980er-Jahren. Ohne diesen Ansatz hier weiter vertiefen zu können, sollte deutlich werden, dass die Arbeiten von Maturana und Varela ein wichtiges theoretisches Fundament für die Weiterentwicklung der Systemischen Therapie bilden.

Die Systemtheorie von Niklas Luhmann lässt sich wiederum als eine Erweiterung des Ansatzes von Maturana verstehen und hat zum Ziel, eine umfassende Theorie der Gesellschaft als Gesamtheit aller sozialen Phänomene abzubilden. Luhmann versteht nicht nur biologische, sondern auch psychische und soziale Systeme als autopoietisch. Nach Luhmann ist Kommunikation ohne Bewusstsein nicht möglich. Anders als Kommunikation entziehen sich psychische Prozesse der direkten Beobachtung. Demzufolge kann in einer Psychotherapie nicht das individuelle Leid Gegenstand sein, sondern nur die jeweilige Kommunikation über dieses Leid.

Zusammenfassend lässt sich sagen, dass im Sinne der Kybernetik 2. Ordnung ein System weder objektiv erfasst noch gezielt in eine bestimmte Richtung manipuliert werden kann. Vielmehr unterliegen insbesondere biologische Systeme dem Prinzip der Selbstorganisation, das heißt, sie streben danach, sich in sinnvoller Weise zu organisieren. Therapeutisch bedeutet dies, dass der Therapeut seine Patienten nicht mehr in eine zentrale Richtung verändern kann, sondern lediglich Entwicklungs- bzw. Veränderungsanstöße geben kann, die wiederum die jeweils eigene Selbstorganisation stimulieren.

Die neueren Ansätze aus der Systemischen Therapie, die eher als Ausdruck eines Verstehens im Sinne der Kybernetik 2. Ordnung gesehen werden können, sind:

- lösungsorientierte Ansätze (de Shazer 1997)
- Narrative und Dialogische Therapie (White und Epston 1990)
- Reflecting Team (Andersen 2018)

4.3 Grundlagen der Systemischen Therapie

4.3.1 Das Menschenbild

Ein besonderes Merkmal der Systemischen Therapie ist die Berücksichtigung der dynamischen Wechselwirkung zwischen biologischer und psychischer Organisation sowie dem Eingebundensein im jeweiligen sozialen Umfeld. Es werden nicht einfache und schlichte Ursache-Wirkungs-Dyaden gesucht, sondern das Individuum wird in seiner Ganzheit und all seinen komplexen Wechselbeziehungen betrachtet. Der Patient wird als jemand gesehen, der seine Wirklichkeit konstruiert und aktiv gestaltet. Die Sprache ist das entscheidende Medium, über welches diese Wirklichkeitskonstruktionen erfolgen und sich auch zeigen. Veränderungen in der sprachlichen Konstruktion bedeuten demnach auch Veränderungen in der Verhaltensorganisation und der Wahrnehmung der subjektiv erfahrenen Wirklichkeit (Beispiel: das Glas ist halb leer vs. das Glas ist halb voll). Der Mensch wird als ein autonomes Wesen geachtet, das Verantwortung für sich übernimmt und danach strebt, sich sinnvoll in seinem Umfeld zu organisieren. Aus dieser Grundüberzeugung ergibt sich zwangsläufig ein eher partnerschaftliches Verhältnis zwischen Therapeut und Patient. Die Interventionen werden eng an dem vom Patienten gezeigten Verhalten entwickelt und sollen für ihn nachvollziehbar und transparent sein. Demnach bestehen Expertise und Verantwortung des Therapeuten vor allem in der Gestaltung eines konstruktiven Prozesses. Die Patienten werden als Experten für ihre Therapieziele und Therapieinhalte gesehen (vgl. von Sydow et al. 2007, S. 19 f.). Bei einem Vergleich dieser Grundeinstellungen mit dem Menschenbild in der Humanistischen Psychologie wird deutlich, dass sich große Gemeinsamkeiten finden lassen, auch wenn sich die jeweilige therapeutische Praxis sehr unterscheiden kann.

4.3.2 Das ätiologische Verständnis

Auch die Systemische Therapie orientiert sich grundsätzlich an einem bio-psycho-sozialen Störungsverständnis (Engel 1977). Der Patient mit einer psychischen Störung wird ganzheitlich, eingebettet in seiner Lebensgeschichte, seinem aktuellen sozialen Umfeld und seiner möglicherweise biologisch gegebenen Vulnerabilität, gesehen. Die Entwicklung eines störungsätiologischen Verständnisses ist also alles andere als ein Aufsummieren unilinearer vermeintlich deterministischer Bezüge. Vielmehr stellt das Begreifen der Entstehung einer psychischen Störung einen Prozess dar, in den die komplexen Wechselbeziehungen sämtlicher möglicher Einflüsse im Sinne einer heuristischen Hypothesenbildung einfließen. Letztlich reflektiert ein solches Verständnis am ehesten den aktuellen Stand der heutigen Forschung, sowohl in Hinblick auf die nosologische Einteilung (siehe die jeweiligen Änderungen der revidierten Fassungen der ICD) als auch der empirisch gesicherten Ätiologiemodelle. Letztere sind so gut wie frei von deterministischen Aussagen in Hinblick auf die Entstehung einer psychischen Störung. Vielmehr heben sie auf die komplexen Wechselwirkungen und unterschiedlichen Risikofaktoren ab. Ein so breites und komplexes Verständnis von ätiologisch relevanten Dynamiken birgt einerseits die Gefahr und Schwierigkeit, sehr wenig Störungsspezifisches beitragen zu können, andererseits bringt es den Vorteil, ein äußerst breites Spektrum an unterschiedlichen Interventionsstrategien zur Verfügung zu haben, mit denen sich der Therapeut am Individuum und nicht an seiner Störung ausrichtet.

Aufgrund des familientherapeutischen Ursprungs der Systemischen Therapie spielt der Fokus auf das familiäre Umfeld über die Generationen hinweg als

Schutz- und Risikofaktor eine bedeutsame Rolle: Inwieweit konnte die Familie dem Patienten einen geborgenen Rahmen bieten, in dem er sichere Bindungen aufbauen, stabile Selbststrukturen entwickeln und Eltern, Großeltern und Geschwister als verlässliche Partner erleben konnte, denen er sich mit seinem emotionalen Erleben anvertrauen konnte? Gab es dramatische Brüche (Tod, Trennungen etc.) oder Gewalterfahrungen in der Familie? Was waren und sind typische Kommunikationsmuster? Auf höherer Betrachtungsebene ist selbstverständlich auch das soziale Umfeld von Interesse: Hier werden sozioökonomischer Status, Wohn- und Arbeitsverhältnisse, soziale Bezüge etc. berücksichtigt.

In der ätiologischen Hypothesenbildung wird im Sinne eines gemäßigten Konstruktivismus davon ausgegangen, dass nicht objektivierbare Realitäten erfasst werden, sondern aus einer bestimmten Perspektive Systembeschreibungen und -analysen vorgenommen werden, die, würde eine andere Perspektive eingenommen werden, durchaus anders ausfallen könnten und dürften. Von daher werden die ätiologischen Vorstellungen der Patienten und deren Angehörigen nicht auf der Ebene richtig vs. falsch rezipiert, sondern als für die Dynamik innerhalb des Systems bedeutsame Konstruktionen angesehen, aus denen zentrale therapeutische Interventionen abgeleitet werden. Die psychische Störung eines Patienten stellt in diesem Verständnis eine Art Lösungs- oder Stabilisierungsversuch des Systems dar. Mit dieser Perspektive wird der Patient für sich genommen als ein System betrachtet, wie auch sein Eingebettetsein in seinem familiären und sozialen Umfeld als gesamtes System von Bedeutung ist.

Es werden im Systemischen Ansatz also vermeintliche „psychische Erkrankungen“ in nicht optimale Lösungsversuche von konkreten Lebensproblemen umgedeutet, für die partnerschaftlich im Rahmen einer systemischen Therapie nach Lösungen gesucht wird.

4.3.3 Kernkompetenzen

Mit Schweitzer und von Schlippe (2014) sollen die zentralen Kernkompetenzen der Systemischen Therapie anhand der folgenden neun Punkte umschrieben werden:

1. Fokus auf Kommunikation: Im Zentrum der Aufmerksamkeit stehen die durch Kommunikation vermittelten Wirklichkeitskonstruktionen. Die Einflussnahme auf körperliche und psychische Prozesse erfolgt nur indirekt.
2. Mehrpersonensetting – Settingwechsel: Durch die familientherapeutische Tradition hat die Systemische Therapie Erfahrungen und Kompetenzen in der

therapeutischen Arbeit mit Gruppen gewinnen können. Bei gegebener Indikation ist es durchaus üblich, neben dem „Patienten" bedeutende andere Personen, wie z. B. Familienangehörige oder Partner, in den Therapieprozess mit einzubinden.

3. Kontext- und Auftragsklärung: In der Systemischen Therapie wird dem unmittelbaren sozialen Umfeld sehr große Aufmerksamkeit geschenkt. Ferner werden Therapieziele und die hierfür verwendeten Methoden transparent mit dem Patienten erarbeitet und abgesprochen.
4. Achtung vor der Autonomie des Selbst: Der systemische Therapeut macht dem Patienten Angebote und versteht sich als ein Unterstützer und Begleiter des Patienten und nicht als ein Experte, dem der Patient zu folgen hat.
5. Wertschätzung: Die Grundhaltung des systemischen Therapeuten gegenüber seinen Patienten ist von Wertschätzung geprägt. Jedes Verhalten, auch wenn es dem Therapeuten destruktiv erscheint, hat irgendwo seinen Sinn und ist aus bestimmter Perspektive als Versuch eines konstruktiven Beitrags zu sehen.
6. Veränderungsoptimismus und positive Akzeptanz der Nichtveränderung: Einerseits sind systemische Therapeuten davon überzeugt, mit nur wenigen Sitzungen Veränderungsprozesse anstoßen zu können, andererseits werden Phasen der Stagnation oder Nichtveränderung in dem Sinne positiv umgedeutet, als dass auch hier ein Versuch einer sinnvollen Lösung gefunden werden sollte. Diese Position ist vor allem bei Patienten mit chronifizierten und änderungsresistenten Störungen bzw. Problemen von großem Nutzen.
7. Verflüssigung einengender Überzeugungen, Glaubenssätze und Krankheitstheorien: Es ist ein Merkmal der Systemischen Therapie, mit einer wertschätzenden Grundhaltung grundsätzlich bereit zu sein, jede Überzeugung, jeden Glaubenssatz und jede Krankheitstheorie infrage zu stellen. Die Überzeugung, dass alles im Prinzip auch anders gedacht und verstanden werden könnte, ermutigt Patienten, sich von starren und verfestigten Überzeugungen zu distanzieren.
8. Betonung dessen, was möglicherweise sein könnte, gegenüber dem, was wirklich ist: Es geht weniger darum, bei dem aktuellen Problem und seiner Genese und Analyse zu verweilen, als vielmehr darum, den Möglichkeitsraum und mögliche Wege zu anderen Lebensbedingungen und -erfahrungen zu explorieren.
9. Fokus auf Kooperation: Der systemische Therapeut versteht sich als kompetenter Partner, der auf Augenhöhe mit seinen Patienten in einer transparenten Beziehung handelt. Diese Grundhaltung wird im Mehrpersonensetting gegenüber jedem einzelnen Mitglied realisiert.

4.4 Praxis der Systemischen Therapie

4.4.1 Die Eingangsphase

Beschäftigt man sich zum ersten Mal intensiver mit der Systemischen Therapie, stellt sich die Frage, wie sich die vielfältigen komplexen erkenntnistheoretischen Annahmen über Systeme, deren Veränderungsprozesse und gegenseitige Beeinflussung in der konkreten therapeutischen Arbeit niederschlagen können. Zunächst wird davon ausgegangen, dass in den Therapiesitzungen Änderungen im Erleben und Verhalten lediglich angestoßen werden, die konkreten Veränderungen selbst aber im alltäglichen Umfeld, also jenseits der Sitzungen, erfolgen. Vor diesem Hintergrund wird die Sitzungsfrequenz in der therapeutischen Arbeit sehr variabel gehandhabt. Sie kann von ein- bis zweimal pro Woche bis zu alle sechs Wochen variieren. Während z. B. in der psychodynamischen Therapie über die Übertragungsbeziehung eine Dynamik entwickelt werden soll, die sich in der Regel nur bei einer Frequenz von mindestens einmal in der Woche entfalten kann, um dann die hierdurch auftauchenden unbewussten Wünsche und Ängste bearbeiten zu können, versteht sich der systemische Therapeut eher als jemand, der mehr oder weniger von außen kommend über seine Interventionen im Patienten „verkrustete Strukturen“ verflüssigt, was wiederum für diesen, oder besser in diesem, neue Formen der Selbstorganisation anregt.

Wie in allen anderen therapeutischen Ansätzen stellt heute die Qualität der Therapeut-Patient-Beziehung in der Systemischen Therapie ein zentrales Element dar. Dies war nicht immer so. In der Familientherapie der Mailänder Schule in den 1970er-Jahren war z. B. die Neutralität des Therapeuten das oberste Gebot. Anzeichen von Empathie oder Kongruenz beim Therapeuten wurden eher als Verlassen der therapeutischen Position interpretiert (vgl. von Schlippe und Schweitzer 2013). Diese Haltung entsprach später nicht mehr der Perspektive und den Grundannahmen, die sich aus der Kybernetik 2. Ordnung heraus entwickelt hatten. Der zugrundeliegende Prozess und die hier zum Einsatz kommenden Interventionen, die dem Aufbau einer guten und tragenden Beziehung dienen, werden in der Systemischen Therapie mit dem Begriff „Joining“ umschrieben.

▶ **Joining: Herstellung von Sicherheit und Abbau von Angst, Scham und Vorurteilen** Patienten, die sich zum ersten Mal in therapeutische Behandlung begeben, sind einem erhöhten Stresslevel ausgesetzt. Sie begegnen einem ihnen unbekannten Menschen und sollen sich diesem gegenüber mit oft schambesetzten Themen, wie persönlicher Überforderung, Ängsten oder Antriebslosigkeit, öffnen. Hier ist es wichtig, dem Patienten in einer Art und Weise zu begegnen, dass ihm die Angst genommen wird. Es soll eine Atmosphäre geschaffen werden, in der gegenseitiges Vertrauen aufgebaut und Ängste abgebaut werden können. Der Patient soll sich nicht zum Problemträger reduzieren, sondern sich als Mensch mit Fähigkeiten erfahren können, der schon vieles in seinem Leben meistern konnte. Diese Perspektive wird mit Ressourcenorientierung umschrieben. Innerhalb des Prozesses des Joinings bietet sich eine weitere Methode, das Reframing, an.

▶ **Reframing: Umdefinieren der subjektiven starren Wirklichkeiten, Muster durch neue Sichtweisen unterbrechen** Mit der hier folgenden kurzen orientalischen Geschichte soll verdeutlicht werden, wie unterschiedlich ein und dieselbe Wahrheit erzählt werden kann und wie unterschiedlich ihre Wirkung und die jeweiligen Konsequenzen ausfallen.

> „Ein orientalischer König hatte einen beängstigenden Traum: Er träumte, dass ihm alle Zähne, einer nach dem anderen, ausfielen. Beunruhigt rief er seinen Traumdeuter herbei. Dieser eröffnete dem König sorgenvoll: ‚Ich muss dir eine traurige Mitteilung machen. Du wirst deine Angehörigen einen nach dem anderen verlieren, ähnlich wie deine Zähne im Traum ausfielen.‘ Dies erzürnte den König und er ließ den Mann in den Kerker werfen. Ein zweiter Deuter wurde geholt und befragt. Er hörte sich den Traum an und sagte: ‚Ich bin glücklich, dir eine freudige Mitteilung machen zu können: Du wirst älter werden als alle deine Angehörigen, du wirst sie alle überleben.‘ Der König war hoch erfreut und belohnte den Mann reichlich.“ (Peseschkian und Peseschkian 2009, S. 42)

Die Möglichkeiten, die sich durch solche Perspektivwechsel ergeben, macht sich die Systemische Therapie zunutze. Beispielhaft sollen im Folgenden zwei zentrale Modi des Reframings dargestellt werden.

1. Das störende Verhalten wird als Ausdruck guter Absichten dargestellt: „Es ist gut, dass Sie jetzt zum Ende des Studiums diese Arbeitsstörungen entwickeln und sich so behindern, das Studium erfolgreich abzuschließen. Ein Teil in Ihnen macht Ihnen somit deutlich, dass Sie so mit sich nicht weiter umgehen können. Wenn Sie dieses Studium erfolgreich beenden wollen, müssen Sie wohl einen anderen, freundlicheren Umgang mit sich finden.“
2. Es wird eine Umdeutung bezogen auf den Familienkontext vorgenommen: Hier wird das problematische Verhalten als wichtige Funktion für das familiäre System verstanden und entsprechend kommuniziert. „Es ist gut, dass Du diese Magersucht jetzt entwickelt hast. Deine Eltern haben sich immer weiter voneinander entfernt. Das Einzige, was sie gerade zusammenzuhalten scheint, ist die gemeinsame Sorge um Dein Überleben.“

Die erste Phase einer systemischen Behandlung ist die Erhebung einer Anamnese und Formulierung erster diagnostischer Hypothesen. Der Patient wird hier nicht als reine Informationsquelle für den Experten verstanden, sondern als ein Wissender gesehen. Die Diagnosen werden daher als hypothetische Kokonstruktionen verstanden, die keine starren objektiven Gegebenheiten darstellen, sondern im Laufe des weiteren Prozesses revidiert, falsifiziert oder ergänzt werden können (vgl. Schwing 2014).

Die Systemische Therapie war von Anfang an durch einen kreativen Einsatz von Techniken und Methoden gekennzeichnet, was zum Teil auf Kosten der theoretischen und praktischen Berücksichtigung sog. allgemeiner Wirkfaktoren, wie Beziehungsgestaltung oder empathische Einfühlung, ging. Auch wenn der Stellenwert der jeweiligen Methoden bzgl. eines positiven Therapieverlaufs nicht überschätzt werden darf, stehen diese im Vordergrund, da sie u. a. das Typische für das jeweilige therapeutische Verfahren herausstellen. Das heute bestehende breite Methodenrepertoire innerhalb der Systemischen Therapie hat sich aus den jeweils unterschiedlichen Subströmungen heraus entwickelt und steht in vollem Umfang den systemischen Therapeuten zur Verfügung. Während die kognitiv-behavioral orientierten Familientherapeuten den Fokus auf positive Konnotationen und Reframing setzten, entwickelten eher strukturell orientierte Therapeuten Techniken, um die Grenzen innerhalb der Familie zu stärken und Verstrickungen aufzulösen. Psychodynamisch orientierte Familientherapeuten legten ihr Augenmerk besonders auf die Mehrgenerationenperspektive und die sich hieraus ergebenden Verstrickungen und Delegationen, die zum Teil über die Genogrammarbeit transparent gemacht werden. Aus den neueren theoretischen Überlegungen im Sinne der Kybernetik 2. Ordnung ergaben sich weitere Entwicklungen des Methodenrepertoires, so dass beispielsweise Aspekte der Zirkularität (Fragetechniken) und der Selbstorganisation (Skulpturen und Aufstellungen) sowie Techniken des „Reflecting Teams" zunehmend Einzug hielten. Diese neuen Aspekte werden im Folgenden noch ausführlich beschrieben. In Anlehnung an von Sydow et al. (2007) soll eine Auswahl des breiten Interventionsrepertoires anhand der folgenden fünf Gruppen dargestellt und näher erläutert werden:

- lösungsorientierte Methoden
- zirkuläre Methoden und paradoxe Intervention
- strukturelle strategische Methoden
- symbolisch-metaphorische Methode
- narrative und dialogische Methoden

4.4.2 Interventionen in der Systemischen Therapie

4.4.2.1 Lösungsorientierte Methoden

Der lösungsorientierte Ansatz, der inhaltlich eng mit der Hypnotherapie von Milton H. Erickson verwandt ist, geht auf Steve de Shazer zurück und wurde Ende der 1970er-Jahre mit seiner Arbeitsgruppe in Milwaukee (Wisconsin, USA) entwickelt. Wie die Bezeichnung dieses Ansatzes schon andeutet, geht es nicht wie in vielen anderen therapeutischen Ansätzen darum, das Problem in seiner Komplexität und Genese genau zu verstehen, zu analysieren und hieraus eine Intervention abzuleiten. Vielmehr geht es sehr pragmatisch darum, direkt einen Lösungsprozess in Gang zu setzen. Sprechen über das Problem, so eine der Grundannahmen, bringt wieder neue Probleme hervor. Nach de Shazer sei es ein Irrtum, anzunehmen, dass zwischen Problemen und ihrer Lösung ein Zusammenhang bestehe (de Shazer 2010). Vom ersten Moment der therapeutischen Begegnung an steht also nicht das Problem, sondern seine Lösung im Fokus.

So kann beispielsweise die Aussage eines Patienten „Herr Doktor, ich habe eine Depression!“ mit der Frage beantwortet werden „Woher wissen Sie das?“ und „Haben Sie diese Depressionen den ganzen Tag, 24 Stunden, auch wenn Sie schlafen?“. Die Erkenntnis, nachts nicht depressiv zu sein, kann dann der Ausgangspunkt für „solution talk“ werden: „Was ist anders, wie könnte man es anstellen, auch tagsüber zumindest gelegentlich mal kurz zu „schlafen“?“ (von Schlippe und Schweitzer 2013).

Die therapeutische Grundhaltung in der lösungsorientierten Therapie bringt de Shazer mit der Metapher des Türschlosses sehr anschaulich auf den Punkt: „Die Klagen, mit denen die Klienten zum Therapeuten kommen, sind wie Türschlösser, hinter denen ein befriedigendes Leben wartet. Die Klienten haben alles versucht (…), aber die Tür ist immer noch verschlossen; sie halten ihre Situation also für jenseits ihrer Lösungsmöglichkeiten. Häufig hat dieser Schluss weitergehende Bemühungen zur Folge: Nun versuchen sie herauszufinden, warum das Türschloss so und nicht anders beschaffen ist oder warum es sich nicht öffnen lässt. Dabei dürfte doch klar sein, dass man zur Lösung mit Hilfe eines Schlüssels und nicht mit Hilfe eines Schlosses gelangt. (…) Eine Intervention braucht nur in einer Weise zu passen, dass die Lösung auftaucht. Es ist nicht nötig, dass sie es an Komplexität mit dem ‚Schloss‘ aufnehmen kann“ (de Shazer 2010, S. 12). Auch wenn sicherlich mit einer solchen Haltung eine Vielzahl von Problemen der Patienten in erfrischender und kreativer Weise gelöst werden kann, so gibt es doch, um in dieser Metapher zu bleiben, eine Vielzahl von Türen, bei denen die Beschaffenheit der Schlösser eingehend untersucht werden muss, um dann den passenden Schlüssel zu finden.

Aus diesem lösungsorientierten Ansatz ist eine ganze Reihe von Fragetechniken hervorgegangen, die systematisch die jeweilige Wirklichkeitskonstruktion der Patienten aufweichen und so ihren Möglichkeitsraum erweitern können. Bekannt geworden ist z. B. die sog. Wunderfrage: Der Patient wird gefragt, wie er seinen Tag beginnen würde, wenn, wie durch ein Wunder, über Nacht das Problem plötzlich verschwunden wäre. Was würden die Familienangehörigen, die Arbeitskollegen und die Freunde von da an anders machen, und woran würde dies der Patient erkennen? Würde dieses Wunder zwei Monate oder ein halbes Jahr anhalten, wie würden sich dann die Beziehungen zu den anderen Mitmenschen verändert haben?

Ferner gibt es Fragetechniken, die aus Opfern Mitverantwortliche werden lassen können. So könnte man einen Patienten, der seine manischen Episoden als schicksalhafte Ereignisse begreift, denen er sich schutzlos ausgeliefert fühlt, fragen: „Angenommen, ich gäbe Ihnen den Auftrag, sich schon innerhalb der nächsten 14 Tage wieder manisch zu zeigen, wie könnten Sie das am besten anstellen?"

Eine weitere Kategorie sind die sog. Verschlimmerungsfragen: „Angenommen, Sie hätten die Absicht, die Beziehung zu Ihrer Frau in den nächsten Tagen auf alle Fälle zu verschlechtern – was müssten Sie dann tun?"

All diese Beispiele haben gemeinsam, dass die Fragen es den Patienten ermöglichen, neue Perspektiven einzunehmen und somit ihre zum Teil starren Sichtweisen aufgebrochen werden können.

Eine andere Form der Problemlösung können auch völlig abwegige Problemerklärungen sein, deren einziger Sinn und Legitimation darin besteht, neue Lösungswege aufzuzeigen. Beispiel: Eine Patientin hat regelmäßig mit ihrem Mann heftigen Streit, da sie stets die Schranktür offen lässt und er darauf besteht, dass sie diese schließen solle. Das Behandlerteam gibt der Patientin den Auftrag, ihrem Mann zu erklären, dass das Team zum Schluss gekommen sei, dass das Offenlassen des Schranks ein unbewusstes Signal an ihren Mann sei, dass die Patientin mit ihm schlafen wolle. Später berichtete die Patientin lachend, dass der Konflikt beigelegt sei. Der Mann meinte, dass dies das Verrückteste wäre, was er je gehört hätte. Von da an habe er immer die Schranktür selber zu gemacht (Furmann und Ahola 1995, S. 102).

4.4.2.2 Zirkuläre Methoden und paradoxe Intervention

Die zirkulären Methoden und die paradoxe Intervention waren die zentralen familientherapeutischen Methoden der Mailänder Gruppe (Mara Selvini-Palazzoli, Luigi Boscolo, Ginafranco Cecchin und Guiliana Prata) gegen Ende der 1970er. In dem auf Deutsch im Jahre 1977 erschienenen Buch „Paradoxon und Gegenparadoxon" wurde die Fachöffentlichkeit überrascht, mit welcher Effizienz und welch kurzer Therapiedauer Patienten mit schizophrenen Störungen und Anorexie im Rahmen einer Familientherapie geheilt werden konnten (Selvini-Palazzoli et al.

1977). Für die heutige Systemische Therapie von großer Bedeutung waren die damals von der Mailänder Gruppe entwickelten Techniken des zirkulären Fragens sowie die paradoxe Intervention.

Ein zentrales Ziel dieser familientherapeutischen Ausrichtung war es, über eine paradoxe Schlussintervention das Familienspiel so zu irritieren, dass es in der bisherigen Form nicht mehr weitergespielt werden konnte. Im Sinne des kybernetischen Konstruktivismus ging es der Mailänder Gruppe darum, über gezielte paradoxe Interventionen das familiäre System zu verstören und es aus seinem Gleichgewicht zu bringen, so dass innerhalb der Familie neue dynamische Prozesse aktiviert werden. Der Patient wurde hier, wie allgemein auch in der Systemischen Therapie, lediglich als Indexpatient bzw. Symptomträger verstanden, der im komplexen familiären System eine pathologische Rolle einnimmt, um so zur Stabilität beizutragen. Ausgangspunkt des Behandlungsansatzes der Mailänder Gruppe war die oft erlebte Position der Familie: „Ändert uns, ohne uns zu ändern!". Diese paradoxe Botschaft wurde durch die Therapeuten mit einem Gegenparadoxon beantwortet: „Wir können Euch nur unter der Bedingung ändern, dass Ihr Euch nicht ändert!" (vgl. von Schlippe und Schweitzer 2013, S. 49). Konkret zeigte sich dies dann z. B. in der folgenden Abschlussintervention:

> „Ein körperbehinderter Vater und seine jüngere hübsche Frau haben zwei Kinder, Anna und Frederica, die Indexpatientin, sie gilt seit der Kindheit als schizophren. Die Beziehungen der Mutter zu den eigenen und den Schwiegereltern sind extrem gespannt, obwohl sich die Mutter viel Mühe gibt, ihnen alles recht zu machen. Der Ehemann unterstützt seine Frau nicht, sondern macht ihr wegen der Störung der Tochter Vorwürfe; die Mutter ihrerseits greift ihren Mann heftig an, wenn er mit Frederica schimpft." Am Ende der zweiten Sitzung kommt Selvini-Palazzoli zu folgender Schlussintervention: „Deine Mutter benimmt sich fast wie eine Heilige, um deinen Großeltern zu gefallen. Sie hasst deinen Vater, aber sie kann es ihm nur sagen, wenn du die Blöde spielst und er dich schimpft; dann kann sie Dampf ablassen. Und für deinen Vater tust du auch etwas ganz Wichtiges. Deine Mutter ist eine schöne Frau und dein Vater ein Krüppel, alt und eifersüchtig. Deine Mutter würde gern mal rauskommen und Freunde haben, aber sie muss zu Hause bleiben, weil sie ein verrücktes Kind hat. – Du bist ja so dumm, dass du dich in die Probleme deiner Eltern mischst. Du bist dumm, nicht weil dir ein Psychiater gesagt hat, du seist verrückt, sondern weil du beschlossen hast, verrückt zu sein, um so mächtig zu sein. – Deine Schwester wird bald einen Freund haben und dann in einem weißen Schleier mit ihm in der Kirche stehen. Und du? Machst du dann immer noch ein blödes Gesicht und äh, äh?" (Zundel 1987, S. 140)

Zirkuläres Fragen

Die Intervention des zirkulären Fragens entwickelte sich konsequent aus der Annahme, dass es im System keine einfachen Ursache-Wirkungs-Beziehungen gibt, sondern sich alles gegenseitig in komplexen Wechselwirkungen beeinflusst. Liegt ein eher schlichtes Ursache-Wirkungs-Verständnis zugrunde, würde der Therapeut in einer familientherapeutischen Sitzung, in der Mutter, Vater und Tochter anwesend sind, die weinende Mutter beispielsweise fragen, was denn gerade in ihr vorgehe, dass sie so weinen müsse. Im Sinne des zirkulären Fragens könnte der Therapeut sich an die Tochter wenden und sie fragen, was sie denn glaube, was gerade im Vater vorgehe, wenn er die Mutter so weinen sehe. Diese zirkuläre Frage stellt keine Alternative zur ersten Intervention dar, dient aber dazu, systemische Strukturen innerhalb der Familie transparent zu machen und so Denk- und Handlungsmuster zu bereichern bzw. zu verflüssigen.

4.4.2.3 Strukturelle und strategische Methoden

Die Strukturelle Familientherapie wurde von Sandor Minuchin (1923–) gegen Ende der 1960er-Jahre entwickelt. Sein Fokus war es, das familiäre System in seine Subsysteme (z. B. Eltern, Kinder, Großeltern) zu unterteilen und zu prüfen, inwieweit die Grenzen zwischen den jeweiligen Subsystemen und die Außengrenzen des familiären Systems zu starr bzw. zu durchlässig sind.

Beispiele für diffuse Grenzen innerhalb einer Familie sind:

- Ein dreijähriger Sohn kommt jede Nacht ins elterliche Schlafzimmer, um dort den Rest der Nacht zu verbringen. Diese Angewohnheit bedeutet eine Belastung bzw. Schwächung des elterlichen Subsystems, da den Eltern der gemeinsame, private und auch intime Raum genommen wird.
- Der Vater entscheidet sich spontan dazu, sich dem von Mutter und Tochter geplanten Einkaufsbummel anzuschließen. Hier kann es zu einer Störung des Subsystems Mutter-Tochter kommen, da die Anwesenheit des Vaters zu einer völlig anderen Gruppenkonstellation führt.
- Die Großeltern besuchen sonntags immer wieder unangemeldet ihre Tochter und deren Familie. Die Tochter schafft es aber nicht, ihren Eltern eine vorherige Anmeldung bzw. Anfrage abzufordern. Ihr Mann fühlt sich durch diese Besuche am Wochenende gestört, die Kinder sind dagegen begeistert, mit ihren Großeltern spielen zu können. Hier sind die Grenzen des familiären Systems zu durchlässig und haben Konflikte auf ganz unterschiedlichen Ebenen zur Folge.

Ziel der Strukturellen Familientherapie ist es, angemessene Grenzen innerhalb der Familie zu etablieren und dabei vor allem das elterliche Subsystem dahingehend zu stärken, dass es mit einer klaren Autorität versehen wird. In diesem Verständnis ist der Therapeut eine Art Experte mit einem normativen Wissen, wie idealerweise Strukturen einer Familie aufgebaut sein sollen. Wichtig ist hier, im Blick zu haben, dass dieser Ansatz, wie bereits erwähnt, in den 1960 Jahren entwickelt wurde, also dem Verständnis der Kybernetik 1. Ordnung zuzuordnen ist. Heute dem Therapeuten eine solche Expertenrolle zuzuschreiben, wäre der Systemischen Therapie eher fremd.

Durch entsprechende Verschreibungen wird Einfluss auf die bestehenden familiären Strukturen genommen. So könnten einzelne Familienmitglieder aufgefordert werden, gemeinsame Unternehmungen zu planen, oder es könnte die Empfehlung ausgesprochen werden, die Zimmertüren im Haus nicht offen zu lassen oder dass die Eltern an zwei Abenden in der Woche einen Babysitter bestellen, um dann zu zweit ausgehen zu können.

Auch wenn Minuchin für seine normative Perspektive auf das familiäre System vielfach kritisiert wurde, spielt auch heute die Betrachtung der Qualität der familiären Grenzen und der Grenzen zwischen den Subsystemen in der Systemischen Therapie eine zentrale Rolle.

Die Strategische Familientherapie ist mit dem Namen Jay Haley (1923–2007) verbunden und wurde gegen Ende der 1970er-Jahre entwickelt. Haley zählt zu den Mitbegründern der Palo-Alto-Gruppe und arbeitete später auch mit Sandor Minuchin zusammen. Letztlich entwickelte er den Ansatz von Minuchin weiter und trieb die normative Vorstellung von Familie und die Autorität des Therapeuten mit seinen direktiven Interventionen auf die Spitze. Besondere Aufmerksamkeit schenkte er in der Analyse familiärer Systeme den sog. „perversen Dreiecken". Ein solches perverses Dreieck ist z. B. gegeben, wenn sich ein Elternteil mit seinem Kind verbündet, also eine offene oder verdeckte Koalition eingeht, um so gegen den Ehepartner vorzugehen, was wiederum das Kind in schwere Loyalitätskonflikte bringt. Hinsichtlich der Interventionen bediente sich auch Haley den Symptomverschreibungen und paradoxen Interventionen. In den 1980er-Jahren entwickelte er die sog. Ordeal Therapy. Ordeal heißt übersetzt Feuer- oder Geduldsprobe. Bei Ordeals handelt es sich um Verschreibungen, die es den Patienten so schwer machen soll, ein bestimmtes Symptom beizubehalten, dass sie lieber das Symptom aufgeben, als weiterhin den Verschreibungen nachzugehen. Haley berichtet von einem Patienten mit Schlafstörungen, den er verpflichtete, jede Nacht sämtliche Böden in seinem Haus zu bohnern. Der Patient hasste den Geruch des Bohnerwachses und die Tätigkeit des Bohnerns, so dass er irgendwann „heimlich" anfing, sich nicht mehr an die mit Haley getroffene Absprache zu halten, sondern lieber ins Bett ging, um zu schlafen (vgl. Haley 2014, S. 13).

4.4.2.4 Symbolisch-metaphorische Methode

Mit dem Genogramm, der Familienskulptur und der systemischen Aufstellung wurden Methoden geschaffen, um die unterschiedlichen Vorstellungen über das familiäre System symbolisch-visuell darzustellen.

Jede Familie tradiert ihre Normen, Werte und Verhaltensmuster über die Generationengrenzen hinweg. Diese prägen bewusst oder unbewusst wiederum die eigenen Wertvorstellungen, die Ideale von Familie, das Bindungsverhalten etc. Für die therapeutische Arbeit kann es enorm hilfreich sein, über die Arbeit mit dem Genogramm solche transgenerationalen Dynamiken sowohl für den Patienten als auch den Therapeuten sichtbar und somit bewusst zu machen.

Ein Genogramm ist, ähnlich wie bei einem Stammbaum, eine über zwei bis drei Generationen hinweg verlaufende schematische Darstellung der einzelnen Familienmitglieder, in der über die Verwendung bestimmter Symbole Beziehungsaspekte, wie kennengelernt, verheiratet, uneheliche Beziehung, geschieden, und andere relevante Information, wie Geburt, verstorben, Abtreibung, Fehlgeburt, grafisch festgehalten werden. In der nachfolgenden Abb. (4.1) werden einige Symbole als Beispiele vorgestellt.

Wie diese Symbole dann im Rahmen eines Genogramms verwendet werden können, um komplexe familiäre Strukturen zu visualisieren, kann der untenstehenden Abb. (4.2) entnommen werden.

Abb. 4.1 Grundsymbole eines Genogramms (entnommen aus und modifiziert nach von Schlippe und Schweitzer 2002, S. 130)

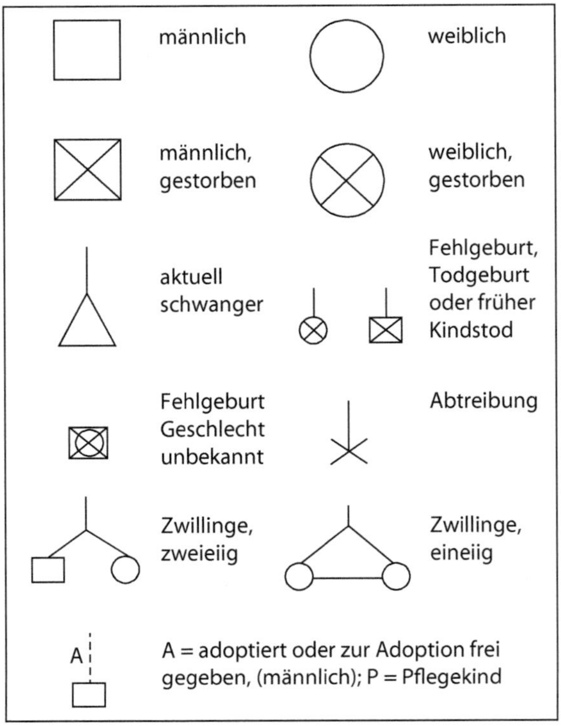

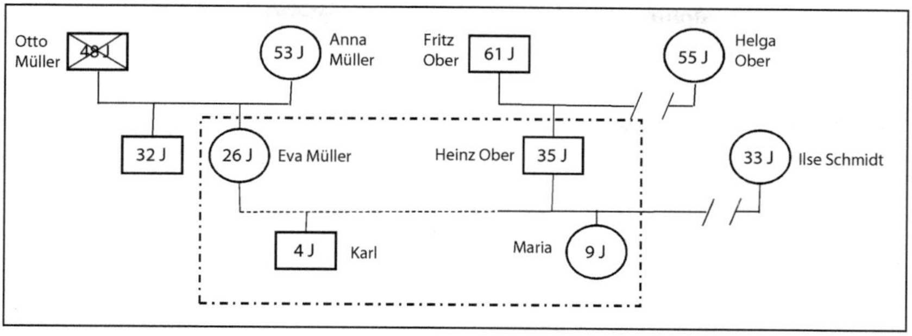

Abb. 4.2 Beispiel für ein Genogramm (entnommen aus und modifiziert nach Helming et al. 1999, S. 290)

> „Eva Müller, Heinz Ober, Karl und Maria sind eine Stieffamilie. Eva Müller und Heinz Ober sind nicht miteinander verheiratet. Eva Müller ist die Stiefmutter von Maria, Karl ist das gemeinsame Kind von Frau Müller und Herrn Ober. Ilse Schmidt ist die außerhalb der Stieffamilie lebende Mutter von Maria. Die Eltern von Heinz Ober – Fritz Ober und Helga Ober – sind geschieden. Eva Müller hat einen Bruder im Alter von 32 Jahren. Der Vater von beiden, Otto Müller, ist im Alter von 48 Jahren gestorben." (Helming et al. 1999, S. 290)

Das Genogramm wird im einzel-, paar- und familientherapeutischen Setting eingesetzt. Zum einen hilft es dem Therapeuten, sich eine gute Übersicht über die familiären Strukturen zu verschaffen, zum anderen ist es für die Beteiligten oft beeindruckend, die eigene Familie so schematisch dargestellt vorzufinden und in diesem Gesamtgefüge auch die eigene Verortung zu sehen. Nicht selten kommt es hier von Seiten der Patienten zu neuen Einsichten und Erkenntnissen.

Familienskulptur

Die Arbeit mit der Familienskulptur wurde durch Virginia Satir bekannt. So wird in einer familientherapeutischen Sitzung beispielsweise ein Familienmitglied aufgefordert, seine Angehörigen so aufzustellen, wie es dies für seine Wahrnehmung seiner Familie als passend erlebt. Es ist von Interesse, welche Familienmitglieder weiter und welche enger voneinander entfernt stehen und welche Haltungen und Gesten die einzelnen Familienmitglieder jeweils einnehmen sollen. Mit der Methode der Familienskulptur ist es möglich, dass Patienten Teile ihres Erlebens in der familiären Dynamik in einer Art und Weise darstellen, die sie möglicherweise nur schwer in Worte fassen könnten oder die ihnen zum Teil nicht einmal bewusst sind.

Sobald die Skulptur fertiggestellt ist, können die einzelnen aufgestellten Familienmitglieder Feedback geben, wie sie sich in einer solchen Position fühlen und inwieweit diese auch ihrer Selbstwahrnehmung entspricht. Lässt man jedes Familienmitglied eine solche Familienskulptur erstellen, wird allen Mitgliedern die Möglichkeit eröffnet, zu sehen und zu erleben, wie jedes andere Mitglied sich und die Angehörigen in diesem Verbund erlebt.

Systemische Aufstellung

Die Systemische Aufstellung oder Familienaufstellung ist eine neuere Variante, die sich aus der Familienskulptur entwickelt hat. Anders als bei der Familienskulptur findet die Aufstellung in der Regel ohne die wirklichen Angehörigen statt, sondern Gruppenmitglieder werden als sog. Stellvertreter herangezogen. Bei der Aufstellung spielen lediglich der Abstand und der jeweilige Winkel der aufgestellten Personen zueinander eine Rolle. Auch wenn der Mechanismus noch nicht erforscht ist, so kann doch beobachtet werden, dass in vielen Fällen die systemisch aufgestellten Personen für die Aufstellenden wichtige Empfindungen und Wahrnehmungen in Bezug auf ihre eigene Position und ihr Kontakt- und Beziehungserleben zu den anderen aufgestellten Personen äußern.

So bedeutsam diese systemische Methode auch ist, ist sie durch Bert Hellinger, der zur Verbreitung des Ansatzes beigetragen hat, jedoch stark in die Kontroverse geraten. Einerseits wird Hellinger eine faschistische Grundhaltung vorgeworfen, andererseits ist diese von ihm verwendete Methode nicht bzw. zu wenig in ein gesamttherapeutisches Konzept eingebettet. Von Patienten wird berichtet, nach einer solchen Familienaufstellung massiv verstört und labilisiert worden zu sein und keinerlei weitere Unterstützung in dieser prekären Situation erhalten zu haben. Für eine systemisch fundierte Darstellung der Familienaufstellung sei auf die Veröffentlichung von Varga von Kibéd und Sparrer (2011) verwiesen.

4.4.2.5 Narrative und dialogische Methoden

Ausgangspunkt dieser neueren Entwicklung innerhalb der Systemischen Therapie ist die Erkenntnis, dass Erfahrungen in erster Linie durch Sprache kommuniziert werden. Hierfür bedarf es einer sprachlichen Strukturierung des Erfahrenen. Der Mitteilende wird somit zum Autor seiner Erfahrung. Auch der Austausch über Erfahrungen erfolgt über Sprache. Es ist also nicht das Erlebte selbst, was geteilt wird, sondern seine Versprachlichung. Im narrativen Ansatz liegt der Fokus also nicht auf der Erfahrung, sondern auf der Narration selbst, das heißt, die Art und Weise, wie die Erzählung erfolgt, und welche Interpunktion und Struktur für die jeweilige Erzählung gewählt werden. Der Begriff „Interpunktion“ bezieht sich auf eines der fünf von Watzlawick und Kollegen formulierten kommunikationspsychologischen Axiome und besagt, dass über die Sprache subjektive Annahmen über Ursache-Wirkungs-Beziehungen von Ereignisabfolgen erkennbar werden und so entscheidenden Einfluss auf die Beziehungswahrnehmung und -gestaltung haben. Ein in diesem Zusammenhang bekanntes Beispiel ist der passive Ehemann und die nörgelnde Ehefrau. Der Ehemann meint, dass er sich zurückzieht, um sich der nörgelnden Ehefrau zu entziehen, und die Ehefrau erlebt ihr Nörgeln als Reaktion auf den Rückzug ihres Ehemanns (vgl. Watzlawick et al. 1990).

Bezogen auf die Familie ist beim narrativen Ansatz von Interesse, welche Geschichten innerhalb einer Familie bestehen und inwiefern diese von allen Mitgliedern geteilt werden oder ob sie gegeneinander konkurrieren.

In der therapeutischen Einzelarbeit steht im Fokus, welche Geschichten der Patient von sich und seiner Umgebung erzählt. Welche Ereignisse stellt er in den Mittelpunkt und welche Rolle gibt er sich in diesen Szenarien? Im Mittelpunkt des Interesses steht letztlich die Selbstkonstruktion des Patienten anhand seiner Geschichten. Die vordringlichste Aufgabe des Therapeuten ist hier zunächst einmal, wertfrei diesen Geschichten zuzuhören. Als bekannteste Vertreter dieses Ansatzes gelten Michael White (1948–2008) und David Epston (1944–). Sie gehen von der befreienden Wirkung des Narrativs aus und ermutigen die Klienten zu neuen Lebens- und Lösungserzählungen. Eine der therapeutischen Grundfragen lautet, inwieweit der Patient sich durch seine Geschichten regieren lassen will. So kann der Therapeut die Geschichten, in denen sich der Patient immer wieder als Verlierer beschreibt, hinterfragen, indem er den Patienten nach Situationen fragt, in denen er nicht an sich als ständigen Verlierer geglaubt hat. Ziel ist es also, eine Umerzählung alter Geschichten zu erreichen, indem alte vertraute Wirklichkeiten unvertraut gemacht werden (White und Epston 1990).

Reflecting Team

Eine weitere systemische Methode ist das sog. Reflecting Team, das auf den Norweger Tom Andersen (1936–2007) zurückgeht. Zunächst arbeitete Andersen orientiert an der Mailänder Schule um Selvini-Pallazzoli familientherapeutisch mit dem sog. Zweikammermodell: Der Therapieraum war durch eine Einwegscheibe getrennt und hinter dieser Scheibe befand sich ein Therapeutenteam, das die familientherapeutische Sitzung beobachtete und diese Beobachtungen und Schlussfolgerungen zum Teil auch während der Sitzungen einbrachte, indem der Familientherapeut herausgerufen wurde oder Notizzettel mit Informationen oder Anregungen in den Therapieraum hineingereicht wurden. Die Idee dieses Settings war die Annahme, dass das beobachtende Team außerhalb des familiären Systems ein wichtiges ergänzendes Verständnis für die familiäre Dynamik einbringt und nicht in Gefahr ist, sich mit dem System zu verstricken. Nicht selten erlebten die Familienmitglieder allerdings solche Unterbrechungen als verstörend und zum Teil auch als erniedrigend. Dies brachte Andersen auf die Idee, die Therapeuten hinter dem Einwegspiegel in den Therapieraum zu holen, so dass die Familie deren Beobachtungen und Diskussionen zuhören konnte, was so große Effekte zeigte, dass die übliche Schlussintervention und paradoxe Kommentare gänzlich ausbleiben konnten. Mit dieser Veränderung im Setting rückte Andersen den emanzipatorischen Gedanken in die Systemische Therapie. Familie und Therapeuten arbeiten auf Augenhöhe und mit maximaler Transparenz zusammen, um gemeinsam Lösungen für die aktuellen Probleme zu finden. Ein wichtiger Nebeneffekt dieser Settingveränderung ist, dass die Therapeuten nun, anders als hinter der Einwegscheibe, eine Sprache wählen müssen, die für die Familie verständlich ist und in der sie sich auch gesehen fühlen kann. Begriffe wie „Verstrickung“ oder „Überengagement eines Familienmitglieds“ können nur in Abwesenheit der Familie verwendet werden.

4.4.3 Die Behandlung einer Patientin mit Bulimia nervosa

In der hier folgenden Fallvignette beziehe ich mich auf eine Falldarstellung, in der eine Patientin, die an Bulimia nervosa erkrankt war, innerhalb von vier Sitzungen erfolgreich behandelt wurde (vgl. Nardone 2003). Einschränkend soll allerdings angemerkt werden, dass keinerlei katamnestische Informationen vorliegen. Es ist also nicht abzuschätzen, von welcher Dauer die Symptomfreiheit war. Dennoch beeindruckt diese Vignette, da deutlich wird, welch große Effekte durch Reframing, Verschreibungen und paradoxe Interventionen erzielt werden können.

In der ersten Sitzung berichtet die Patientin, bereits wegen Bulimie in therapeutischer Behandlung gewesen zu sein. Die Therapie sei damals erfolgreich verlaufen und habe auch zum Ausbleiben der Fressattacken geführt. Als sie dann wieder in die Nähe ihres Elternhauses gezogen sei, hätten die Fressattacken wieder begonnen. Der Therapeut exploriert sehr genau die Häufigkeit der Attacken, die manchmal vier- sechsmal hintereinander erfolgen können. Die Patientin berichtet, dass es ihr schwerfiele, wenn sie mal mit einer Fressattacken begonnen hätte, wieder aufzuhören. In ihrem Beruf arbeitet sie als Ärztin. Hinsichtlich ihres Wohnorts ist die Patientin sehr ambivalent. Einerseits möchte sie gern etwas Neues ausprobieren und an einem anderen Ort wohnen, andererseits scheut sie es, zu weit von ihrer Herkunftsfamilie wegzuziehen. Die Patientin äußert die Sorge, dass sie, wenn sie normal essen würde, dick werden könnte. Nachdem die Patientin sehr genau beschreibt, wie sie für ihre Fressattacken einkaufe, verneint der Therapeut ihren abschließenden Kommentar, dass dies alles sehr verrückt sei. Vielmehr würde sie sich verhalten wie eine Person, die ein Date mit einem Lover hat. Sie bereite sich systematisch vor, so als handele es sich um ein wunderbares und lustvolles Treffen. Er ergänzt, dass es sich um einen ganz schön tollen Lover handeln müsse, ja, dass es wahrscheinlich eine sehr lasterhafte, wenn nicht sogar perverse Affäre sei. Die Patientin ist zunächst sehr irritiert über diesen Vergleich, berichtet aber dann von einer Beziehung zu einem anderen Mann, für den sie immer alles gemacht habe, und dennoch sei die Partnerschaft auseinandergegangen. Der Therapeut erklärt ihr, dass sie sich nun mit den Fressattacken einen heimlichen Lover gesucht habe, weil der echte ja nicht mehr da sei.

Nach einer weiteren Exploration zur Arbeitssituation und ihrem sozialen Netzwerk nimmt der Therapeut eine provokative Umdeutung (Reframing) der Fress-Brech-Attacken als lasterhaften erotischen Akt vor:

> „Ihre Situation ist die einer sehr frommen Frau mit hohen Moralvorstellungen, die gleichzeitig starke sexuelle Impulse hat, die sie aber unterdrückt. Alles, was mit Sexualität zu tun hat, ist für sie extrem unmoralisch. Eines Morgens wacht sie mit einem enorm starken sexuellen Drang auf, geht auf die Straße und schnappt sich den erstbesten Mann, der ihr über den Weg läuft ... egal, ob er gutaussehend oder hässlich ist, denn alles, was sie will, ist Sex. Sie nimmt ihn, schiebt ihn durch ein Tor und hat Sex mit ihm, den lasterhaftesten, perversesten und lustvollsten Sex, den man sich vorstellen kann. Ah ... Als alles vorbei ist, macht sie sich davon und hat den ganzen restlichen Tag über Schuldgefühle. Sie schämt sich und ist sehr unglücklich. Aber am nächsten Morgen wacht sie wieder mit dem gleichen nicht zu unterdrückenden Verlangen auf, geht aus dem Haus, schnappt sich den erstbesten Mann, der ihr über den Weg läuft, egal, ob er gut aussieht oder hässlich ist, geht mit ihm durch das Tor und ..." (Nardone 2003, S. 196 f.)

Der Therapeut erklärt ihr, dass sie diese lasterhafte Begegnung lieber mit Essen als mit Männern habe. So bewahre sie nämlich ihre Würde. Zum Ende der ersten Sitzung eröffnet er ihr, dass er mit sehr besonderen Methoden arbeite. Er werde ihr zwischen den Sitzungen immer Hausaufgaben oder Themen zum Nachdenken mitgeben. Sie müsse diese Aufforderungen unbedingt befolgen, egal, wie merkwürdig oder abwegig ihr dies erscheinen mag. Ferner kündigt er an, dass die Therapie zunächst nur zehn Sitzungen umfassen werde. Sollten bis dahin keine Fortschritte erzielt werden, sei die Therapie beendet.

Dann gibt der Therapeut der Patientin die folgenden beiden Aufgaben mit auf den Weg: Er möchte, dass sie weiterhin isst und kotzt. Denn das ist ihr geheimer Lover, das Schönste, das sie nicht aufgeben soll. Sie soll darüber nachdenken, dass dieses Fressen und Kotzen das Gleiche ist wie bei der frommen Frau, die sich morgens irgendeinen Mann auf die Schnelle angelt, um perversen Sex zu haben. Durch diese erste Verschreibung soll die Patientin ihr Essen und Erbrechen als einen lustvollen, aber auch lasterhaften sexuellen Akt begreifen.

Es folgt eine zweite Verschreibung: Der Therapeut fordert die Patientin auf, jeden Abend, wenn sie im Bett liegt, auf sehr schönem Briefpapier einen Brief an den Therapeuten zu schreiben. Der Brief muss immer mit „Lieber Herr Doktor ...“ beginnen, alles, was danach kommt, ist ihr völlig freigestellt. Sie kann ihn verfluchen oder auch Blödmann nennen. Sie soll aber jeden Abend in diesem Brief niederschreiben, was ihr so gerade durch den Kopf geht.

In der zweiten Sitzung berichtet die Patientin, dass sich die Fressattacken deutlich reduziert hätten, ohne dass sie sich besonders habe anstrengen müssen. Sie sei völlig neben sich stehend aus der ersten Sitzung gegangen und habe sich prompt in den falschen Zug gesetzt. In der Zwischenzeit musste sie viel über das nachdenken, was der Therapeut in der ersten Sitzung gesagt habe, und kam zum Schluss, dass da wirklich etwas dran sein könne. Ihre Fressattacken hätten möglicherweise etwas Sexuelles. Der Therapeut korrigiert sie und meint, dass es doch erotisch sei. „Sex“ klinge für ihn so kalt und medizinisch. Dann spricht er die Patientin auf die Briefe an und fragt, ob sie irgendetwas in den Briefen geschrieben habe, was sie ihm nicht persönlich habe sagen können. Die Patientin berichtet, dass sie viel von dem aufgeschrieben habe, was in der ersten Stunde ausgelöst wurde. Die zweite Stunde endet mit den folgenden drei Verschreibungen: Sie soll weiterhin über das Essen und Erbrechen als lasterhaften und lustvollen sexuellen Akt nachdenken, sie soll weiterhin die abendlichen Briefe an ihn schreiben und sie soll, wann immer sie Lust auf Fressen hat, dieser unbedingt nachgehen. Nur soll sie sich nach dem Fressen den Wecker auf eine Stunde stellen und erst wenn der Wecker klingelt, losrennen und kotzen. Nicht früher und nicht später. In der dritten Stunde berichtet die Patientin, dass sie in der letzten Woche nur einmal fressen musste und dann wie besprochen eine Stunde gewartet habe, bis sie gekotzt habe. Das sei eine Tortur gewesen. Sie habe heftige Magenschmerzen gehabt. Dann fragt der Therapeut, ob sie über das erotische Lasterhafter ihrer Bulimie nachgedacht habe. Die Patientin berichtet, dass sie das sehr beschäftige und ihr einerseits unangenehm sei, sie gleichzeitig aber auch darüber lachen könne. Der Therapeut antwortet mit der ironischen Provokation, dass man wohl nichts machen könne, wenn man ein so lasterhaftes Ferkel sei. Diese Sitzung endet mit den folgenden drei Verschreibungen: Sie soll sich weiter damit beschäftigen, dass sie mit dem Fressen und Kotzen perverse kleine Sünden begeht. Die Briefe soll sie nur noch schreiben, wenn ihr danach ist. Wenn sie in der kommenden Woche fressen und kotzen möchte, soll sie den Wecker auf zwei Stunden stellen und erst dann kotzen. In der vierten und letzten Sitzung berichtet die Patientin, dass sie in der letzten Woche keine einzige Ess-Brech-Attacke mehr gehabt habe.

4.5 Zum aktuellen Forschungsstand der Systemischen Therapie

Am 14.12.2008 stellte der Wissenschaftliche Beirat (PsychThG) fest, dass die Systemische Therapie bei der Behandlung sowohl von Erwachsenen als auch von Kindern und Jugendlichen die notwendigen Voraussetzungen erfüllt, um als Verfahren für die vertiefte Ausbildung zum Psychologischen Psychotherapeuten und zum Kinder- und Jugendlichenpsychotherapeuten empfohlen zu werden. Grundlage dieser Entscheidung bildete der Gutachtenantrag, der von der SG (Systemische Gesellschaft) und der DGSF (Deutsche Gesellschaft für Systemische Therapie, Beratung und Familientherapie) eingereicht wurde.

In einer umfangreichen Publikation der Autoren von Sydow, Beher, Retzlaff und Schweitzer-Rothers im Jahre 2007, auf die ich mich hier vorwiegend beziehe, sind die zentralen Forschungsergebnisse der vorliegenden Wirksamkeitsstudien zur Systemischen Therapie zusammengefasst worden.

In einer Metaanalyse aus dem Jahre 1993, in die 163 kontrollierte Studien eingingen, konnte für die Familientherapie eine Effektstärke von 0,47 und für die Paartherapie eine Effektstärke von 0,60 erzielt werden. Nach Cohen handelt es sich hier um mittlere Effektstärken (Cohen 1988).

Im Zuge der Anerkennung durch den Wissenschaftlichen Beirat (PsychThG) wurde die Wirksamkeit der Systemischen Therapie für die folgenden Störungen im Erwachsenenalter als erwiesen beurteilt:

- Affektive Störungen (F3)
- Essstörungen (F50)
- Psychische und soziale Faktoren bei somatischen Krankheiten (F54)
- Abhängigkeiten und Missbrauch (F1, F55)
- Schizophrenie und wahnhafte Störungen (F2)

Zusammenfassend lässt sich festhalten, dass die Systemische Therapie für eine beeindruckende Zahl von psychischen Störungen bei Erwachsenen, Kindern und Jugendlichen ihre positive Wirkung durch empirische Studien nachweisen konnte. Von daher empfiehlt der Wissenschaftliche Beirat zu Recht, dieses Verfahren zur vertieften Ausbildung zuzulassen. Durch die Besonderheiten dieses therapeutischen Ansatzes stellt dieses Verfahren zudem eine wichtige und sinnvolle Ergänzung in der kassenärztlich finanzierten Versorgung dar. Entsprechend war es nur eine Frage der Zeit, dass die Systemische Therapie im Jahr 2018, zumindest für die Behandlung von Erwachsenen, in den Regelleistungskatalog der sog. Richtlinienverfahren aufgenommen wurde.

4.6 Die Zukunft der Systemischen Therapie in Deutschland

Es war zunächst ein großer Vorteil der Systemischen Therapie, sich jenseits der kassenärztlich finanzierten Psychotherapie über Jahrzehnte hinweg in Deutschland sowohl theoretisch als auch methodisch weiterentwickeln zu können. Hierin ist auch der Grund zu sehen, warum sich das systemische Denken und Arbeiten in sehr unterschiedlichen Handlungsfeldern wie beispielsweise der psychologischen Beratung, der Unternehmensberatung und dem Coaching fest etablieren konnte. Aus- und Weiterbildungen in der systemischen Arbeit ziehen nicht nur potenzielle Psychotherapeuten (Ärzte, Psychologen, Sozialpädagogen bzw. -arbeiter) an, sondern werden von einem breiten Spektrum von Personen aus sehr unterschiedlichen Herkunftsdisziplinen wahrgenommen.

Inwieweit es sich mit der Anerkennung durch den Wissenschaftlichen Beirat und dem G-BA um einen Pyrrhussieg handeln könnte, wird die Zukunft zeigen. Der erreichte aufwendig erworbene Status als sog. Psychotherapie- und Richtlinienverfahren bedeutet neben dem Vorteil der Integration in die bestehenden Versorgungsstrukturen des Gesundheitssystems auch eine gewisse Unterwerfung unter ein medizinisches Störungs- und Wissenschaftsverständnis, welches dem systemischen Denken eigentlich diametral entgegensteht (vgl. Wirsching und Levold 2014). Die Folge könnte eine sukzessive Aushöhlung des systemischen Denkens sein. Ein Blick zurück in die Geschichte zeigt, wie ernst solche Bedenken zu nehmen sind: So kritisierten beispielsweise die Verhaltenstherapeuten der ersten Generation das medizinische Störungsverständnis. Sie wandten sich vom engen Krankheitsbegriff ab und verstanden psychische Störungen als individuelle Probleme mit ihrer jeweils eigenen Lerngeschichte, für die individuell nach Möglichkeiten des Ver- oder Umlernens bzw. Neulernens gesucht werde sollte. Diese Perspektive wurde um den Preis der Anerkennung als Richtlinienverfahren, die den Zugang zur kassenärztlich finanzierten Therapie sicherte, zunächst nur formal aufgegeben (Helle 1998). Die heutigen Entwicklungen und die verhaltenstherapeutische Literatur lassen allerdings nun nichts mehr von dieser Haltung aus den frühen 1970er-Jahren erkennen.

Literatur

Andersen, T. (2018). *Das reflektierende Team. Dialoge und Dialoge über Dialoge* (5. Aufl.). Dortmund: Modernes Lernen.

Butzlaff, R. L., & Hooley, J. M. (1998). Expressed emotions and psychiatric relapse: A meta-analysis. *General Archives of Psychiatry, 55*(6), 547–552.

Cohen, J. (1988). *Statistical power analysis for the behavioral sciences*. Hillsdale: Erlbaum.
Engel, G. L. (1977). The need for a new medical model: A challenge for biomedicine. *Science, 196*, 129–136.
von Foerster, H. (1995). *Cybernetics of cybernetics. The control of control and the communication of communication*. Heidelberg: Carl Auer.
Furmann, B., & Ahola, T. (1995). *Die Zukunft ist das Land, das niemand gehört. Probleme lösen im Gespräch*. Stuttgart: Klett-Cotta.
Haley, J. (2014). *The ordeal therapy (4. Aufl., Originalausgabe 1984)*. Salzhausen: Iskopress.
Heisenberg, W. (1927). Über den anschaulichen Inhalt der quantentheoretischen Kinematik und Mechanik. *Zeitschrift für Physik, 43*(3), 172–198.
Helle, M. (1998). *30 Jahre Psychotherapie-Richtlinien: Entstehung, Entwicklung und Folgen. Gesprächspsychotherapie und Personzentrierte Beratung* (Bd. 3, S. 153–162).
Helming, E., Blüml, H., & Schattner, H. (1999). *Handbuch Sozialpädagogische Familienhilfe* (Bundesministerium für Familie, Senioren, Frauen und Jugend, Hrsg.) (Schriftenreihe, Bd. 182, 3. Aufl.). Stuttgart: Kohlhammer.
Kriz, J. (2014). *Grundkonzepte der Psychotherapie* (7. Aufl.). Weinheim: Beltz.
Ludewig, K. (2014). Theorie autopoietischer Systeme – Humberto Maturana. In T. Levold & M. Wirsching (Hrsg.), *Systemische Therapie und Beratung – Das große Lehrbuch* (S. 61–64). Heidelberg: Carl Auer.
Maturana, U. R., & Varela, F. J. (1990). *Der Baum der Erkenntnis. Die biologischen Wurzeln menschlichen Erkennens*. München: Goldmann.
Minuchin, S. (1997). *Familie und Familientherapie: Theorie und Praxis struktureller Familientherapie*. Wiesbaden: Lambertus.
Nardone, G. (2003). *Systemische Kurztherapie bei Ess-Störungen: Einführung und Fallstudien*. Göttingen: Hogrefe.
Peseschkian, N., & Peseschkian, H. (2009). *Lebensfreude statt Stress. Anstöße, Übungen, orientalische Weisheiten* (2. Aufl.). Stuttgart: Trias.
von Schlippe, A., & Schweitzer, J. (2002). *Lehrbuch der systemischen Therapie und Beratung* (8. Aufl.). Göttingen: Vandenhoeck & Ruprecht.
von Schlippe, A., & Schweitzer, J. (2013). *Lehrbuch der systemischen Therapie und Beratung I. Das Grundlagenwissen* (2. Aufl.). Göttingen: Vandenhoeck & Ruprecht.
Schweitzer, J., & von Schlippe, A. (2014). *Lehrbuch der systemischen Therapie und Beratung II. Das störungsspezifische Wissen* (5. Aufl.). Göttingen: Vandenhoeck & Ruprecht.
Schweitzer, J., & Weber, G. (1997). Störe meine Kreise – Zur Theorie, Praxis und kritischen Einschätzung der Systemischen Therapie. *Psychotherapeut, 42*, 197–210.
Schwing, R. (2014). Beendigung der Therapie. In T. Levold & M. Wirsching (Hrsg.), *Systemische Therapie und Beratung – Das große Lehrbuch* (S. 175–177). Heidelberg: Carl Auer.
Selvini-Palazzoli, M., Boscolo, L., Ceccin, G., & Prata, G. (1977). *Paradoxon und Gegenparadoxon*. Stuttgart: Klett-Cotta.
de Shazer, S. (1997). *Muster familientherapeutischer Kurzzeit-Therapie* (2. Aufl.). Paderborn: Junfermann.
de Shazer, S. (2010). *Wege der erfolgreichen Kurztherapie* (10. Aufl.). Stuttgart: Klett-Cotta.
von Sydow, K., Beher, S., Retzlaff, R., & Schweitzer-Rothers, J. (2007). *Die Wirksamkeit der Systemischen Therapie/Familientherapie*. Göttingen: Hogrefe.
Varga von Kibéd, M., & Sparrer, I. (2011). *Ganz im Gegenteil. Tetralemmaarbeit und andere Grundformen systemischer Strukturaufstellungen – für Querdenker und solche, die es werden wollen* (7. Aufl.). Heidelberg: Carl Auer.

Vaughn, C., & Leff, J. (1976). The measurement of expressed emotions in the families of psychiatric patients. *British Journal of Social and Clinical Psychiatry, 15*(2), 157–165.

Watzlawick, P., Beavin, J. H., & Jackson, D. (1990). *Menschliche Kommunikation. Formen, Störungen, Paradoxien* (8. Aufl.). Bern: Huber.

White, M., & Epston, D. (1990). *Narrative means to therapeutic ends*. Adelaide: Dulwitch Center.

Wirsching, M., & Levold, T. (2014). Teil 6: Schluss. In T. Levold & M. Wirsching (Hrsg.), *Systemische Therapie und Beratung – Das große Lehrbuch* (S. 544–549). Heidelberg: Carl Auer.

Zundel, E. (1987). Mara Selvini-Palazzoli: Systemische Familientherapie. In E. Zundel & R. Zundel (Hrsg.), *Leitfiguren in der Psychotherapie* (S. 123–142). München: Kösel.

Verhaltenstherapie

5

5.1 Einleitung

Die Verhaltenstherapie nimmt heute sowohl in der ambulanten als auch in der stationären psychotherapeutischen Versorgung eine zentrale Position ein. Ferner gilt sie in der akademischen Psychologie als die Repräsentantin des weiten Feldes der Psychotherapie. Aufgrund ihres in den letzten Jahrzehnten sukzessive erfahrenen Bedeutungszuwachses heben ihre Befürworter die zunehmende wissenschaftliche Orientierung innerhalb der Psychotherapie hervor und sehen in ihrem Vormarsch einen wichtigen Beitrag zur Evidenzbasierung. Kritiker dagegen beklagen eine zunehmende Dominanz der Verhaltenstherapie in der Psychotherapielandschaft und fürchten eine immer größere Einengung der Psychotherapie auf die Verhaltenstherapie.

In älteren Rezeptionen wurde die Verhaltenstherapie oftmals wegen ihrer technizistischen und wenig empathischen Ausrichtung kritisiert und dabei hinterfragt, inwieweit es sich, vor dem Hintergrund ihrer in der Regel eher psychoedukativen Ausrichtung, überhaupt um Psychotherapie im eigentlich Sinne handeln könne. Diese Wahrnehmung mag hinsichtlich der ersten verhaltenstherapeutischen Ansätze mit ihren oft sehr mechanisch anmutenden Selbstdarstellungen gerechtfertigt gewesen sein. Mittlerweile hat die Verhaltenstherapie jedoch enorme Veränderungen und Erweiterungen durchlaufen und erfährt auf breiter Ebene national und international eine durchgängig hohe Akzeptanz.

Die heutige Verhaltenstherapie ist durch eine Vielzahl nebeneinander bestehender unterschiedlicher Strömungen, Interventionen und störungsspezifischer

M. Helle, *Psychotherapie*, Basiswissen Psychologie,
https://doi.org/10.1007/978-3-662-58712-6_5

Ansätze geprägt, so dass es im Grunde nicht mehr möglich ist, von *der* Verhaltenstherapie zu sprechen. Anders als die anderen drei therapeutischen Säulen (psychodynamisch, systemisch, humanistisch) handelt es sich hier um das einzige Psychotherapieverfahren, das sich – jedenfalls zunächst – konsequent aus der akademischen Psychologie, konkret den Lerntheorien, also einer Teildisziplin der Allgemeinen Psychologie, heraus entwickelt hat. Es waren vor allem die lerntheoretischen Erkenntnisse, die in der Phase des Behaviorismus in der ersten Hälfte des letzten Jahrhunderts in den USA entwickelt und Ende der 1950er-Jahre systematisch auf die psychotherapeutische Arbeit übertragen wurden. Somit entstand die Verhaltenstherapie aus der Anwendung experimentalpsychologischer Prinzipien auf klinische Probleme. Diese erste Phase, die die Grundsteinlegung der Verhaltenstherapie darstellt, wird mittlerweile auch als die 1. Welle bezeichnet. Vor allem Erkenntnisse des operanten und klassischen Konditionierens fanden systematisch Eingang.

Die 2. Welle geht mit der sog. „Kognitiven Wende" in den 1960er-/70er-Jahre einher und hatte zur Folge, dass kognitive Phänomene Gegenstand der Diagnostik und Intervention wurden. Der Fokus lag nun nicht mehr wie noch in der 1. Welle auf objektiv beobachtbarem Verhalten, das gezielt verändert werden sollte. Stattdessen waren es die subjektiven Annahmen, die Vorstellungen und Bewertungen der Patienten, also die inneren Repräsentanzen der äußeren Welt, die z. B. auf ihre Irrationalität hin überprüft wurden und durch gezielte Interventionen verändert werden sollten.

Anfang der 1990er-Jahre setzte die sog. 3. Welle ein. Die Verhaltenstherapie fokussierte sich nun zunehmend auf das gesamte innere Erleben des Patienten. Auf therapeutischer Ebene fanden achtsamkeits- und akzeptanzbasierte Strategien Eingang in den psychotherapeutischen Prozess. Heute kann man sagen, dass alle drei Phasen in ihrer Summe die Säulen der Verhaltenstherapie darstellen und in jeweils unterschiedlichen Ausprägungen die Interventionen bestimmen. Ein zentrales Kriterium der Verhaltenstherapie heute ist weniger eine vorab ausgerichtete theoretische Orientierung, sondern vor allem die Evidenzbasierung. Von daher kann grundsätzlich jede Intervention, deren Wirksamkeit theoretisch begründet und empirisch nachgewiesen ist, Eingang in den Kanon verhaltenstherapeutischer Interventionen finden. Als gemeinsame Klammer bleibt die Annahme, dass jedes menschliche Verhalten – und Verhalten hier im breiten Verständnis – im weitesten Sinne erlernt wurde und daher auch verlernt oder umgelernt werden kann.

Will man aus einem Alltagsverständnis des Verhaltensbegriffs die wesentlichen Merkmale der Verhaltenstherapie ableiten, wird man ihrer Breite nicht gerecht werden können. Vielmehr liegt diesem Begriff ein psychologisches

Verständnis zugrunde, das nicht nur das beobachtbare Verhalten meint, sondern darüber hinaus auch physiologische, emotional-subjektive, motivational-affektive, kognitive und verbal-kognitive Aspekte mit einschließt (vgl. Beerlage et al. 1986). Um einem verkürzten Verständnis von Verhalten vorzubeugen, wird daher heute nicht selten auch von kognitiv-behavioraler Therapie bzw. kognitiv-behavioralen Methoden gesprochen, was wiederum dem letzten Entwicklungsabschnitt, nämlich der 3. Welle (s. u.), nicht mehr gerecht wird. In Zukunft wäre es durchaus denkbar, von emotionsfokussierenden-kognitiv-behavioralen Methoden zu sprechen (s. a. Hand 2008).

5.2 Geschichte und Methoden der Verhaltenstherapie

5.2.1 Die 1. Welle und ihre therapeutischen Methoden

Ein besonderes Merkmal der sog. 1. Welle ist die Übertragung von Ergebnissen aus in erster Linie tierexperimenteller Forschung auf die Psychotherapie. Beinahe zeitgleich waren es in den 1950er-Jahren Skinner (1904–1990) und Solomon (1918–1995) in den USA, Eysenck (1916–1997) und Shapiro (1912–2000) in England und Wolpe (1915–1997), Rachman (1934–) und Lazarus (1932–2013) in Südafrika, die die Anfänge der Verhaltenstherapie begründeten.

Im Sinne der aus dem Behaviorismus stammenden Black-Box-Metapher wurde der Fokus nicht auf innere psychische Prozesse gerichtet, sondern auf objektiv beobachtbare dysfunktionale Verhaltensweisen. Das therapeutische Ziel bestand darin, über die systematische Anwendung der Prinzipien des klassischen bzw. operanten Konditionierens dazu beizutragen, dass diese dysfunktionalen Verhaltensweisen von den Patienten um- oder verlernt wurden.

Wolpe: Systematische Desensibilisierung

Um sich die Übertragung experimentalpsychologischer Erkenntnisse auf die klinische Anwendung anschaulich vorstellen zu können, lohnt ein Blick auf die Arbeiten von Wolpe, der aus seiner tierexperimentellen Forschung die verhaltenstherapeutische Methode der systematischen Desensibilisierung entwickelte (Wolpe 1954):

Katzen erlebten in einem bestimmten Käfig (Käfig A) mehrfach die Darbietung eines aversiven Reizes in Form von Elektroschocks. Nach bereits wenigen Durchgängen entwickelten die Katzen eine sog. experimentelle Neurose, d. h. sie zeigten, sobald sie im Käfig A waren, eine deutliche Angstreaktion, auch wenn die Elektroschocks ausblieben. Somit war also die Angstreaktion erlernt. In einem völlig anders gestalteten Käfig (Käfig B) verhielten sich die Katzen hingegen normal und zeigten keinerlei Angstreaktionen. Wolpe machte nun die Beobachtung, dass die Katzen in Käfig A keinerlei Nahrung mehr zu sich nahmen, während die Nahrungsaufnahme in Käfig B völlig unauffällig erfolgte. Hieraus folgerte er, dass das Aufnehmen von Nahrung bei Katzen eine Handlung ist, die antagonistisch zum Zustand der Angst ist. Einfacher ausgedrückt: Wer frisst, hat keine Angst. Hieraus schloss er, dass Angst und Fressen bei Katzen auf zwei sich gegenseitig hemmende Zustände zurückzuführen sind und bezeichnete dieses Phänomen als „reziproke Inhibition". Diese Beobachtung machte sich Wolpe nun zunutze, um die Katzen von der experimentellen Neurose zu heilen. Der Käfig B, in dem sich die Katzen angstfrei verhielten, wurde in der äußeren Erscheinung sukzessive dem Käfig A angepasst. In den verschiedenen Varianten des Käfigs B, die sich immer mehr Käfig A annäherten, erhielten die Katzen kontinuierlich etwas zu fressen, so dass sie aufgrund der angstantagonistischen Handlung keinerlei Angstreaktionen entwickeln konnten. Schließlich zeigten die Katzen auch in Käfig A keine Angstreaktionen mehr. Die Katzen wurden also von der zuvor beigefügten experimentellen Neurose geheilt.

Die Ergebnisse dieses Tierexperiments wurden unmittelbar in eine verhaltenstherapeutische Intervention transferiert, die noch heute unter dem Begriff „Systematische Desensibilisierung" eine viel genutzte Behandlungsform von Patienten mit Angststörungen, insbesondere der Einfachen Phobie, darstellt.

Für das angstantagonistische Verhalten griff Wolpe auf das von Jacobson in den 1920er-Jahren entwickelte Entspannungsverfahren der Progressiven Muskelrelaxation (PMR) zurück (Jacobson 1929). Hierbei handelt sich neben dem Autogenen Training um eines der auch heute am häufigsten eingesetzten Entspannungsverfahren, in dem durch bewusste An- und Entspannung bestimmter Muskelgruppen ein Zustand tiefer Entspannung des gesamten Körpers erreicht werden soll. Die Patienten erlernen eine Strategie, um in kurzer Zeit den Muskeltonus bewusst zu reduzieren, so dass Erregungszustände, die sich beispielsweise durch Herzklopfen, Schwitzen oder Zittern bemerkbar machen, gezielt vermindert werden können. Was also für die Katzen als angstantagonistischer Zustand das Fressen war, entsprach beim Menschen dem Zustand der Entspannung, welcher über PMR induziert wurde. Wer im Zustand der Entspannung ist, kann unmöglich parallel dazu im Zustand der Angst sein.

Die im Katzenexperiment entwickelten Käfigvarianten wurden durch die Erstellung einer Angsthierarchie ersetzt. Mit den Patienten wird also bezogen auf das angstauslösende Objekt eine individuelle Rangreihe hinsichtlich des Angstpotenzials erstellt. Eine Angsthierarchie bei einer Spinnenphobie könnte beispielsweise wie folgt aussehen:

1. über Spinnen sprechen
2. Fotos von Spinnen ansehen
3. Film über sich bewegende Spinnen ansehen
4. Spinnen in einem Terrarium beobachten
5. Spinnen in 2 Meter Entfernung betrachten
6. Spinne über die Hand krabbeln lassen

Bei der Systematischen Desensibilisierung werden die Patienten zunächst durch die Anwendung von PMR in den Zustand der Entspannung versetzt und dann aufsteigend mit den einzelnen Stufen der Angsthierarchie konfrontiert. Gerät der Patient im Zuge der Konfrontation mit einer der Stufen in den Zustand der Angst, soll er z. B. durch Heben der Hand ein entsprechendes Zeichen geben, so dass man sich wieder auf die nächst niedrigere Stufe begibt und den Patienten erneut in den Zustand der Entspannung führt.

Diese Intervention stellte die erste Variante innerhalb der großen Gruppe der sog. Konfrontationsverfahren (s. u.) dar, die vor allem in der Behandlung von Angststörungen zum Einsatz kamen. In der damaligen Zeit, in der das Feld der psychischen Störungen vor allem von einem psychodynamischen Verständnis geprägt war, stellte diese Art der Behandlung etwas äußerst Revolutionäres dar. Aus psychodynamischer Sicht verstand man die neurotische Angst als Folge des Zusammenbruchs der Abwehr von frühkindlichen Wünschen, Bedürfnissen und Aggressionen, die bewusst zu werden drohen. Der Behandlungsansatz sah entsprechend dieser Annahme vor, diesen Wünschen, Bedürfnissen oder Aggressionen zum Bewusstsein zu verhelfen. Sobald dies gelang, musste die Angst nicht mehr eingesetzt werden – die Patienten waren also geheilt. Die Systematische Desensibilisierung setzte direkt an der Angstsymptomatik an und war in der Lage, sie wirkungsvoll zu reduzieren bzw. zu beseitigen. Es überrascht nicht, dass einige Psychoanalytiker nun behaupteten, dass dieser Behandlungsansatz nur auf die Symptome und nicht auf die dahinterliegenden Ursachen fokussiere. Daher sei hier im besten Fall eine Symptomverschiebung, aber mit Sicherheit keine Heilung zu erreichen. Dem wurde entgegengehalten, dass die Psychoanalyse den Patienten mit seiner aktuellen Symptomatik nicht ausreichend ernst nehme und die langwierige und aufwändige Aufarbeitung frühkindlicher Konflikte eine perfide Form der unterlassenen Hilfeleistung sei, da es nun mal die konkrete und akute Angstsymptomatik sei, die die Belastung darstelle.

Mittlerweile spielt diese Kontroverse keine Rolle mehr und beide therapeutischen Ansätze verstehen sich auch in der Behandlung der unterschiedlichen Angststörungen als sinnvolle Ergänzungen. Als Faustregel zur differenziellen Indikationsstellung werden das jeweilige Störungsverständnis der Patienten und das Ausmaß der aktuellen Einschränkung in der Verrichtung der alltäglichen Aufgaben durch die Angstsymptomatik berücksichtigt.

Mowrer: Zwei-Faktoren-Theorie

Eine weitere Arbeit, die die Merkmale der 1. Welle der Verhaltenstherapie veranschaulicht, ist die Zwei-Faktoren-Theorie von Mowrer, die zwar heute als verkürzt bzw. überholt gilt, aber zum Teil immer noch für psychoedukative Zwecke therapeutisch genutzt wird (Mowrer 1960).

Der erste Faktor dieser Theorie beschreibt den Erwerb einer Angststörung über das Prinzip des klassischen Konditionierens.

Exkurs: Klassisches Konditionieren Um das Prinzip des klassischen Konditionierens anzuwenden, benötigt man zunächst eine bereits gegebene Reiz-Reaktions-Sequenz. Beim Menschen wird daher regelmäßig auf bestehende Reflexe, wie z. B. den Lidschlussreflex, zurückgegriffen. Trifft ein Luftstoß auf das Auge, schließen sich automatisch die Augenlider. Der Luftstoß ist in diesem Fall der unkonditionierte Stimulus (UCS) und der Lidschlussreflex die unkonditionierte Reaktion (UCR). Koppelt man nun diesen Luftstoß mit einem bestimmten Ton, wird nach nur wenigen Versuchsdurchgängen allein dieser Ton den Lidschlussreflex auslösen können. Der Ton ist demnach der konditionierte Stimulus (CS) und der durch ihn ausgelöste Lidschlussreflex die konditionierte Reaktion (CR). Somit wurde über das klassische Konditionieren gelernt, bei einem bestimmten Ton den Lidschlussreflex auszulösen.

Bezogen auf den Erwerb einer Angststörung könnte der Vorgang des klassischen Konditionierens nun der folgende sein: Die bestehende Reiz-Reaktions-Sequenz ist z. B. ein körperlicher Zustand, in dem der Blutdruck extrem niedrig ist, einem leicht schwindelig ist und man kurz davor ist, umzufallen. Ein solcher „Stimulus" löst die Angst aus, das Bewusstsein bzw. die Kontrolle zu verlieren. Der unkonditionierte Reiz ist also dieser unangenehme körperliche Zustand und die unkonditionierte Reaktion ist die daraufhin entstehende Angst. Stellt sich dieser Zustand nun beispielsweise während einer Fahrt in einem Aufzug ein, kann in der Folge der Aufzug zum konditionierten Stimulus werden, der diese Angstzustände in Zukunft allein auslösen würde. Der Aufzug wurde also nun zu einem Hinweisreiz bzw. Gefahrensignal. Bliebe man beim Vorgang des klassischen Konditionierens, müsste diese gelernte Assoziation jedoch bald wieder gelöscht werden, da in der Regel die wiederholte Koppelung von unkonditioniertem und konditioniertem Stimulus ausbleibt.

Zur Erklärung der Aufrechterhaltung der Angststörung wird nun der zweite Faktor, das operante Konditionieren, herangezogen.

Exkurs: Operantes Konditionieren Beim operanten Konditionieren ist allein entscheidend, welche Konsequenzen dem unmittelbar zuvor gezeigten Verhalten folgen. Die Konsequenz beeinflusst die zukünftige Auftretenswahrscheinlichkeit

C^+ Positive Verstärkung (Erhöhung der Auftrittswahrscheinlichkeit):

Eine positive Verstärkung liegt dann vor, wenn die Konsequenz dazu führt, dass die Auftretenswahrscheinlichkeit des zuvor gezeigten Verhaltens zunimmt. Hier wird auch von Belohnung gesprochen. Beispiel: Der kleine Peter hat sein Spielzimmer aufgeräumt und darf danach seine Lieblingssendung im Fernsehen sehen.

C^- Bestrafung (Reduzierung der Auftrittswahrscheinlichkeit):

Eine Bestrafung liegt dann vor, wenn die Konsequenz dazu führt, dass die Auftretenswahrscheinlichkeit des zuvor gezeigten Verhaltens abnimmt.

$\not{C}^-$ Negative Verstärkung (Erhöhung der Auftrittswahrscheinlichkeit):

Nach der erfolgten Reaktion wird die aversive Konsequenz beseitigt. Am Beispiel der im Aufzug entstandenen Angst wird das daraufhin entwickelte Vermeidungsverhalten (nicht in Aufzüge gehen) negativ verstärkt, da man so der erwarteten aversiven Konsequenz (Bewusstsein verlieren, ohnmächtig werden) entgeht.

$\not{C}^+$ Indirekte Bestrafung (Reduktion der Auftrittswahrscheinlichkeit)

Nach dem gezeigten Verhalten wird eine erwartete positive Konsequenz nicht dargeboten. Entzieht man dem Kind sein Taschengeld, weil es sein Zimmer nicht aufgeräumt hat, wäre dies eine indirekte Bestrafung mit dem Ziel, das Verhalten (Nichtaufräumen des Zimmers) in seiner Auftretenswahrscheinlichkeit zu reduzieren.

Abb. 5.1 Vier Arten von Konsequenzen beim operanten Konditionieren

des zuvor gezeigten Verhaltens. Es werden vier Arten von Konsequenzen unterschieden (Abb. 5.1).

In Abb. 5.2 sind die vier beschriebenen Ausgänge des operanten Konditionierens als Übersicht zusammengefasst. C+ bzw. C− verweist auf die positive bzw. negative Konsequenz und das durchgestrichene C deutet an, dass hier eine erwartete Konsequenz entfernt wird.

Die Zwei-Faktoren-Theorie von Mowrer hat heute einerseits historische Bedeutung, andererseits wird sie nach wie vor gern verwendet, um Patienten von der Notwendigkeit zu überzeugen, im Rahmen einer Therapie Vermeidungsverhalten zu durchbrechen und sich im Rahmen eines Expositionstrainings den angstauslösenden Situationen zu stellen. Seligmann ergänzte diese Theorie um den Begriff der „Preparedness", der erklärt, dass der Mensch evolutionsbiologisch begründet eine hohe Bereitschaft zeigt, z. B. gegenüber Enge, Höhe, Spinnen, Schlangen etc. relativ schnell Ängste auszubilden. Diese Bereitschaft war in der frühen stammesgeschichtlichen Entwicklung des Menschen von überlebenswichtiger Bedeutung und spiegelt sich heute in den zentralen Inhalten der einfachen Phobien, wie Spinnenangst, Höhenangst etc., wider.

Operantes Konditionieren		
	Erhöhung der Auftretenswahrscheinlichkeit	Reduktion der Auftretenswahrscheinlichkeit
Darbietung von Verstärker	C^+ positive Verstärkung positive Konsequenz	C^- direkte Bestrafung aversive Konsequenz
Entfernung von Verstärker	$\not{C}^-$ negative Verstärkung negative Konsequenz wird entfernt	$\not{C}^+$ indirekte Bestrafung angenehme Konsequenz wird entfernt
Keine Verstärker	Löschung (time out)	

Abb. 5.2 Übersicht Operantes Konditionieren

Entsprechend der beiden zentralen Lernprinzipien klassisches und operantes Konditionieren unterscheidet man zwischen respondentem und operantem Verhalten. Bei respondentem Verhalten reagiert eine Person auf einen zuvor dargebotenen Reiz, wie es z. B. bei der Angstreaktion der Fall ist. Solche Verhaltensweisen werden in der Regel über die Gruppe der Konfrontationsverfahren verändert. Operantes Verhalten erklärt sich über die dem Verhalten nachfolgenden Konsequenzen, die die zukünftige Auftretenswahrscheinlichkeit beeinflussen. Diese Verhaltensklasse wird über die Gruppe der operanten Verfahren verändert. Diese beiden zentralen Verfahren der 1. Welle sollen in den nun folgenden Unterkapiteln eingehender dargestellt werden.

5.2.1.1 Konfrontationsverfahren

Wie der Name schon sagt, ist das zentrale Merkmal der Konfrontationsverfahren, dass Patienten im Rahmen der Therapie mit Situationen bzw. Stimuli konfrontiert werden, die sie bisher gemieden haben, weil sie in der Regel mit Ängsten besetzt waren. Die Spanne der angstbesetzten Situationen ist sehr breit und reicht von einzelnen angstauslösenden Objekten, wie Spinnen, Schlangen, Höhe oder beengten Räumen, wie dies beispielweise bei der Einfachen Phobie der Fall ist, bis hin zu komplexen sozialen Situationen, die, wie es in der Sozialen Phobie umschrieben ist, gemieden werden, da befürchtet wird, plötzlich in eine peinliche Situation und dabei ins Zentrum der Aufmerksamkeit zu geraten. Ein zentraler Wirkmechanismus bei der Reizkonfrontation ist das Phänomen der Habituation: Wer sich lange genug einer Situation aussetzt, in der ohne objektiven Anlass Angst erlebt wird, wird im Sinne der Habituation die Angstreaktion und somit auch das Angsterleben sukzessive abschwächen. Ein Teil der Konfrontationsverfahren setzt auf massierte Konfrontation, so dass die Patienten in extremer Form mit dem angstauslösenden Stimulus konfrontiert werden, ein anderer Teil setzt auf graduierte Konfrontation, was bedeutet, dass man sich, wie beim Systematischen Desensibilisieren, sukzessive der real gegebenen angstauslösenden Situation bzw. dem angstauslösenden Objekt annähert. Auch wenn der Ursprung der Konfrontationsverfahren der 1. Welle zuzuschreiben ist, werden in der heutigen Anwendung kognitive Aspekte in der Vorbereitung und Durchführung systematisch berücksichtigt. Zusammenfassend lassen sich die Konfrontationsverfahren in die folgenden Phasen in einem therapeutischen Prozess unterteilen:

- Funktionale Analyse des Vermeidungsverhaltens und Vorbereitung der Exposition; so könnte z. B. die Angst, Auto zu fahren, mit einem erheblichen sekundären Krankheitsgewinn einhergehen, da man nun vom Partner überall hingefahren wird und so mehr Aufmerksamkeit erhält.
- Konfrontation mit der Problemsituation, welche über Habituationsprozesse zum Rückgang der psychophysiologisch erlebten Angst führt.
- Veränderung der Wahrnehmung und Bewertung der bisher angstauslösenden Situation (z. B. realistische Einschätzung von Gefahren, positivere Einschätzung der eigenen Handlungsmöglichkeiten).
- Aufbau neuer Verhaltensmuster (z. B. sich aktiv der Problemsituation stellen, anstatt vor ihr zu fliehen (vgl. Fiegenbaum und Tuschen 2000).

Bei der Durchführung von Konfrontationsverfahren werden die sog. in vivo von den in sensu Verfahren unterschieden. In vivo bedeutet, dass die Patienten mit den realen angstauslösenden Situationen konfrontiert werden, während bei den in sensu Interventionen nur in der Vorstellung gearbeitet wird. In Tab. 5.1 werden die gängigsten Konfrontationsverfahren wiedergegeben, kurz beschrieben und deren jeweilige Indikationsbereiche zusammengefasst.

5.2.1.2 Operante Verfahren

Das operante Konditionieren geht auf die Arbeiten von Thorndike (1847–1949) zurück und wurde später von Skinner im Rahmen intensiver tierexperimenteller Forschung weiterentwickelt. Grundlage ist das Lernprinzip, das besagt, dass ope-

Tab. 5.1 Übersicht Konfrontationsverfahren

Konfrontations-verfahren	Beschreibung	Wirkmechanismus	Indikation
Systematische Desensibilisierung	- In sensu Konfrontation unter Anwendung von PMR - Aufbau einer Angsthierarchie - Erlernen des Entspannungsverfahrens PMR	- Reziproke Inhibition - Gegenkonditionierung	- Einfache Phobien
Exposition und Reaktionsverhinderung	- In vivo Konfrontation mit der angstauslösenden Situation - Kognitive Vorbereitung - ggf. Erlernen von Entspannungstechniken - Reaktionsverhinderung: Unterbinden des Vermeidungsverhaltens (Fokussierung auf das Erleben in der angstauslösenden Situation, verbale Instruktionen etc.) - Langandauernde Konfrontation, bis es zum Abbau des Angsterlebens kommt	- Habituation	- Einfache Phobie - Agoraphobie - Agoraphobie mit Panikstörung - Soziale Phobie - Zwangsstörung - Anpassungsstörung (Trauerarbeit / Bereavement therapy)
Graduierte Löschung	- In vivo Konfrontation mit zunächst minimal angstauslösende Situation - Daher i.d.R. keine Reaktionsverhinderung notwendig	- Minimal aversive Stimuli lösen gegenüber dem bisher gezeigten Vermeidungsverhalten Alternativverhalten aus - Kognitive Umstrukturierung - Habituation	- Soziale Phobie - Einfache Phobie - Agoraphobie - Agoraphobie mit Panikstörung
Soziales Kompetenztraining	- Mehr oder weniger standardisierte Trainingsmethoden, um die soziale Kompetenz zu erhöhen	- Habituation - Modelllernen - Kognitive Umstrukturierung	- Sehr breites Indikationsspektrum
Flooding	- In vivo Reizüberflutung / massierte Konfrontation mit der angstauslösenden Situation - z.B. Kirchturmbesteigung bei Höhenangst - z.B. Beschmutzen der Hände bei Waschzwang	- Habituation	- Einfache Phobie - Agoraphobie - Agoraphobie mit Panikstörung - Panikstörung - Zwangsstörung
Implosion	- Massive in sensu Reizkonfrontation - Der Patient wird in der Vorstellung mit Angstsituationen höchster Intensität konfrontiert, die oft ins Unrealistische übersteigert werden - Reaktionsverhinderung durch verbale Instruktion: Patient muss bei den induzierten Vorstellungen bleiben	- Habituation	- Wird heute so gut wie nicht mehr angewendet, da es für diesen Indikationsbereich (diverse Angststörungen) theoretisch besser fundierte Alternativen gibt

rantes bzw. instrumentelles Verhalten in seiner Auftretenswahrscheinlichkeit vor allem über die nachfolgenden Konsequenzen kontrolliert wird. Unabhängig also von den Ursachen und den Vorbedingungen des Verhaltens kann dieses allein über Einflussnahme auf die Konsequenzen manipuliert bzw. verändert werden. So ist es beispielsweise nicht selten der Fall, dass ein Autofahrer nach einem klar unverschuldeten Unfall sein Auto bis auf weiteres stehen lässt. Es sind hier nicht die Ursachen, sondern allein die negativen Konsequenzen (z. B. Schreck, Schleudertrauma, defektes Auto), die nun aufgrund der Erwartungsangst das zukünftige Verhalten steuern. Auch wenn die Regeln des operanten Lernens sehr klar und strukturiert erscheinen, reichen sie allein nicht aus, um der Komplexität menschlichen Verhaltens gerecht zu werden. Dennoch können über die Anwendung operanter Verfahren, die in ein komplexes Therapiegeschehen eingebettet sein müssen, nachhaltige Verhaltensänderungen herbeigeführt werden. Grundlage dieses Ansatzes bildet die oben dargestellte Übersicht der verschiedenen Formen der Verhaltenskonsequenzen und deren jeweiliger Einfluss auf die Auftretenswahrscheinlichkeit (vgl. Abb. 5.1). Über die systematische Manipulation von Verstärkern nach dem zuvor gezeigten Verhalten wird gezielt auf die Auftretenswahrscheinlichkeit Einfluss genommen. Wesentlich für den operant gesteuerten Lernprozess ist die Kontingenz, also die Verbindung zwischen Verhalten und Konsequenz, wobei letztere in räumlicher und zeitlicher Nähe zum Verhalten stehen muss. So ist z. B. jedem bekannt, dass der regelmäßige Konsum von Zigaretten mit massiven gesundheitlichen Beeinträchtigungen einhergehen kann. Da diese aber zeitlich so sehr verspätet auftreten, hat diese höchst negative Konsequenz bei vielen Menschen aufgrund der fehlenden Kontingenz keinerlei Einfluss auf deren Rauchverhalten. Um also über die Konsequenzen das Verhalten wirksam manipulieren zu können, müssen sie in einer perfekten Kontingenz auftreten.

Damit der systematische Einsatz von Verstärkern Wirkung zeigen kann, muss hinsichtlich des gewählten Verstärkers ein gewisser Deprivationsgrad bestehen. So macht beispielsweise die Belohnung eines Kindes mit einer Tafel Schokolade nur Sinn, wenn es weder kurz zuvor etwas Süßes gegessen hat noch in seinem Zimmer Berge von Süßigkeiten hortet. In Tab. 5.2 finden sich die verschiedenen Arten von Verstärkern, die bei den operanten Verfahren unterschieden werden können.

Operante Verfahren kommen vor allem dann zum Einsatz, wenn es um den Aufbau erwünschter oder den Abbau unerwünschter Verhaltensweisen geht.

Tab. 5.2 Die verschiedenen Arten von Verstärkern

Primäre Verstärker	Primäre Verstärker beziehen sich auf die menschlichen Grundbedürfnisse, wie Essen, Trinken, Schlafen etc. Sie entfalten nur Wirkung, wenn hier ein Mangel, also eine Deprivation vorherrscht.
Sekundäre Verstärker	Sekundäre Verstärker wirken aufgrund von internalisierten Lernprozessen. Beispiele sind verbales Lob oder Geld.
Intermittierende Verstärkung	Die Verstärkung erfolgt hier unregelmäßig und weist gegenüber der kontinuierlichen Verstärkung (jedes Mal nach dem erwünschten Verhalten) und der Quoten-Verstärkung (nach einer festgelegten Anzahl des gezeigten Verhaltens) die höchste Löschungsresistenz auf.
Soziale Verstärkung	Soziale Verstärkung wird beispielsweise durch positive Reaktionen der Bezugsgruppe erreicht.
Selbstverstärkung/ Selbstbekräftigung	Selbstverstärkung liegt vor, wenn der Patient sich selbst für ein bestimmtes Verhalten lobt oder sich etwas gönnt.
Komplexe Verstärkung	Von komplexer Verstärkung spricht man, wenn eine Reihe von Verhaltensweisen zeitgleich beeinflusst werden soll. Ein Beispiel ist das Einhalten diverser Regeln (Küchendienst, Zimmer aufräumen, Pünktlichkeit etc.) in einer Betreuungseinrichtung. Oft kommen hier sog. generalisierte Verstärker (Tokens) zum Einsatz, die dann z. B. in einen Kinobesuch eingelöst werden können.

Methoden zum Aufbau neuen Verhaltens

Der systematische Aufbau erwünschten Verhaltens spielt z. B. eine Rolle bei der Entwicklung prosozialen Verhaltens bei aggressiven Kindern, bei der Vermittlung komplexer Fertigkeiten bei psychiatrischen Patienten und bei der Förderung gesunder Verhaltensweisen in der Verhaltensmedizin und Gesundheitsförderung (Essverhalten, Bewegungsverhalten).

In Zusammenhang mit dem Aufbau erwünschten Verhaltens kommen die folgenden vier zentralen Verfahren zum Einsatz: Shaping, Chaining, Prompting und Fading.

Über das Shaping (dt.: Verhaltensausformung) sollen Verhaltensweisen aufgebaut werden, die bisher gar nicht oder nur unzureichend vorhanden waren. In einer ersten Phase werden die Anfangsschritte des gewünschten Verhaltens verstärkt. Im Rahmen des weiteren Fortschritts wird dann schrittweise nur noch Verhalten, das immer mehr Ähnlichkeit mit dem Zielverhalten aufweisen muss, verstärkt (diskriminative Verstärkung). Dieses Verfahren wurde von Skinner über tierexperimentelle Versuche an Tauben entwickelt und spielt heute noch in der Dressur von Tieren eine wichtige Rolle. In der Psychotherapie wird es vor allem bei Patienten eingesetzt, die kognitiv schwere Beeinträchtigungen aufweisen. So könnte Shaping zum Einsatz kommen, um geistig behinderten Kindern das selbstständige Einräumen der Geschirrspülmaschine beizubringen. In einer ersten Phase werden die Kinder bereits gelobt, wenn sie ihre eigene Tasse einräumen. Ist dies erreicht, erfolgt die positive Verstärkung erst, wenn einige weitere Geschirrteile eingeräumt wurden. Schließlich kommt es erst dann zur positiven Verstärkung, wenn das gesamte Geschirr eingeräumt wurde.

Der Begriff „Chaining" bedeutet „Verkettung" und kommt zum Einsatz, wenn komplexe Verhaltensweisen gelernt werden sollen. Das komplexe Verhalten wird zunächst in seine einzelnen Verhaltenskomponenten untergliedert. Es wird nun damit begonnen, zunächst nur das letzte Glied der Verhaltenskette zu verstärken. Der Vorteil, mit dem letzten Glied zu beginnen, liegt darin, dass diese Verhaltenssequenz, nach der regelmäßig die Verstärkung erfolgt, über den gesamten Lernprozess hinweg unverändert bleibt und somit nicht immer wieder aufs Neue gelernt werden muss. Ist die letzte Verhaltenssequenz erlernt, erfolgt nun die Verstärkung erst, wenn der Patient das vorletzte Glied und anschließend das letzte Glied der Verhaltenskette ausführt. Dies wird so lange fortgeführt, bis die gesamte Verhaltenskette gelernt wurde. Wie beim Shaping kommt auch das Chaining in erster Linie bei Menschen mit schweren kognitiven Beeinträchtigungen zum Einsatz. So kann Chaining verwendet werden, um einem geistig behinderten Kind das selbstständige Anziehen beizubringen. Der Betreuer würde mit dem Anziehen beginnen und dem Kind den letzten Schritt, nämlich das Anziehen der Schuhe, überlassen, welcher dann z. B. durch Lob verstärkt wird. In der nächsten Phase müsste das Kind die Socken und dann die Schuhe anziehen. So wird fortgefahren, bis das Kind in der Lage ist, sich vollkommen selbstständig anzuziehen.

Mit Prompting, was so viel wie „Anregen" oder „Auffordern" bedeutet, werden die verbalen und verhaltensmäßigen Hilfestellungen beschrieben, die der Therapeut während des Lernprozesses zur Verfügung stellt. So kann er einzelne Handlungsanweisungen geben, die Hand des Patienten führen und die Aufmerksamkeit des Patienten entsprechend lenken.

Mit Fading, also dem Ausblenden, werden die beim Prompting beschriebenen Hilfestellungen schrittweise wieder zurückgenommen, so dass der Patient zunehmend in die Lage versetzt wird, das Verhalten eigenständig ohne weitere Hilfe auszuführen. Das Prinzip des Fadings kommt im Grunde auch zur Anwendung, wenn gegen Ende der Therapie die Sitzungsfrequenz verringert wird, so dass der Patient schrittweise lernt, ohne die in der Therapie erfahrenen Hilfestellungen auszukommen.

Strategien zum Abbau von Verhalten

Entsprechend des operanten Konditionierens soll beim Abbau unerwünschten Verhaltens die Konsequenz so gewählt werden, dass die Auftretenswahrscheinlichkeit abnimmt. Entsprechend der Abb. 5.2 geschieht dies entweder durch direkte Bestrafung oder durch indirekte Bestrafung.

Der Einsatz von Bestrafung darf nur auf Grundlage eingehender ethischer Überlegungen erfolgen, sollte dem Patienten mit entsprechender Transparenz vermittelt werden und parallel mit dem Aufbau von Verhaltensalternativen einhergehen. Vielleicht ist es kein Zufall, dass die therapeutische Arbeit mit dem systematischen Einsatz von Bestrafungsreizen vor allem für Verhaltensweisen zur Anwendung kam, die als moralisch verwerflich galten (Sucht, Paraphilien etc.). Gleichzeitig hat sich gezeigt, dass ein solcher therapeutischer Ansatz in der Regel nur kurzfristige Effekte erzielt, da er weniger zum Verlernen, sondern eher zur Unterdrückung des unerwünschten Verhaltens beiträgt. Von daher ist diese Methode heute weitgehend aus der Verhaltenstherapie verschwunden.

Exkurs: Aversionstherapie Fälschlicherweise wird an dieser Stelle oft auf die sog. Aversionstherapie verwiesen, die allerdings nicht zur Gruppe der operanten Verfahren gehört, sondern über die Prinzipien des klassischen Konditionierens erklärt wird. So wird manchmal im Rahmen der Entwöhnungstherapie von Menschen mit Alkoholabhängigkeit das Medikament Disulfiram eingesetzt, welches in Kombination mit Alkohol zu Unverträglichkeitsreaktionen, wie Übelkeit und Erbrechen, führt. Aus lerntheoretischer Sicht ist dieser Effekt nicht als aversive Konsequenz des zuvor gezeigten Verhaltens (Trinken von Alkohol) zu verstehen, sondern im Sinne des klassischen Konditionierens eine Koppelung des Konsums von Alkohol (unkonditionierter Stimulus) mit der Unverträglichkeitsreaktion (konditionierter Stimulus). Durch die wiederholte Koppelung dieser Stimuli soll dann Alkohol allein in der Lage sein, die Unverträglichkeitsreaktion hervorzurufen. Metaanalytische Studien zeigen jedoch, dass die Wirkung dieser Intervention vor allem auf die gedankliche Vorwegnahme der aversiven Wirkung und weniger auf den pharmakologischen Effekt zurückzuführen ist (vgl. Rösner et al. 2014).

Eine häufigere Strategie, unerwünschtes Verhalten abzubauen, besteht in der indirekten Bestrafung, also dem Entzug eines positiven Verstärkers (s. u.). Sowohl direkte also auch indirekte Bestrafung sind heute Interventionen, die in erster Linie in komplexer Form im Kontingenzmanagement, wie Token Economy oder Response-Cost, zum Einsatz kommen und im nachfolgenden Abschnitt beschrieben werden.

Strategien des Kontingenzmanagements

Mit Kontingenzmanagement wird die systematische Anwendung verschiedener operanter Strategien umschrieben, bei denen komplexe Verhaltensmuster beeinflusst werden. Exemplarisch werden im Folgenden Token Economy, Response-Cost und Kontingenzverträge dargestellt. Diese Strategien können im Rahmen einer Psychotherapie, des Selbstmanagements oder auch individuell ohne direkte oder indirekte psychotherapeutische Begleitung erfolgen.

Token Economy

Tokens sind Münzen, die als generalisierte Verstärker zum Einsatz kommen. Zeigt der Patient das erwünschte Verhalten, erhält er hierfür Tokens, die zu einem späteren Zeitpunkt für bestimmte Privilegien, wie Erhöhung des Taschengeldes, Kinobesuch und Ähnliches, eingetauscht werden können. Oft wird diese Strategie in Heimen für schwer erziehbare Kinder- und Jugendliche eingesetzt, um so bestimmte Verhaltens- und Umgangsregeln zu etablieren und aufrechtzuerhalten. Das langfristige Ziel besteht darin, die Tokens zu einem späteren Zeitpunkt auszublenden und durch sekundäre Verstärker aus dem natürlichen Umfeld, wie Lob und Anerkennung, zu ersetzen.

Response-Cost

Eine Weiterentwicklung der Token Economy ist das sog. Response-Cost-Verfahren. Einerseits können, wie bereits oben beschrieben, generalisierte Verstärker wie Tokens bei erwünschten Verhaltensweisen erworben werden, andererseits müssen diese Tokens bei Response-Cost wieder abgegeben werden, wenn unerwünschtes Verhalten gezeigt wird. So entwickelten Elliott und Tighe (1968) ein Raucherentwöhnungsprogramm, bei dem die Teilnehmer zu Beginn des Programms einen gewissen Geldbetrag auf einzelne Umschläge verteilt abgeben mussten. Es wurden verschiedene Zeitspannen vereinbart, in denen die Teilnehmer ohne Zigaretten auskommen mussten. Für jede rauchfrei gemeisterte Zeitspanne erhielten die Teilnehmer einen Umschlag mit Geld wieder zurück. Wurde in dieser Zeitspanne geraucht, war der betreffende Umschlag mit Geld für den Teilnehmer verloren. Die Autoren berichten, dass 84 % am Ende des Programms abstinent waren. Nach etwas über einem Jahr reduzierte sich diese Gruppe allerdings auf ca. 35 % (Elliott und Tighe 1968).

Kontingenzverträge

Unter dem Begriff „Kontingenzverträge" werden Vereinbarungen zwischen Therapeut und Patient zusammengefasst, in denen das Problemverhalten, die Art der Interventionen, die Ziele, die jeweiligen Aufgaben des Therapeuten und des Patienten sowie die jeweiligen Arten der Verstärkung und ggf. auch der Bestrafung präzise und verbindlich zusammengestellt werden. Das gemeinsame Aushandeln von Kontingenzverträgen stellt eine wichtige Grundlage für einen gut strukturierten Therapieprozess dar. So wird hier beispielsweise festgelegt, wie mit unangekündigtem Fernbleiben, selbstverletzendem Verhalten oder dem Konsum von psychotropen Substanzen umgegangen werden soll.

Zusammenfassend kann festgehalten werden, dass auch heute operante Methoden in der Verhaltenstherapie eine wichtige Rolle spielen. Gleichzeitig sind diese

Interventionen in eine komplexe Behandlungsstrategie eingebettet, so dass operante Behandlungsaspekte mit Methoden der Konfrontation, der kognitiven Umstrukturierung und der achtsamkeitsbasierten Interventionen verknüpft werden.

5.2.2 Die 2. Welle und ihre therapeutischen Methoden

Mit der 2. Welle verlässt die Verhaltenstherapie ihre bis dahin bestehende mechanistische Position, die weitgehend vom Black-Box-Modell geprägt war und bei der der Mensch und seine Umwelt als eindeutig objektiv fassbar und direkt veränderbar angesehen wurden. Bildlich gesprochen wird mit Beginn der 2. Welle die Black Box zumindest im Hinblick auf Kognitionen ein wenig ausgeleuchtet.

Ins Zentrum rücken nun die individuellen menschlichen kognitiven Repräsentanzen hinsichtlich der eigenen Person einschließlich ihrer Biografie, der Umwelt und ihrem sozialen Umfeld. Es geht um die Bedeutung von Wahrnehmungsprozessen, die Art, wie der Mensch seine Erfahrungen strukturiert und Umweltreize in verwertbare Informationen transformiert. Dieser neue Fokus wurde nicht nur in der Psychotherapie gesetzt, sondern spielte allgemein in den Geisteswissenschaften ab den 1950er-Jahren eine bedeutende Rolle. Diese neue Betrachtungsweise begründete beispielsweise auch den Konstruktivismus, der davon ausgeht, dass der Betrachter durch sein Erkennen erst den jeweiligen Gegenstand konstruiert. In der Psychologie waren es vor allem in den 1950er-Jahren J. Piaget (1896–1980) mit seinen Arbeiten zur kognitiven Entwicklung des Kindes sowie G. Kelly (1905–1967) mit der kognitiven Persönlichkeitstheorie, die den Boden für die sog. kognitive Wende vorbereiteten.

Die 2. Welle wurde aus zwei unterschiedlichen Feldern der Psychologie, nämlich Psychoanalyse und akademische Psychologie, ca. 15 Jahre zeitversetzt angestoßen. Zunächst waren es die beiden psychoanalytisch ausgebildeten Psychotherapeuten Albert Ellis (1913–2007) und Aaron Beck (1921–), die ihre kognitiven therapeutischen Ansätze bereits in den 1950er- bzw. 1960er-Jahren entwickelten, also in einer Zeit, als sich die Verhaltenstherapie noch in den ersten Anfängen, der sog. 1. Welle, formierte. Etwa 15 Jahre später, also gegen Ende der 1960er-Jahre, kam es in der akademischen Psychologie zur Verlagerung des Forschungsschwerpunkts auf kognitive Prozesse, was wiederum Einfluss auf die Verhaltenstherapie hatte. Zunächst soll die Entwicklung der kognitiven Therapie durch die beiden ehemaligen Psychoanalytiker Ellis und Beck dargestellt werden, um dann auf die Einflüsse der akademischen Psychologie auf die kognitive Therapie einzugehen.

Aus Unzufriedenheit mit dem psychodynamischen Ansatz rückten Ellis und Beck, völlig unabhängig voneinander, von dieser Behandlungsmethode ab, fokussierten also nicht mehr auf mögliche unbewusste Vorgänge und Motive der Patienten, sondern sahen vor allem die Art, wie Menschen über die Welt, ihre Zukunft und sich selbst nachdachten, als Ursache für die Entwicklung psychischer Störungen. In diesem Verständnis waren also die Emotionen eine Folge von Kognitionen, die eben auch dysfunktional sein konnten.

5.2.2.1 Rational-Emotive Therapie nach A. Ellis

Ellis sah im Rahmen der von ihm begründeten Rational-Emotiven Therapie vor allem irrationale Überzeugungen als Ursprung psychischen Leides. Er griff die Position der Stoiker aus der griechischen Antike (ca. 300 v. Chr.) auf, welche ein extrem rationales Weltverständnis vertraten. Jedes Geschehen, so die Stoiker, ist durch eine strenge Kausalkette bestimmt und lässt sich nur über die Prinzipien der Logik erschließen. Zur Wahrheit gelangt der Mensch über Selbstbeherrschung und Kontrolle der eigenen Triebe und Emotionen.

Beispiele für solche irrationalen Überzeugungen sind nach Ellis (1977):

- Es ist absolut notwendig für den Menschen, von jeder anderen Person in seinem Umfeld geliebt oder anerkannt zu werden.
- Man darf sich nur als wertvoll empfinden, wenn man in jeder Hinsicht kompetent, tüchtig und leistungsfähig ist.
- Es ist schrecklich und katastrophal, wenn die Dinge nicht so sind, wie man sie haben möchte.

Wer solche irrationalen Überzeugungen verinnerlicht hat, wird sehr anfällig auf Ablehnung, Erleben der eigenen begrenzten Kompetenzen und aversiv erlebte Situationen reagieren.

Es sind nicht die Ereignisse in der Umwelt selbst, die einen psychisch belasten, sondern die Art und Weise, wie Menschen diese Ereignisse bewerten. Es ist also das individuelle Überzeugungssystem („belief system"), das bestimmt, welche emotionalen Konsequenzen eine Erfahrung hat. Dieser Systematik folgend entwickelte Ellis das triadische ABC-System: „A" steht für „activating event", also das auslösende Ereignis. „B" ist das „belief system", also das Überzeugungssystem. Und je nach Struktur dieses Überzeugungssystems ergeben sich dann mit „C" („consequences") die entsprechenden Konsequenzen. Dieses Modell wurde später um D (Disput) und E (Effekt) ergänzt (Ellis und Grieger 1979). Im Disput findet im Rahmen der Therapie durch sokratische Dialoge (s. u.), Überredung, didaktische Demonstrationen etc. ein systematisches Hinterfragen der inneren Überzeugung statt, was dann zu einem bestimmten therapeutischen Ergebnis (E) führt. Das Ziel der rational-emotiven Therapie ist unter anderem, den Patienten zu einer neuen Bewertung zu verhelfen, indem sie lernen, ihr rationales Denken zu maximieren und ihr irrationales Denken zu minimieren. Der sokratische Dialog, eine aus der Antike von Platon (ca. 300 v. Chr.) entwickelte Methode, wurde von Ellis aufgegriffen und in seinen therapeutischen Ansatz integriert. Es handelt sich hierbei um eine direktive Gesprächsführung, in der die irrationalen Überzeugungen des Patienten systematisch hinterfragt werden, so dass das bestehende Überzeugungssystem erschüttert wird und es zu einer Neubewertung kommt.

Im Folgenden wird ein Beispiel für einen sokratischen Dialog wiedergegeben:

- P.: „Ich habe massive Arbeitsstörungen. Ich schaffe es nicht, konzentriert für die Klausur zu lernen und fürchte, dass ich diese nun nicht bestehen werde.“
- T.: „Wenn Sie Angst haben, die Prüfung nicht zu bestehen, ist es mit Sicherheit schwierig, sich auf den Lernstoff zu konzentrieren. Was spricht denn dafür, dass Sie die Prüfung nicht bestehen werden?“
- P.: „Es bleibt nichts hängen und ich brauche für die Vorbereitung zu lange.“
- T.: „Was noch?“
- P.: „Ich habe privat noch so viele andere Verpflichtungen.“
- T.: „Gibt es denn Gegenbeweise, dass Sie die Prüfung auch schaffen könnten?“
- P.: „Na ja, ich bin bisher durch keine Prüfung gefallen und bei dieser Prüfung gab es bisher eine Durchfallquote von 10 %. Eigentlich kann ich mir nicht vorstellen, zu diesen 10 % zu gehören.“
- T.: „Was würde eigentlich passieren, wenn Sie die Klausur nicht bestehen würden?“
- P.: „Ich würde mich sehr schlecht fühlen.“
- T.: „Würden Sie das denn überleben?“
- P.: (lacht) „Ja, schon. Ich würde dann zur Wiederholungsprüfung antreten.“
- T.: „Wie hoch schätzen Sie denn die Wahrscheinlichkeit ein, die Prüfung nicht zu bestehen?“
- P.: „Ja, so bei 40 %.“
- T.: „Was passiert eigentlich mit Ihnen, wenn Sie die ganze Zeit denken, dass Sie die Klausur nicht bestehen werden?“
- P.: „Ich gerate in Angst und Panik und kann mich nicht konzentrieren.“
- T.: „Was würde sich denn verändern, wenn Sie diese Gedanken, dass Sie es nicht schaffen, nicht so ernst nehmen würden?“
- P.: „Ich würde wahrscheinlich sehr viel effizienter lernen können.“

Zusammenfassend lässt sich festhalten, dass die Rational-Emotive Therapie aus drei sich überlappenden Phasen besteht. Zunächst steht die (Selbst)-Analyse im

Mittelpunkt, dann folgt die rational-emotive Imaginations- oder Fantasieübung und danach das Verhaltenstraining (vgl. Grawe et al. 1994).

5.2.2.2 Kognitive Therapie nach A. Beck

Aaron Beck, der Begründer der Kognitiven Therapie der Depression, rückte sog. dysfunktionale kognitive Schemata, die bereits in der Kindheit erworben wurden, in den Vordergrund. Hierbei handelt es sich um typische kognitive Verarbeitungsmuster, die zunächst inaktiv bleiben können, aber später im Erwachsenenalter z. B. unter Stress oder traumatischen Ereignissen mit der Folge reaktiviert werden, dass es zu für die depressive Symptomatik typischen kognitiven Verzerrungen kommen kann.

Im Folgenden wird eine Auswahl typischer Beispiele für kognitive Verzerrungen aufgelistet:

- Willkürliche Schlussfolgerungen: Der Kellner bedient Gäste am Nachbartisch, die nach mir gekommen sind. Das ist ein weiterer Beweis, dass mich niemand zur Kenntnis nimmt, weil ich eine graue Maus bin.
- Übergeneralisieren: Als ich Freunde zum Essen eingeladen hatte, habe ich das Essen versalzen. Dies ist der Beweis, dass ich einfach nicht kochen kann.
- Dichotomes Denken: Während meine Partnerin mir sonst sehr zugewandt ist und großes Interesse an meine Person zeigt, erlebe ich sie heute als geistesabwesend und in sich gekehrt. Ich glaube, dass sie mich nicht mehr liebt.

Als charakteristisches Merkmal für die Entwicklung einer Depression beschrieb Beck die sog. kognitive Triade. Es handelt sich hier um eine negative Sicht auf die eigene Person („Ich bin wertlos"), eine negative Sicht auf die Umwelt („Die Welt ist grausam) und eine negative Sicht auf die Zukunft („Es wird alles nur noch schlechter werden"). So bildet sich eine Art Teufelskreis, der zu immer stärkeren kognitiven Verzerrungen führt und mit der Überzeugung einhergeht, hilflos der Umgebung ausgeliefert zu sein.

Nachdem der Patient zu Beginn der Therapie mit den Rahmenbedingungen und der Besonderheit der Kognitiven Therapie vertraut gemacht wurde, sollen mithilfe des Therapeuten über systematische Instruktionen und Übungen die dysfunktionalen Denkmuster herausgearbeitet und einer Analyse unterzogen werden. Die dann im therapeutischen Prozess neu gewonnenen Bewertungen und Einstellungen sollen in einem letzten Schritt auf ausgewählte exemplarische Problembereiche angewandt werden (vgl. Grawe et al. 1994). Zunächst wurde dieser Ansatz für die Behandlung von Patienten mit Depressionen entwickelt, wurde aber später auf die Behandlung von Patienten mit Persönlichkeitsstörungen ausgeweitet (Beck 1990).

Ziel der Kognitiven Therapie nach Beck ist die Unterbrechung dieses Teufelskreises, indem die automatischen Gedanken und dysfunktionalen Annahmen aufgespürt und systematisch hinterfragt werden.

Während in den oben mit Ellis und Beck erfolgten Ausführungen die Entwicklung kognitiver therapeutischer Ansätze aus der Psychoanalyse heraus beschrieben wurde, soll im Folgenden die kognitive Wende, die sich innerhalb der akademischen Psychologie Ende der 60er-Jahre vollzogen hat, dargestellt werden.

5.2.2.3 Weiterentwicklungen der Kognitiven Therapie

Innerhalb der akademischen Psychologie wurde die 2. Welle durch einen Paradigmenwechsel erst gegen Ende der 60er-Jahre eingeleitet. Zentral war hier das von Bandura (1925–) im Jahr 1965 durchgeführte Bobo-Doll-Experiment: Kinder sahen in einem Film, wie ein Erwachsener aggressiv auf eine Puppe einschlägt. Eine Gruppe der Kinder konnte in einer ersten Version beobachten, wie der Erwachsene am Ende gelobt und mit Süßigkeiten belohnt wurde. In einer zweiten Version beobachtete eine weitere Gruppe, wie der Erwachsene für sein Verhalten getadelt und ihm gedroht wurde. Es konnte nachgewiesen werden, dass Kinder, die die erste Variante beobachtet hatten, im Vergleich zur zweiten Gruppe einen deutlich höheren Anstieg der Gewaltbereitschaft zeigten.

Um Phänomene wie Lernen am Modell untersuchen zu können, müssen, anders als noch im Behaviorismus, kognitive Faktoren systematisch miteinbezogen werden, denn es sind hier reine Beobachtungsvorgänge, die den Lernprozess steuern. Einen weiteren Anstoß erhielt die kognitive Psychologie durch die zunehmende Bedeutung des Computers und der damit einhergehenden Entwicklung der künstlichen Intelligenz. Diese neuen Technologien wurden u. a. genutzt, um Theorien zum menschlichen Denken, insbesondere Entscheidungsprozesse, am Computer zu implementieren und empirisch zu überprüfen. Nach und nach etablierte sich dieser Forschungsansatz unter dem Begriff „Kognitionswissenschaften" als eine eigenständige interdisziplinär ausgerichtete Forschungsrichtung, die sich aus der Psychologie, Biologie, Medizin, Philosophie und der Informatik zusammensetzte.

Die frühe Verhaltenstherapie tat sich zunächst schwer, die kognitiven Ansätze in ihr Methodenrepertoire zu integrieren. Ein Aufweichen ihrer identitätsstiftenden Grenzen hätte bedeutet, dass ein Bereich Einzug hält, der sich der exakten Beobachtung entzieht. Entscheidend für die Öffnung der Verhaltenstherapie waren u. a. die Arbeiten von Lang und Rachmann, die den sog. Drei-Ebenen-Ansatz entwickelten. Aufgrund tierexperimenteller Studien kamen die Autoren zum Schluss, dass sich der Zustand der Angst auf den folgenden drei Ebenen zum Teil auch unabhängig voneinander entwickelt: kognitiv/verbal, physiologisch und motorisch. Das Phänomen, dass diese drei Reaktionsebenen zeitversetzt auftreten, umschrieben Rachman und Hodgson mit dem Begriff „Desynchronie“ (Hodgson und Rachmann 1974). Diese Weiterentwicklung führte dazu, dass nun auch in der Verhaltenstherapie die kognitiven Aspekte vermehrt berücksichtigt wurden. Einen wichtigen Beitrag zu dieser Entwicklung leistete auch A. Lazarus (1922–2002), der wie Ellis und Beck zunächst eine psychoanalytische Ausbildung durchlaufen hatte, dann aber zur Verhaltenstherapie wechselte. Bei seinen zunächst rein verhaltenstherapeutischen Behandlungen bemängelte er allerdings die ausbleibende Nachhaltigkeit seiner Therapieerfolge, was ihn dazu veranlasste, systematisch kognitive Behandlungsmethoden zu integrieren. Lazarus gilt als Begründer der kognitiven Umstrukturierung, welche auch heute noch in der Verhaltenstherapie eine zentrale Rolle spielt.

5.2.3 Die 3. Welle und ihre therapeutischen Methoden

Um die 1990er-Jahre wurden mit der Dialektisch-Behavioralen Therapie nach Linehan (1987), der Schematherapie nach Young (1990) und der Acceptance-and-Commitment-Therapie nach Hayes und Wilson (1994) innerhalb der Verhaltenstherapie neue Ansätze entwickelt, die später als Startpunkt für die 3. Welle interpretiert wurden (Hayes 2004). Andere wiederum sehen in dieser Entwicklung kein neues Paradigma, sondern vielmehr eine konsequente Weiterentwicklung innerhalb der kognitiv-behavioralen Psychotherapie (Hofman und Asmundson 2008).

Während die 1. Welle von einer mechanistischen und die 2. Welle von einer rational-kognitiven Sichtweise auf den Menschen geprägt waren, ist es beinahe folgerichtig, dass nun mit der 3. Welle Phänomene wie Metakognitionen, Emotionen, inneres Erleben, Achtsamkeit, Akzeptanz, Dialektik, Spiritualität und Beziehung stärker ins Zentrum rücken. Anders ausgedrückt könnte man auch sagen, dass sich die Verhaltenstherapie mit Beginn der 3. Welle deutlich in Richtung psychodynamisches und humanistisch-psychologisches Denken zubewegt hat. Während das Psychotherapieverständnis der 1. und 2. Welle darauf abzielte, Veränderungen 1. Ordnung, also konkrete Veränderungen der Intensität und Häufigkeit von spezifischen Verhaltensweisen, herbeizuführen, liegt der Fokus der Verfahren, die der 3. Welle zuzuordnen sind, eher auf Veränderungen 2. Ordnung: Dysfunktionale Verhaltensweisen, Kognitionen oder Emotionen werden nicht mehr detailliert analysiert und verändert. Stattdessen wird das Verhaltenssystem über achtsamkeitsbasierte Techniken und Aufmerksamkeitslenkung auf höherer Ebene beeinflusst (vgl. Kahl et al. 2011).

5.2.3.1 Dialektisch-Behaviorale Therapie (DBT)

Die Dialektisch-Behaviorale Therapie (DBT) wurde Anfang der 1980er-Jahre von Marsha Linehan entwickelt. Ihre Basis ist die kognitive Verhaltenstherapie. Sie wird ergänzt um fernöstliche Meditationstechniken sowie Elemente aus der Hypnotherapie und anderen therapeutischen Verfahren. Mittlerweile handelt es sich um eine weit verbreitete störungsspezifische Therapiemethode, welche zur Behandlung von Patienten mit Borderline-Persönlichkeitsstörung eingesetzt wird. Während bisher chronisch-suizidales und selbstverletzendes Verhalten per Vertrag in den Behandlungen ausgeschlossen wurde, was in der Konsequenz zu hohen Abbruchraten führte, integrierte Linehan diese Verhaltenstendenzen in den therapeutischen Prozess.

Der Begriff „Dialektik" soll darauf verweisen, dass dichotome Denk- und Erlebensweisen, wie sie bei Patienten mit Borderline-Persönlichkeitsstörung häufig vorkommen, aufgelöst und integriert werden können. Ausgangspunkt bildet ein Ätiologieverständnis der Borderline-Persönlichkeitsstörung, die eine Störung der Emotionsregulation als Hauptursache ansieht. Die Folge ist ein sehr schneller Anstieg intensiver Emotionen, die sich wiederum nur sehr langsam zurückbilden. Emotionen können von diesen Patienten nur sehr undifferenziert wahrgenommen werden, so dass sie sich in erster Linie als Spannungszustände äußern, die dann über selbstverletzendes Verhalten, welches in der Regel die wahrgenommene Spannung reduziert, reguliert werden. Die für dieses Störungsbild typischen Symptome bzw. komorbiden Störungen, wie Essstörungen, Dissoziationen und Substanzmissbrauch, werden in der DBT als Bewältigungsversuche der Patienten verstanden, die aversiven kognitiven und emotionalen Zustände zu regulieren. Die therapeutische Grundhaltung ist von einer dialektischen Balance geprägt, die sich einerseits über eine akzeptierende und unterstützende und andererseits über eine verändernde und auch fordernde Haltung zeigt.

Die ambulante DBT umfasst vier Interventionsebenen, die im Folgenden näher erläutert werden sollen:

1. Einzeltherapie:

   Um Therapieabbrüche zu vermeiden, liegt der Fokus zunächst auf dem Aufbau einer tragfähigen Beziehung. Wichtig in diesem Zusammenhang ist eine zwischen Patient und Therapeut geschlossene Verpflichtungserklärung, in der der Patient sich zur Mitarbeit und Einhaltung vereinbarter Regeln und der Therapeut sich zur bestmöglichen Hilfestellung verpflichten. Anhand von Tagebuchkarten dokumentieren die Patienten mögliche suizidale Gedanken, Substanzkonsum und Spannungszustände, aber auch positive Tagesereignisse. Über gemeinsam erstellte Verhaltensanalysen erhalten die Patienten Einsicht in die Dynamik des Aufbaus von Spannungszuständen und erarbeiten gemeinsam mit dem Therapeuten unter Rückgriff der im Skillstraining (s. u.) gelernten Handlungskompetenzen alternative spannungsderegulierende Verhaltensweisen. Sofern die Patienten ausreichend stabil sind, erfolgt, falls notwendig, die Traumabearbeitung, wobei sich die DBT hier der gängigen Methoden der kognitiven Verhaltenstherapie und des Expositionstrainings bedient.

2. Skillstraining:

   Ein wichtiges Element der DBT ist das Skillstraining. Hier werden im Rahmen einer Gruppentherapie, die eher Workshop-Charakter hat, Fertigkeiten in den Bereichen innere Achtsamkeit, Stresstoleranz, Umgang mit Gefühlen, zwischenmenschliche Fähigkeiten, Selbstwert und Selbstakzeptanz eingeübt, so dass die Patienten vor allem für Stresssituationen über neue Reaktionsmuster verfügen, die deeskalierend wirken sollen.

3. Telefonkontakt:

   Geraten die Patienten in suizidale Krisen oder haben einen starken Drang, sich selbst zu verletzen, gibt es die Möglichkeit, den Therapeuten telefonisch zu kontaktieren. Die Erreichbarkeit des Therapeuten wird in der Regel gleich zu Beginn der Therapie geklärt. Im Rahmen solcher Telefonate unterstützt der Therapeut den Patienten in der Auswahl und Anwendung geeigneter Fertigkeiten, die im Skillstraining erworben wurden. Nach erfolgter Selbstverletzung ist der Telefonkontakt in der Regel nicht möglich, da diese Form der Zuwendung als Verstärkung des selbstverletzenden Verhaltens verstanden werden könnte. Bei schweren Formen der Selbstverletzung sind die Patienten aufgefordert, eine Verhaltensanalyse hierüber anzufertigen, die dann in der nächsten Therapiesitzung besprochen wird.

4. Intervision:

   Es finden regelmäßige Treffen der Einzel- und Gruppentherapeuten statt, um sich über die gemeinsamen Patienten auszutauschen.

Die Wirksamkeit der DBT konnte in mehreren Studien eindrucksvoll belegt werden (Öst 2008; Kliem et al. 2010).

5.2.3.2 Schematherapie

Ausgangspunkt der von J. Young entwickelten Schematherapie war seine lange wissenschaftliche und therapeutische Beschäftigung mit der Kognitiven Therapie nach A. Beck. Er stellt fest, dass kognitiv-behaviorale Verfahren nur unzureichend erfolgreich vor allem bei schweren chronifizierten Störungen, wie z. B. den Persönlichkeitsstörungen, sind. So erweiterte er das bisher kognitiv ausgerichtete

Schemaverständnis nach Beck um Emotionen, Körperempfindungen und Erinnerungen aus der Kindheit. Schemata im Sinne Youngs können mit regressiven Zuständen oder auch weniger regressiven Zuständen einhergehen, sie können positiv oder negativ und adaptiv oder maladaptiv sein. Zum Zeitpunkt ihrer Aktivierung bilden Schemata ein organisiertes Muster von typischen Denkvorgängen und emotionalem Erleben und beeinflussen somit das konkrete Verhalten. Young geht davon aus, dass Patienten mit schweren chronischen psychischen Störungen in ihrer frühen Kindheit sog. maladaptive Schemata erworben haben, welche sich nicht mehr auflösen, sondern auch im Erwachsenenalter fortbestehen. Er beschreibt 18 unterschiedliche maladaptive Schemata, die wiederum in den folgenden fünf Domänen zusammenfasst werden:

1. Abgetrenntheit und Ablehnung
2. Beeinträchtigung von Autonomie und Leistung
3. Beeinträchtigung im Umgang mit Begrenzung
4. Fremdorientiertheit
5. Übertriebene Wachsamkeit und Gehemmtheit

Maladaptive Schemata bilden sich aus, wenn eines der zentralen fünf kindlichen Grundbedürfnisse, nämlich

1. das Bedürfnis nach verlässlicher Bindung,
2. nach Autonomie,
3. nach angemessener Grenzsetzung durch das Umfeld,
4. nach Freiheit, die eigenen Bedürfnisse und Emotionen auszudrücken,
5. und nach lustvoller Spontanität und Spiel,

nicht ausreichend befriedigt wurde (vgl. Young et al. 2008). Die aktivierten Schemata führen zu typischen Erlebensmustern bzw. Copingstilen, die Young mit den drei Modi „Kindmodus“, „Innere-Eltern-Modus“ und „internalisierte Elternbewertungen bzw. -anforderungen“ beschreibt. Diese Copingstile werden eingesetzt, um das Spannungsverhältnis zwischen den kindlichen Bedürfnissen und der Notwendigkeit, sich den Umweltanforderungen zu stellen, zu reduzieren bzw. zu regulieren. Allerdings entwickeln diese Copingstile, die zwar zunächst stabilisierend gewirkt haben, eine Starrheit und Rigidität, so dass die spannungsreduzierende Funktion zunehmend ausbleibt, es zur Dekompensation kommt und sich psychopathologische Symptome ausbilden.

Die Schematherapie untergliedert sich in zwei Phasen: Die erste Phase dient vor allem der Diagnostik, also der Ermittlung der zentralen maladaptiven Schemata, dem Beziehungsaufbau zwischen Therapeut und Patient sowie der Therapieplanung. In der zweiten Phase findet die konkrete Arbeit an den maladaptiven Schemata statt. Der Patient wird darin unterstützt, sein aktuelles Verhalten als einen Versuch der Bewältigung früherer Beziehungserfahrungen zu verstehen. Darüber hinaus soll ihm ein Zugang zu seinen zentralen Grundbedürfnissen, vor allem zu denen, die in seiner Kindheit nicht befriedigt wurden, vermittelt werden. Ein Teil des therapeutischen Beziehungsangebotes beinhaltet eine „begrenzte Nachbeelterung“ der Patienten. Hiermit meint Young eine Unterstützung durch den Therapeuten, wie sie die Patienten in ihrer Kindheit durch ihre Eltern nicht erfahren konnten.

In der Schematherapie werden bereits bewährte verhaltensverändernde, kognitive und emotionsfokussierte Strategien aus verschiedenen Methoden bzw. Techniken integriert. Eine wichtige Technik ist hier, die Patienten über Imaginationsübungen in einen intensiven emotionalen Kontakt mit eigenen frühen kindlichen Erfahrungen zu bringen. Über den therapeutischen Prozess lernen die Patienten, wie sehr diese Erfahrungen auch ihr Erleben in der Gegenwart beeinflussen. Die Patienten nehmen die Rolle des „inneren Beobachters“ ein, um ein besseres Verständnis für diese Zusammenhänge zu entwickeln und sich mit dieser Erkenntnis zunehmend von den dysfunktionalen Bewältigungsversuchen lösen zu können.

Die Wirksamkeit der Schematherapie konnte bisher vor allem in der Behandlung von Patienten mit Borderline-Persönlichkeitsstörungen nachgewiesen werden. Daher befindet sie sich, wie die DBT, auf der von der American Psychological Association herausgegebenen Liste der evidenzbasierten Psychotherapiemethoden.

Abschließend kann festgehalten werden, dass mit diesem Ansatz die Verhaltenstherapie um eine Perspektive bereichert wurde, die es ermöglicht, frühkindliche Erfahrungen in das aktuelle Fallverstehen und die Behandlungsplanung systematisch zu integrieren.

5.2.3.3 Akzeptanz- und Commitment-Therapie (ACT)

Mitte der 1990er-Jahre wurde maßgeblich durch Steven C. Hayes die Akzeptanz- und Commitment-Therapie entwickelt. Im Zentrum dieses Ansatzes steht das Bemühen, das Vermeidungsverhalten gegenüber Bedrohungen aus der Umwelt, aber auch gegenüber eigenen Gedanken und Gefühlen, die Angst oder Schmerz hervorrufen könnten, aufzulösen. Das Vermeidungsverhalten bindet Energien und geht mit zunehmenden Einschränkungen einher, persönliche Ziele zu verfolgen oder geschätzten Aktivitäten nachzugehen. Diese allzu menschliche Tendenz wird in unserer Kultur z. B. durch bestimmte Regeln, wie „Du musst doch nicht traurig sein“ oder „Denke an die, denen es viel schlechter geht“, gefördert. Ein weiteres Modell, welches das Vermeidungsverhalten erklärt, geht auf die von Hayes Ende der 1980er-Jahre entwickelte Relational Frame Theory (Bezugsrahmentheorie) zurück, die eine grundlegende Erweiterung der Theorie des verbalen Verhaltens nach Skinner (1957) darstellt. Grundlage bildet hier die Art und Weise, wie Menschen ihr inneres und äußeres Erleben über Sprache erfassen und kognitiv repräsentieren. Entscheidend ist die Vorstellung von relationalen Netzwerken, womit zum Ausdruck gebracht wird, dass jeder Mensch aufgrund seiner Erfahrungen über sprachliche und gedankliche Verknüpfungen verfügt, die sich zunehmend verstärken und wiederum andere Verknüpfungen negativ beeinflussen können. So haben bestimmte gedankliche Strukturen die gleichen Auswirkungen auf das Handeln wie die Ereignisse, die sie eigentlich repräsentieren.

Die von den Patienten als belastend erlebten Gefühle und Gedanken bilden nur die Oberfläche der zugrundeliegenden Problematik. Durch den Versuch, das aversive Erleben zu kontrollieren und zu vermeiden, werden genau diese bestehenden Strukturen, wie beim Vermeidungsverhalten der Angstpatienten, verstärkt, es kommt zur Ausbildung psychischer Inflexibilität und der Mensch behindert sich in der Realisierung eines wertorientierten Lebens.

Im sog. Hexaflexmodell werden sechs störungsrelevante Prozesse beschrieben, die die psychische Flexibilität beeinträchtigen (vgl. Pleger et al. 2014):

1. Kognitive Fusion: Hier verschmelzen bewertende Gedanken, Bilder und Grundannahmen, werden als Fakten wahrgenommen und beeinflussen so das Denken und Handeln.
2. Erlebnisvermeidung: Negativ bewertetes Erleben wird unterdrückt und führt zu einer kurzfristigen Erleichterung, dies bedeutet aber langfristig eine Verringerung des psychischen Wohlbefindens.
3. Dominanz der vorgestellten Vergangenheit und Zukunft: Dies schränkt den Menschen ein, sich mit den Möglichkeiten, die der gegenwärtige Augenblick gibt, auseinanderzusetzen.
4. Mangelnde Werteklarheit: Durch die Fokussierung auf Vermeidung und die aktuelle Symptomatik rücken die eigentlichen Werte und Lebensziele in den Hintergrund.
5. Untätigkeit und beharrliches Vermeidungsverhalten: Wie bei der Erlebnisvermeidung stehen Untätigkeit und Vermeidungsverhalten der Verfolgung eigener Lebensziele im Weg.
6. Festhalten am Selbstkonzept: Die Rigidisierung des Selbstkonzepts schränkt den Verhaltensspielraum und die Möglichkeiten, Veränderungen herbeizuführen, ein.

Der therapeutische Prozess der ACT fokussiert die folgenden sechs Bereiche:

1. Im Hier- und Jetzt präsent sein
2. Klärung von Lebenswelten

3. Engagiertes entschlossenes Handeln
4. Selbst als Kontext/Beobachterselbst
5. Kognitive Defusion
6. Akzeptieren und bereit sein

Eine Zunahme an Akzeptanz soll dem Patienten vermittelt werden, indem er seine Gedanken aus einem neutralen Abstand heraus betrachten und so besser zu akzeptieren lernt. Sie sollen also nicht gemieden oder verändert werden, sondern möglichst offen ohne Bewertung einfach wahrgenommen werden. Die Förderung des Commitments (Engagement bzw. Selbstverpflichtung) soll bewirken, dass sich der Patient entsprechend seiner Gefühle und Gedanken wieder für seine Werte und Lebensziele mit Engagement einsetzt. In der ACT werden ganz unterschiedliche Varianten an Imaginationsübungen eingesetzt, um eine differenzierte Wahrnehmung und Unterscheidung zwischen gedanklichen Inhalten und unmittelbarem Erleben zu fördern.

ACT hat sich als störungsübergreifende Intervention etabliert und konnte ihre Wirksamkeit bei der Behandlung einer Vielzahl unterschiedlicher Störungen, wie Angststörungen (Dalrymple und Herbert 2007), Depressionen (Forman et al. 2007), Borderline-Persönlichkeitsstörung (Gratz und Gunderson 2006) und bei Patienten mit psychotischen Symptomen (Bach und Hayes 2002) nachweisen.

5.2.3.4 Mindfulness Based Stress Reduction (MBSR)

Bei Mindfulness Based Stress Reduction (MBSR) handelt es sich um eine gruppentherapeutische Intervention zur achtsamkeitsbasierten Stressreduktion. Bereits in den 1970er-Jahren hatte der Begründer von MBSR, Jon Kabat-Zinn, ein achtwöchiges Gruppenprogramm zu Stressprävention entwickelt, in dem Übungen aus der Körpertherapie sowie dem Zen und Yoga integriert wurden (Kabat-Zinn 2013).

MBSR wird in erster Linie als störungsübergreifendes Gruppenangebot im Rahmen stationärer psychiatrischer und psychosomatischer Behandlungen eingesetzt. Im Vordergrund steht die Vermittlung einer nicht-wertenden Haltung und Annahme dessen, was im gegenwärtigen Moment wahrgenommen wird. Dies können bestimmte Emotionen, wie Angst, Trauer und Wut, sein, bestimmte Körperempfindungen, wie Kribbeln in den Händen oder Druck auf der Brust oder auch Gedanken und Sinneswahrnehmungen.

Die Wirksamkeit konnte bei einem breiten Anwendungsfeld in diversen Studien und Metaanalysen nachgewiesen werden (Bohlmeijer et al. 2010; Fjorback et al. 2011).

5.2.3.5 Mindfulness Based Cognitive Therapy (MBCT)

Die Mindfulness Based Cognitive Therapy (MBCT) oder achtsamkeitsbasierte kognitive Therapie wurde von den Psychotherapeuten bzw. Psychotherapieforschern

Zindel et al. (2001) aus dem im vorherigen Abschnitt beschriebenen MBSR zur Rückfallprävention bei Depressionen entwickelt. Wie bei MBSR handelt es sich bei MBCT um ein gruppentherapeutisches Programm, das aus achtsamkeitsbasierten Übungen besteht, aber um entsprechende psychoedukative Elemente aus der Kognitiven Therapie nach Beck, wie Beobachtung und Umgang mit automatischen Gedanken etc., ergänzt wird.

5.2.3.6 Cognitive Behavioral Analysis System of Psychotherapy (CBASP)

Das Cognitive Behavioral Analysis System of Psychotherapy (CBASP) wurde von James P. McCullough in den 1980er-Jahren speziell für die Behandlung von Patienten mit chronischen Depressionen entwickelt (McCullough 2000). Ausgangspunkt bildet die Annahme, dass chronische Depressionen in engem Zusammenhang mit frühen negativen Beziehungserfahrungen, wie emotionaler Vernachlässigung, körperlicher Gewalt und sexuellem Missbrauch, stehen und im Erwachsenenalter zu den folgenden typischen Phänomenen führen:

- „wiederholter Ausdruck von Hilflosigkeit und Elend bei gleichzeitig ausgeprägter Passivität,
- submissives oder feindseliges und distanziertes Verhalten,
- auffälliges Misstrauen in zwischenmenschlichen Beziehungen,
- nahezu unverrückbare Überzeugung, dass nichts getan werden kann, um die Depression unter Kontrolle zu bringen,
- rigide und verfestigte, v. a. vermeidende Verhaltensmuster, die weder durch positive noch durch negative Ereignisse beeinflussbar zu sein scheinen“ (Wambach und Schramm 2016, S. 163).

So ziehen sich diese Menschen aufgrund der frühen negativen Erfahrungen zurück und beobachten in ihrer Isolation das soziale Umfeld mit Misstrauen. In dieser Passivität wiederholen sie letztlich die frühen negativen Beziehungserfahrungen und verunmöglichen es, neue korrigierende Erfahrungen machen zu können.

Genau diese Dynamik soll durch CBASP durchbrochen werden, indem das soziale Umfeld des Patienten und die Beziehung zwischen Patient und Therapeut in den Fokus gerückt werden. Die Aufmerksamkeit des Patienten soll in diesen sozialen Situationen weg von den intrapsychischen Prozessen, wie Ängsten und Befürchtungen, und hin zu den Konsequenzen des Verhaltens gelenkt werden. So soll der bisher bestehende Teufelskreis durchbrochen und der Patient wieder zu einer aktiveren Teilnahme am sozialen Geschehen motiviert werden.

In diesem integrativ ausgerichteten Störungs- und Behandlungsmodell vereint McCullough die Entwicklungstheorie Piagets, die lerntheoretischen Modelle nach Pawlow, Skinner, Bandura und Seligmann sowie das Circumplex-Modell der interpersonellen Theorie nach Kiesler.

Während der Anamnese werden 4–6 Personen (Eltern, Geschwister, Verwandte, bedeutende Freunde) benannt, mit denen frühe prägende Beziehungserfahrungen gemacht wurden. In einem nächsten Schritt wird analysiert, inwieweit diese Erfahrungen aus der Kindheit das heutige Beziehungserleben prägen, sich aber auch in der Beziehung zwischen Therapeut und Patient wiederfinden lassen. Kommt es in der Beziehung zwischen Therapeut und Patient zur Wiederholung solcher Muster, gibt der Therapeut Hilfestellungen, diese zu erkennen und neue adaptive Verhaltensweisen zu lernen. Einerseits lässt sich hier der Rückgriff auf die psychodynamische Arbeit mit der Übertragung erkennen, andererseits wird diese Dynamik in CBASP nicht als Zugang zu bisher unbewussten Phänomenen, sondern als Basis für neue Lernerfahrungen genutzt. Aber auch in CBASP sollen Übertragungsphänomene genutzt werden, um dem Patienten heilsame korrigierende Beziehungserfahrungen zu ermöglichen, so dass er nach und nach seine Ängste vor engeren zwischenmenschlichen Beziehungen abbauen kann. Über die Analyse ausgewählter sozialer Situationen im Alltag soll der Patient lernen, dass er über ein sehr viel breiteres Spektrum an Verhaltensmöglichkeiten verfügt, die jeweils unterschiedliche Konsequenzen nach sich ziehen und somit verschiedene Handlungsergebnisse herbeiführen können.

5.2.3.7 Metakognitive Therapie (MCT)

Die Metakognitive Therapie wurde von A. Wells (geb. 1962) zur Behandlung von Patienten mit Generalisierter Angststörung entwickelt. Wells sieht die Ursache für die Generalisierte Angststörung in spezifischen dysfunktionalen Informationsverarbeitungsprozessen, die aversive Emotionen zur Folge haben. Mit dem Begriff „Metakognitionen" beschreibt Wells die sog. Kognitionen über Kognitionen, die den jeweiligen Denk- und Handlungsstil einer Person bestimmen. Anders als beispielsweise in der Kognitiven Theorie von Beck, nach der angenommen wird, dass bestimmte Schemata konkrete dysfunktionale Kognitionen nach sich ziehen und so zur Ausbildung einer psychischen Störung beitragen, sieht Wells das Kernproblem nicht in den konkreten Kognitionen, sondern in den metakognitiven Überzeugungen, dass man z. B. der Welt mit Grübeln und Sorgen begegnen müsse, um sich so vor ihren Bedrohungen schützen zu können. Solche dysfunktionalen Metakognitionen werden in einem kognitiven Aufmerksamkeitssyndrom (Cognitive Attentional Syndrome, CAS) gebündelt und führen zur selektiven Fokussierung auf mögliche Gefahren. Durch diese verzerrte Sicht auf die Welt können die Patienten keinerlei korrigierende Lernerfahrungen machen, so dass sich das CAS aufrechterhält. Diese Dynamik spiegelt sich in der regelhaften Chronifizierung der Generalisierten Angststörung wider.

Für die Analyse der Metakognitionen greift Wells auf das von Ellis entwickelte ABC-Schema zurück (siehe Abschn. 5.2.2). Das vorrangige Ziel der MCT ist die Reduzierung der selbstzentrierten Informationsverarbeitung und das Erreichen einer bewussteren Kontrolle metakognitiver Prozesse. Verschiedene Formen von Achtsamkeitsübungen werden genutzt, um Patienten eine bessere Kontrolle über das CAS zu ermöglichen.

5.3 Diagnostik und Indikationsstellung

Es ist ein besonderes Merkmal der verhaltenstherapeutischen Diagnostik, dass die einzelnen kritischen Verhaltensweisen der Patienten sehr genau erfasst und beschrieben werden. Es wird die Topografie herausgearbeitet, also wie sich das problematische Verhalten auf der motorischen, emotionalen, verbalen bzw. kognitiven und physiologischen Ebene äußert. Leidet ein Patient z. B. unter Panikattacken, wird sehr genau exploriert, welches Verhalten die Attacken begleitet, mit welchen Emotionen sie einhergehen, was der Patient in diesem Moment denkt und welche körperlichen Reaktionen (Zittern, Herzrasen, Schwindelgefühl etc.) der Patient im Einzelnen wahrnimmt. Im Weiteren wird genau erfragt, in welcher Intensität und Häufigkeit das kritische Verhalten in letzter Zeit aufgetreten ist. Nicht selten wird versucht, dass problematische Verhalten bzw. die damit einhergehende Belastung zu quantifizieren. So sollen die Patienten z. B. auf einer Skala von 1 bis 10 einschätzen, wie stark beispielsweise die Angst ist. Diese Information liefert nicht nur wichtige Implikationen zur diagnostischen Einschätzung, sondern stellt gleichzeitig eine Grundrate des problematischen Verhaltens dar, die zur Verlaufskontrolle bzw. bei Therapieende zur Erfolgsmessung eingesetzt werden kann.

In einem weiteren Schritt wird exploriert, welche Situationen dem kritischen Verhalten vorausgehen und welche Situationen sich in der Regel nach dem kritischen Verhalten ergeben. Am Beispiel des Patienten mit Panikattacken könnte man z. B. in Erfahrung bringen, dass sie am ehesten auftreten, wenn der Patient allein unterwegs ist und sich in einen Aufzug, auf eine Rolltreppe oder in die U-Bahn begeben muss. Übersteigt das Angsterleben eine kritische Schwelle, versucht der Patient, der Situation zu entkommen. Mit einer so vorgenommen genauen Exploration ist es möglich, das Problemverhalten des Patienten in eine schematische

Abfolge von Situationen und Reaktionen einzuordnen. Nicht selten wird diese Exploration durch eine Reihe von diversen Listen, Inventaren und Fragbögen (Symptom-, Persönlichkeitsfragebögen etc.) ergänzt.

Entscheidend für die Indikationsstellung sind die diagnostizierten Bedingungen und Ursachen des Problemverhaltens und ihre aufrechterhaltenden Bedingungen, da sich hierüber absehen lässt, ob die Verhaltenstherapie geeignete Interventionen anzubieten hat, die eine Änderung herbeiführen können. Dieser Teil der Verhaltensanalyse wird horizontale Verhaltensanalyse, situative Verhaltensanalyse oder Mikroanalyse genannt und bedient sich in der Regel des SORKC-Modells nach Kanfer (Kanfer und Saslow 1969). In diesem Modell vereinte Kanfer den Vorgang des klassischen Konditionierens (S-R) mit dem des operanten Konditionierens (R-C), übernahm die von Lindsley im Jahre 1964 eingeführte Kontingenz (K) und erweiterte es um die Organismusvariable (O). Im Sinne dieses Modells gibt es eine bestimmte auslösende Situation (S), durch die sich ein Mensch mit einer bestimmten biologischen Grundverfassung und einem bestimmten physiologischen Zustand (O) konfrontiert sieht, woraufhin er ein bestimmtes Verhalten (emotional, kognitiv, physiologisch, motorisch) (R) initiiert, welches in einer bestimmten Kontingenz (K), also einer zeitlichen und räumlichen Nähe, unterschiedliche kurzfristige und langfristige Konsequenzen (C) nach sich zieht. Angelehnt an dieses Modell haben Bartling et al. (1998) eine Variante der Bedingungsanalyse entwickelt, die sich heute in der Verhaltenstherapie als gängige Praxis etabliert hat und in Abb. 5.3 dargestellt wird.

Während sich die horizontale Verhaltensanalyse, wie dargestellt, auf das konkrete kritische Verhalten bezieht, wird die vertikale Verhaltensanalyse, auch Makroanalyse, Plananalyse oder Schemaanalyse genannt, erhoben, um kognitive Schemata, also typische kognitive Muster des Patienten, und die jeweiligen Werte, Normen und Ziele zu erfassen. Es geht hier also um situationsübergreifende Verhaltensmuster. Diese Ergänzung zur horizontalen Verhaltensanalyse wurde von der Arbeitsgruppe um Grawe gegen Ende der 1970er-Jahre aufgegriffen, da die horizontale Verhaltensanalyse mit ihrer sehr starken lerntheoretischen Ausrichtung nicht geeignet war, dysfunktionale Beziehungsmuster und Persönlichkeitsstrukturen zu erfassen (Grawe und Dziewas 1978). Um diese Dimension in der Diagnostik, die vor allem bei Patienten mit Persönlichkeitsstörungen bedeutsam ist, verhaltenstherapeutisch besser abbilden zu können, wurde eine Systematik entwickelt, um motivationale Strukturen der Patienten besser erfassen zu können.

Die zentralen Fragen, die der vertikalen Verhaltensanalyse zugrunde liegen, lauten nach Bartling et al. (1998, S. 51 f.):

- Wie kann der Tatsache der hierarchischen Organisation von Handlungssequenzen im Hinblick auf übergeordnete Ziele des Individuums Rechnung getragen werden?
- Wie können die Erkenntnisse der Bedingungsanalyse über die aktuelle Handlungssteuerung in Verbindung gebracht werden mit überdauernden Komponenten und Strukturen der Handlungssteuerung?
- Wie können eingeschliffene Reaktionsbereitschaften, Verhaltensmuster und Gewohnheiten entsprechend ihrer Genese einbezogen werden?

In der horizontalen Verhaltensanalyse soll über die direkte Messung von Verhalten in unterschiedlichen Lebenssituationen erfasst werden, was der Patient genau in den jeweiligen Situationen tut. In diesem Zusammenhang werden die konkreten Merkmale einer Situation (z. B. erschwerende oder erleichternde Bedingungen), Erwartungen und Einstellungen, somatische und physiologische Faktoren sowie konkret gezeigtes Verhalten auf den Ebenen Motorik, Emotion, Kognition, Häufigkeit und Intensität erhoben. Diese Informationen werden durch verbale Berichte der Patienten, Beobachtungsverfahren in den realen Situationen sowie Listen und Fragebögen erhoben. Das so exakt erfasste problematische Verhalten bildet die Grundlage der Therapieplanung.

Nach Schulte (1974) wird dieser Prozess von den folgenden drei Fragen bestimmt:

- Welche spezifischen Verhaltensweisen bedürfen einer Veränderung in ihrer Auftrittshäufigkeit, Intensität, Dauer oder bzgl. der Bedingungen, unter denen sie auftreten? (Zielbestimmung)
- Unter welchen Bedingungen wurde das Verhalten erworben, und welche Faktoren halten es momentan aufrecht? (Bedingungsanalyse)
- Welches sind die geeigneten Interventionen, die die angestrebten Veränderungen bei der Person bewirken können? (Behandlungsauswahl)

5.4 Wirksamkeit

Betrachtet man das Ausmaß, in dem die Verhaltenstherapie in den letzten Jahren beforscht wurde, so wird sich kein Psychotherapieverfahren finden, das so intensiv untersucht wurde.

Zusammenfassend lässt sich festhalten, dass die Verhaltenstherapie nachgewiesenermaßen wirksam für eine sehr große Zahl an Störungen sowohl bei Erwachsenen als auch bei Kindern und Jugendlichen ist (Hollon und Beck 2013).

S	Situation Überdauernde bzw. akute interne oder externe Vorbedingungen und Ereignisse - Problemrelevante kritische Situationen bzw. Anforderungen - Räumlich, zeitliche, materielle Bedingungen (Setting) - Verhalten anderer Personen - Eigenes Verhalten - Stimmung, Bedürfnislagen des Handelns - Überdauernde und / oder aktuelle Bedingungen des körperlichen Befindens - Vorstellungen, Gedanken und Vorhaben
WP	Wahrnehmungsprozess Orientieren, Aufnehmen und Kodieren von Informationen
IV	Innere Verarbeitung Interpretation der Situation - Kausalattribuierungen, Bedeutungszuschreibungen, Erwartungen, Schlussfolgerungen Bewertung der Situation - In Bezug auf eigene Bedürfnisse, Ziele, Ansprüche, persönlicher Bedeutungsgehalt der aktuellen Situation (Vergleichsprozess zwischen Ist und Soll) Handlungsvorbereitung - Wünsche, eigene und fremde Standards, Ziele bzw. Konflikte zwischen den genannten Komponenten - Strategien, Handlungspläne, Handlungstendenzen - Selbstwirksamkeitseinschätzungen, d.h. Einschätzungen der eigenen Kompetenz und möglicher Konsequenzen (Effizienz) (z.B. durch Selbstinstruktionen)
V	Verhalten im Sinne von Handeln und Erleben V_m – motorische Modalität, beobachtbare Verhaltensäußerung V_e – emotionale Modalität, subjektives Erleben und Fühlen V_k – kognitive Modalität, Gedanken und bildhafte Vorstellungen V_{ph} – physiologische Modalität, körperliche Reaktionen und Körperempfindungen
K	Konsequenzen - Zeitpunkt: kurzfristig / langfristig (K_k/ K_l) - Entstehungsort: extern / intern (K_e/ K_i) - Qualität: Entstehen bzw. Wegfall positiver oder negativer Konsequenzen (K+, K-, ~~K+~~, ~~K-~~)

Abb. 5.3 Modell zur Bedingungsanalyse von Verhalten in aktuellen Situationen nach Bartling et al. (1998, S. 42)

Literatur

Bach, P., & Hayes, S. C. (2002). The use auf Acceptance and Commitment Therapy to prevent the rehospitalization of psychotic patients: A randomized controlled trial. *Journal of Consulting and Clinical Psychology, 70*(5), 1129–1139.
Bartling, G., Echelmeyer, L., & Engberding, M. (1998). *Problemanalyse im psychotherapeutischen Prozess* (4. Aufl.). Stuttgart: Kohlhammer.
Beck, A. T. (1990). *Cognitive therapy of personality disorders*. New York: Guilford Press.
Beerlage, I., Caspar, F., Elke, G., Fliegel, S., Franke, A., & Jost, I. (1986). Einführung. In Deutsche Gesellschaft für Verhaltenstherapie (Hrsg.), *Verhaltenstherapie, Theorien und Methoden* (S. 1–15). Tübingen: Deutsche Gesellschaft für Verhaltenstherapie.
Bohlmeijer, E., Prenger, R., Taal, E., & Cuijpers, P. (2010). The effects of mindfulness-based stress reduction therapy on mental health of adults with a chronic medical disease: A meta-analysis. *Journal of Psychosomatic Research, 68*(6), 539–544.
Dalrymple, K. L., & Herbert, J. D. (2007). Acceptance and commitment therapy for generalized social anxiety disorder: A pilot study. *Behavior Modification, 31*, 543–568.
Elliott, R., & Tighe, T. (1968). Breaking cigarette habit: Effects of a technique involving threatened loss of money. *The Psychological Record, 18*(4), 503–513.
Ellis, A. (1977). *Die rational-emotive Therapie*. München: Pfeiffer.
Ellis, A., & Grieger, R. (1979). *Praxis der rational-emotiven Therapie*. München: Urban & Schwarzenberg.
Fiegenbaum, W., & Tuschen, B. (2000). Reizkonfrontation. In J. Margraf (Hrsg.), *Lehrbuch der Verhaltenstherapie* (Bd. 1, S. 413–425). Berlin/Heidelberg: Springer.
Fjorback, L. O., Arendt, M., Ornbøl, E., Fink, P., & Walach, H. (2011). Mindfulness-based stress reduction and mindfulness-based cognitive therapy – A systematic review of randomized controlled trials. *Acta Psychiatrica Scandinavica, 124*(2), 102–119.
Forman, E. M., Herbert, J. D., Moitra, E., Yeomanns, P. D., & Geller, P. A. (2007). A randomized controlled effectiveness trial of Acceptance and Commitment Therapy and Cognitive Therapy for anxiety and depression. *Behavior Modification, 31*(6), 772–799.
Gratz, K. L., & Gunderson, J. G. (2006). Preliminary data on an acceptance-based emotion regulation group intervention for deliberate self-harm among women with Borderline-Personality Disorder. *Behavior Therapy, 37*(1), 25–35.
Grawe, K., & Dziewas, H. (1978). Interaktionelle Verhaltenstherapie. *Sonderheft 1 der Mitteilungen der DGVT*, 27–49.
Grawe, K., Donati, R., & Bernauer, F. (1994). *Psychotherapie im Wandel. Von der Konfession zur Profession*. Göttingen: Hogrefe.
Hand, I. (Hrsg.). (2008). Geschichte der Verhaltenstherapie. In *Strategisch-systemische Aspekte der Verhaltenstherapie* (S. 5–21). Wien: Springer.
Hayes, S. C. (2004). Acceptance and Commitment Therapy, relational frame theory, and the third wave of behavioral and cognitive therapies. *Behavior Therapy, 35*, 639–665.
Hayes, S. C., & Wilson, K. G. (1994). Acceptance and Commitment Therapy: Altering the verbal support for experiential avoidance. *The Behavior Analyst, 17*, 289–303.
Hodgson, R., & Rachman, S. (1974). Desychrony in measures of fear. *Behaviour Research and Therapy, 12*, 319–326.
Hofmann, S. G., & Asmundson, G. J. (2008). Acceptance and mindfulness-based therapy: New wave or old hat? *Clinical Psychology Review, 28*, 1–16.

Hollon, S. D., & Beck, A. (2013). Cognitive and cognitive-behavioral therapies. In M. J. Lambert (Hrsg.), *Bergin and Garfield's handbook of psychotherapy and behavioral change* (6. Aufl., S. 393–442). New York: Wiley.

Jacobson, E. (1929). *Progressive relaxation*. Chicago: University Press.

Kabat-Zinn, J. (2013). *Gesund durch Meditation. Das große Buch der Selbstheilung*. München: Knaur.

Kahl, K. G., Winter, L., Schweiger, U., & Sipos, V. (2011). Die Dritte Welle in der Verhaltenstherapie. Eine Übersicht über die Methoden und ihre Evidenzbasierung. *Fortschritte der Neurologie- Psychiatrie, 79*(6), 330–339.

Kanfer, F. H., & Saslow, G. H. (1969). Behavioral diagnosis. In C. M. Franks (Hrsg.), *Behavior therapy. Appraisal and status* (S. 417–444). New York: McGraw-Hill.

Kliem, S., Kröger, C., & Kosfelder, J. (2010). Dialectical behavior therapy for Borderline Personality Disorder: A meta-analysis using mixed-effects modeling. *Journal of Consulting and Clinical Psychology, 78*(6), 936–951.

Linehan, L. M. (1987). Dialectical behavior therapy for borderline personality disorder: Theory and method. *Bulletin of the Menninger Clinic, 51*, 261–276.

McCullough, J. P. (2000). *Treatment for depression: Cognitive Behavioral Analysis System of Psychotherapy (CBASP)*. New York: Guilford Press.

Mowrer, O. H. (1960). *Learning theory and behavior*. New York: Wiley.

Öst, L. G. (2008). Efficacy of the third wave of behavioral therapies: A systematic review and meta-analysis. *Behaviour Research and Therapy, 46*(3), 296–321.

Pleger, M., Treppner, K., Fydrich, T., Schade, C., Diefenbacher, A., Burian, R., & Dambacher, C. (2014). Akzeptanz- und Commitment-Therapie bei psychischen Störungen. *Neurologie und Psychiatrie, 16*(5), 42–50.

Rösner, S., Grosshans, M., & Mutschler, J. (2014). Disulfiram: Aktuelle Befundlage und Wirksamkeit. *Suchtmedizin, 16*(2), 47–52.

Schulte, D. (1974). *Diagnostik in der Verhaltenstherapie*. München: Urban & Schwarzenberg.

Skinner, B. F. (1957). *Verbal behavior*. New York: Appleton-Century-Crofts.

Wambach, K., & Schramm, E. (2016). Cognitive behavioral analysis system of psychotherapy. Psychotherapie bei chronischer depression. *Psychotherapeut, 2*, 162–175.

Wolpe, J. (1954). Reciprocal inhibition as the main basis of psychotherapeutic effects. *Archives of Neurology and Psychiatry, 72*, 204–226.

Young, J. E. (1990). *Cognitive therapy for personality disorders*. Sarasota: Professional Resources Press.

Young, J. E., Kiosko, J. S., & Weishaar, M. E. (2008). *Schematherapie. Ein praxisorientiertes Handbuch* (2. Aufl.). Paderborn: Junfermann.

Zindel, V., Segal, J., Mark, G. W., & Teasdale, J. D. (2001). *Mindfulness-based Cognitive Therapy for Depression: A new approach to preventing relapse*. New York: Guilford.

6 Forschung in der Psychotherapie

6.1 Einleitung

Die grundsätzliche Herausforderung, wenn Psychotherapie aus der Forschungsperspektive betrachtet wird, besteht darin, allgemeingültige Erkenntnisse und übergeordnete Regeln aus einem im höchsten Maße individuellen Prozess zwischen Patient und Psychotherapeut ableiten zu wollen. Was ist die Klammer, die, so einzigartig jede Psychotherapie auch sein mag, Psychotherapie im Allgemeinen umfasst? Was sind die Merkmale, die eine wirkungsvolle Psychotherapie ausmachen, und durch welche Kriterien zeichnet sich ein „guter" Psychotherapeut aus? Worin lässt sich empirisch abgesichert erkennen, dass eine Psychotherapie einen guten Verlauf nehmen wird, oder gibt es klare Anzeichen, die darauf hindeuten, dass es zu einer Verschlechterung des Zustands des Patienten kommen wird? Jeder praktizierende Psychotherapeut lebt in der Vorstellung, aufgrund seiner Ausbildung und Erfahrung Antworten auf all diese Fragen geben zu können. Aber inwieweit lassen sich Antworten auf so wichtige Fragen auch auf Basis von Forschungsergebnissen finden? In dem hier vorgegebenen Rahmen wird es ausgeschlossen sein, den großen Umfang an Forschungsaktivitäten und -ergebnissen detailliert darzustellen. Vielmehr werden nur die groben Linien und zentralen Ansätze der Psychotherapieforschung skizziert werden können. Interessierte Leserinnen und Leser, die sich einen vertieften Einblick in diese Thematik verschaffen möchten, seien auf die Veröffentlichung „Handbook of Psychotherapy and Behavior Change" verwiesen, welches seit 1971 beständig überarbeitet wird und gegenwärtig in sechster Auflage vorliegt (Lambert 2013). In diesem Buch, das unter Psychologinnen und Psycho-

M. Helle, *Psychotherapie*, Basiswissen Psychologie,
https://doi.org/10.1007/978-3-662-58712-6_6

logen auch die „Bibel der Psychotherapieforschung" genannt wird, gelingt es den Autorinnen und Autoren mit hervorragender Übersicht und Unvoreingenommenheit, den aktuellen Stand und die aktuellen Trends darzustellen und kritisch zu reflektieren.

Die erste, existenzielle Frage, die es empirisch zu beantworten gilt, ist die, ob Psychotherapie überhaupt wirksam ist. Da es mittlerweile eine große Menge an sehr unterschiedlichen Psychotherapieverfahren gibt, stellt sich ferner in diesem Zusammenhang die Frage, ob die verschiedenen Verfahren jeweils unterschiedliche Wirkungen entfalten oder ob sie austauschbar sind. Möglicherweise sind bestimmte Verfahren bei der Behandlung ganz spezieller Störungen anderen überlegen.

Im Sinne des seit Jahrzehnten anhaltenden Trends einer zunehmenden Medikalisierung der Klinischen Psychologie und somit auch der Psychotherapie besteht implizit der Wunsch, jedes Psychotherapieverfahren, analog einem Medikament, mit einem Beipackzettel zu versehen, um so den jeweiligen Indikationsbereich, die unterschiedlichen Dosierungsempfehlungen und die möglichen Nebenwirkungen kenntlich zu machen. Psychotherapie ist allerdings viel zu komplex, als dass ein solcher Wunsch jemals eingelöst werden könnte. Psychotherapie wird eben nicht einfach wie ein Medikament appliziert, sondern entfaltet sich in einem Raum, der gemeinsam von Psychotherapeut und Patient gestaltet wird. Im psychotherapeutischen Prozess kommen mindestens zwei Individuen, nämlich Therapeut und Patient, ins Spiel, die sich in ihrer jeweils eigenen Lebensgeschichte, ihren eigenen Persönlichkeitszügen, ihren jeweiligen Lebenswelten und Reaktionsmustern etc. auszeichnen und so in komplexer Wechselseitigkeit den Psychotherapieprozess in einzigartiger Weise prägen.

Mit diesen Vorüberlegungen gelangen wir zu einer sehr grundsätzlichen Frage, die einen zentralen Gegenstand der Psychotherapieforschung darstellt und als sog. „Litanei" bezeichnet wurde (Parloff 1979):

> „Welche Behandlungsmaßnahme durch wen ist am effektivsten bei diesem Individuum mit diesem spezifischen Problem unter welchen Bedingungen?" (Paul 1967, S. 111, Übers. M. H.)

In Kontrast zu den Anfängen der Psychotherapie zu Beginn des 20. Jahrhunderts, in der Psychotherapie einerseits in erster Linie von einem psychodynamischen Denken geprägt war und andererseits nur einer sehr kleinen Gruppe von wohlhabenden Bürgern als private Leistung angeboten wurde, blicken wir heute auf eine durch Vielfalt geprägte psychotherapeutische Versorgungslandschaft, die zumindest in den Industrieländern fest im Gesundheitssystem verankert ist und nicht nur hinsichtlich der Frage der Behandlung von Menschen mit psychischen Störungen, sondern auch in der somatomedizinischen Versorgung (z. B. Psychoonkologie), im Bereich der Krisenintervention und in der Prävention eine prominente Rolle einnimmt. In den zurückliegenden 100 Jahren konnte die Psychotherapie einen beeindruckenden Prozess der Professionalisierung durchlaufen, was in Deutschland seinen Ausdruck unter anderem darin findet, dass die Berufe der Psychologischen Psychotherapeuten und Kinder- und Jugendlichenpsychotherapeuten neben der Gruppe der Ärzte einen eigenen Berufsstand innerhalb der Heilkunde bilden und die psychotherapeutische Behandlung Bestandteil des Regelleistungskatalogs der gesetzlichen Krankenkassen ist (vgl. Abschn. 7.2).

Neben den zahlreichen theoretischen Weiterentwicklungen bzw. Neukonzeptionen, die in den anderen Kapiteln dieses Buches dargestellt werden, bildet die Psychotherapieforschung einen der zentralen Bausteine, die eine solche Entwicklung überhaupt erst ermöglicht hat.

6.2 Geschichte der Psychotherapieforschung

Im Folgenden soll ein kurzer historischer Abriss über die Entwicklung der Psychotherapieforschung gegeben werden. Um diese Entwicklung nachvollziehen zu können, ist es wichtig, zum einen im Blick zu haben, wann sich die jeweiligen psychotherapeutischen Strömungen etabliert haben, zum anderen aber auch, welchen Verlauf die ständige forschungsmethodische Weiterentwicklung sowohl in der qualitativen als auch in der quantitativen Forschung genommen hat. Denn der jeweilige forschungsmethodische Zugang und die forschungsmethodisch verfügbaren Verfahren entscheiden letztlich darüber, welche Ergebnisse produziert werden können. Von nicht unerheblichem Einfluss ist daher auch die Entwicklung der Computertechnologie und die in diesem Zusammenhang entwickelte Auswertungssoftware, die immer komplexere Berechnungen zunehmend anwenderfreundlich gestaltet. In diesem Zusammenhang sei beispielsweise daran erinnert, dass bis in die 1970er-Jahre Daten noch über Lochkarten ausgewertet wurden, bevor sie dann durch Magnetbänder ersetzt wurden. Die Selbstverständlichkeit, mit der heute umfangreiche Datensätze auf vergleichsweise kleinen Rechnern durch komplexe Statistiksoftware verarbeitet werden, ist daher eine recht neue Errungenschaft.

In Anlehnung an Meyer (1990) und Grawe (1992) lässt sich die Geschichte der Psychotherapieforschung in die folgenden vier Phasen, die sowohl zeitlich als auch inhaltlich nicht immer klar voneinander abgegrenzt werden können, unterteilen:

1. Phase: Klassische Phase (1895–1952)
2. Phase: Outcome-Forschung bzw. Rechtfertigungsphase (1952–1977)
3. Phase: Prozessforschung (1955–heute)
4. Phase: Rückkehr in die Rechtfertigungsphase (Empirical Validated Treatments) (1992–heute)

6.2.1 Die klassische Phase

Der Beginn der sog. klassischen Phase wird mit der Entwicklung der Psychoanalyse durch Sigmund Freud im ausgehenden 20. Jahrhundert gleichgesetzt. Die Psychotherapielandschaft in der ersten Hälfte des letzten Jahrhunderts war vor allem psychodynamisch geprägt. So entwickelte sich die Psychoanalyse in einem Umfeld, in dem keinerlei systematische empirische Beforschung dieses Ansatzes notwendig schien. Über sog. Fallvignetten und den daran anknüpfenden theoretischen Auseinandersetzungen wurden in einem eher belletristischen Duktus und nicht mit der heute gebotenen Systematik der qualitativen Forschung intraindividuelle Prä-Post-Vergleiche sowie individuelle Therapieverläufe dargestellt und theoretisch erörtert. Bis in die 1930er-Jahre wurden nur ca. zwei bis fünf Ergebnisstudien pro Jahr veröffentlicht (Caspar und Jacobi 2007). Psychotherapieforschung nach unserem heutigen Verständnis hat also im Grunde nicht existiert.

Carl Rogers entwickelte die Gesprächspsychotherapie erst in den 1940er-Jahren, die Systemische Therapie formierte sich im Laufe der 1950er-Jahre und die Anfänge der Verhaltenstherapie nahmen Mitte der 1950er-Jahre ihren Ausgang. Die akademische Psychologie hatte in der ersten Hälfte des 20. Jahrhunderts so gut wie keine Berührungspunkte, weder mit der Psychoanalyse noch allgemein mit der Psychotherapie. Sie war in erster Linie auf die experimentelle Psychologie ausgelegt und befasste sich vor allem mit Themen aus dem Spektrum der sog. psychologischen Grundlagenfächer. Im Fokus stand die Untersuchung psychischer Phänomene, die Bereichen, wie z. B. Lernen, Wahrnehmung, Motivation, Gedächtnis, Denken etc., zuzuordnen sind. Diese klassische Phase, so die gängige und nachträgliche Konstruktion der Geschichte der Psychotherapieforschung, findet mit einer Veröffentlichung von Eysenck im Jahre 1952 ein jähes Ende. Da diese Studie als ein zentrales Moment in der Geschichte der Psychotherapieforschung rezipiert wird und eine Vielzahl von Publikationen nach sich zog, soll sie im Folgenden kurz dargestellt werden:

Ziel dieser Untersuchung war die Klärung der grundsätzlichen Frage, ob Psychotherapie überhaupt wirkt. Eysenck fand in seiner Recherche zu Psychotherapie-Wirksamkeitsstudien insgesamt 24 geeignete Veröffentlichungen. Fünf dieser Studien umfassten insgesamt 760 psychoanalytisch behandelte Patienten. In der Zusammenfassung der Ergebnisse dieser fünf Studien ermittelte Eysenck Remissions- bzw. Besserungsraten von 44 %. Da ein Drittel der untersuchten Patienten ihre Therapien vorzeitig beendet bzw. abgebrochen hatte, beschloss Eysenck, die Therapieabbrecher aus der Grundgesamtheit herauszunehmen, so dass er auf eine bereinigte Besserungsrate von immerhin 66 % kam. In den verbleibenden 19 Studien, die insgesamt 7293 eklektisch behandelte Patienten umfassten, konnte eine

Besserungsrate von 64 % ermittelt werden. Zusammenfassend schließt Eysenck aus dem ersten Teil dieser Studie, dass ca. zwei Drittel der neurotisch erkrankten Patienten von Psychotherapie profitierten.

Da ihm keine echte Kontrollgruppe zur Verfügung stand, verwendete er zur Kontrastierung der Psychotherapieeffekte zwei Studien, in denen Behandlungsergebnisse von neurotischen Patienten, die keine oder zumindest kaum Psychotherapie erhielten, zusammengetragen wurden. Die erste Studie (Landis 1937) berücksichtige Patienten, die wegen Neurosen stationär in psychiatrischen Kliniken behandelt wurden. Wegen der chronischen Überbelegung und des schlechten Personalschlüssels ging Eysenck davon aus, dass diese Patienten mit Sicherheit nicht oder zumindest nur in sehr geringem Umfang psychotherapeutisch behandelt wurden. Ca. 70 % dieser Patienten wurden am Ende der Behandlung als remittiert oder gebessert eingestuft. In der zweiten Studie (Denker 1946) wurden Daten von krankenversicherten Patienten ausgewertet, die bereits drei Monate vor Behandlungsbeginn wegen einer neurotischen Störung krankgeschrieben waren und anschließend nur von ihrem Hausarzt behandelt wurden. Da der Hausarzt in der Regel über keine psychotherapeutische Qualifikation verfügte, ging Eysenck davon aus, dass die Patienten mit Sedativa und dem ärztlichen Gespräch (konkreten Vorschlägen, moralischer Unterstützung etc.) behandelt wurden. Nach einem Jahr galten 45 % und nach zwei Jahren weitere 27 % als remittiert bzw. gebessert. Demnach betrug die Erfolgsquote nach zwei Jahren ca. 72 %. Da Denker und Landis mit 70 % bzw. 72 % sehr ähnliche Besserungsraten ermittelten, schlussfolgerte Eysenck, dass diese Quoten als repräsentativ für die Spontanremission bei neurotischen Patienten eingestuft werden könnte. Während also die „Kontrollgruppe" eine Besserungsrate von ca. 70 % aufwies, erzielte Psychotherapie eine Quote von ca. 66 %. So kam Eysenck zu der provokanten These, dass es zwischen Psychotherapie und Spontanremission keine bedeutsamen Unterschiede gäbe. Sinngemäß schreibt Eysenck: Auch, wenn man subjektiv von der Wirksamkeit von Psychotherapie überzeugt sei, existieren derzeit keinerlei empirische Evidenzen, die dies belegen könnten (Eysenck 1952, S. 323, Übers. M. H.).

Diese Studie sorgte innerhalb der Psychotherapielandschaft für große Aufregung und zog viele kritische Auseinandersetzungen nach sich (vgl. Kiesler 1966; Rosenzweig 1954; Cartwright 1955; De Charms et al. 1954; Luborsky 1954). Aus heutiger Sicht ist zunächst anzumerken, dass es sich bei der von Eysenck ermittelten Quote von 2/3 Verbesserungen um kein so erstaunliches Ergebnis handelt. Vielmehr wurde und wird dieser Wert in diversen auch aktuellen Studien regelmäßig repliziert. Eine jüngst in Deutschland durchgeführte naturalistische Studie an ca. 1700 Patienten, die ambulant psychotherapeutisch behandelt wurden, ergab eine Besserungsrate von 65 %; 28 % zeigten keine signifikanten Veränderungen und bei 7 % kam es zu Verschlechterungen (Wittmann et al. 2011). Anders als bei der Rezeption der Studie von Eysenck wurde dieses Ergebnis als Erfolg gewertet, zumal die ermittelte Effektstärke einen Wert von 1,0 ergab.

Der Hauptkritikpunkt an der Untersuchung von Eysenck gilt also weniger der fraglichen Wirksamkeit von Psychotherapie, sondern vielmehr der Frage, ob es sich bei den Patienten in der Landis- und Denker-Studie tatsächlich um eine Kontrollgruppe im eigentlichen Sinne gehandelt haben kann. Ferner sind sowohl die diagnostische Zuordnung als auch die Erfassung des psychischen Zustands jeweils subjektive Einschätzungen gewesen, die im Nachhinein nicht überprüft werden konnten. Somit stellt sich die Frage, ob es sich in den zur Untersuchung herangezogenen Studien überhaupt um jeweils vergleichbare Populationen handelt.

Aus heutiger Sicht ist es doch erstaunlich, dass ausgerechnet einer Untersuchung, die mit so vielen grundlegenden Mängeln behaftet ist und deren Ergebnisse daher nur wenig aussagekräftig sind, so viel Bedeutung zukommt. Trotz aller Kritik waren nun die Psychotherapeuten aufgerufen, ihre Wirksamkeit unter Berücksichtigung empirischer Standards nachzuweisen. Aus diesem Rechtfertigungsdruck heraus begann die Phase der sog. Outcome- oder Ergebnis-Forschung.

6.2.2 Outcome-Forschung/Rechtfertigungsphase

Das zentrale Anliegen der klassischen Outcome-Forschung ist der Wirksamkeitsnachweis von Psychotherapie. Der Outcome einer Psychotherapie lässt sich als das Ausmaß der Verbesserung der beim Patienten vorgefundenen Probleme, Symptome und Funktionslevel am Ende einer Psychotherapie verstehen.

Das klassische Design ist ein Prä-Post-Kontrollgruppen-Design. Vor Beginn der psychotherapeutischen Intervention wird ein Outcome-Maß, z. B. psychische Befindlichkeit, erhoben. Per Zufallsauswahl erhält eine Gruppe der Patienten Psychotherapie, während eine andere Gruppe, die sog. Kontrollgruppe, auf eine Warteliste gesetzt wird. Am Ende der Psychotherapie wird das Outcome-Maß ein zweites Mal erhoben. Die Veränderungen im Outcome-Maß innerhalb der Psychotherapiegruppe können dann kausal mit der erfolgten Psychotherapie in Verbindung gebracht werden, wenn in der Psychotherapiegruppe gegenüber der Kontrollgruppe eine signifikante Veränderung nachgewiesen werden kann.

Aufgrund der wiederholten Kritik, dass die Wartelistenbedingung in einem solchen Untersuchungsdesign ethisch gegenüber den behandlungsbedürftigen Patienten nicht zu vertreten sei, ging man zunehmend dazu über, TAU („treatment as usual") als Intervention für die Kontrollgruppe einzuführen. Während Patienten der

Kontrollgruppe nun also die reguläre Behandlung (TAU) erhielten, wurde geprüft, inwieweit das zu untersuchende Psychotherapieverfahren dieser überlegen ist. In den letzten Jahren hat sich ferner durchgesetzt, dass nicht nur die Veränderung unmittelbar nach Abschluss der Psychotherapie, sondern auch die Nachhaltigkeit dieser Veränderung erfasst werden soll. In diesem Sinne ist es heute Standard, ca. sechs Monaten nach Abschluss der Psychotherapie eine katamnestische Erhebung durchzuführen.

Eine weitere Variante der Outcome-Forschung war, unterschiedliche Psychotherapieverfahren in einem Untersuchungsdesign gegeneinander antreten zu lassen. Hier sollte die Überlegenheit eines der beiden Verfahren überprüft werden. Dieses Untersuchungsformat ging als sog. Horse-race-Forschung in die Geschichte ein. Nach heutigem Stand der Forschung kann festgehalten werden, dass Psychotherapie ihre Wirksamkeit in ausreichendem Maße nachweisen konnte und dass kein Psychotherapieverfahren einem anderen überlegen ist.

Das Dodo-Bird-Verdikt

Das sog. Dodo-Bird-Verdikt ist ein seit Rosenzweig (1936) feststehender Begriff in der Psychotherapieforschung und bedeutet, dass grundsätzlich kein Psychotherapieverfahren einem anderen überlegen ist. Der Begriff geht auf das Märchen „Alice im Wunderland“ zurück, in dem der Vogel Dodo nach einem Wettrennen, das keinen Sieger hervorbrachte, feststellt: „Everybody has won and all must have prices“ (Carroll 1865/1995, S. 34).

Interessanterweise beschäftigte sich S. Rosenzweig bereits in den 1930er-Jahren mit der Frage, warum verschiedene psychotherapeutische Zugänge in ihrer Wirkung keine Unterschiede zeigen (vgl. Rosenzweig 1936). Bemerkenswert ist hier, dass Rosenzweig diese Annahme auf keinerlei Outcome-Studien stützen konnte. Die therapeutischen Interventionen, die in seinem Beitrag Erwähnung finden, sind Psychoanalyse, Katharsis und „Christian Science“, eine von Mary Baker Eddy am Ende des 19. Jahrhunderts gegründete Glaubensgemeinschaft, die auf Basis der Bibel Methoden geistigen Heilens entwickelte. Rosenzweigs Erklärungsansatz für die fehlenden Wirkunterschiede erinnert sehr stark an die theoretischen Grundlagen der Systemischen Therapie, welche allerdings erst 20 Jahre später entwickelt wurde: Ausgehend von der Annahme, dass es sich bei psychischen Störungen um einen inneren Konflikt zwischen Persönlichkeitsanteilen handelt, nahm Rosenzweig an, dass die Persönlichkeitsorganisation des Menschen so komplex ist, dass es unerheblich ist, von wo aus die Dynamik einer Reintegration der Persönlichkeitsstrukturen angestoßen wird, da sie sich auf jeden Fall über die gesamte Struktur ausbreiten wird. Von daher sind es vor allem die allgemeinen und nicht therapiespezifischen Wirkfaktoren, wie Therapeutenpersönlichkeit und

Therapeut-Patient-Beziehung, die die psychotherapeutische Wirkung ausmachen (Rosenzweig 1936).

Im Jahr 1975 publizierten Luborsky et al. eine große Untersuchung, die methodisch als Vorläufer einer Metaanalyse beschrieben werden kann. Basis dieser Untersuchung waren ca. 100 publizierte Vergleichsuntersuchungen, die entsprechende Mindeststandards erfüllten. Übergeordnet konnte festgehalten werden, dass jedes psychotherapeutische Verfahren wirksam ist und sich im Outcome signifikant von den Kontrollgruppen unterscheidet. Hiermit konnte also die Vermutung von Eysenck, dass es angeblich zwischen Psychotherapie und Spontanremission keinen Unterschied gibt, als endgültig widerlegt angesehen werden. Es wurden diverse Therapieverfahren (Psychoanalyse, Verhaltenstherapie und Gesprächspsychotherapie), Einzel- vs. Gruppentherapie, zeitlich begrenzte vs. zeitlich unbegrenzte Therapien miteinander verglichen. In keinem dieser Vergleiche konnten nennenswerte, d. h. signifikant bedeutsame Unterschiede ermittelt werde. Dies sei umso beeindruckender, so die Autoren, als dass es eher unwahrscheinlich sei, dass Studien, die keine signifikanten Ergebnisse hervorbrächten, publiziert würden („publication bias“). Von daher schließen die Autoren, dass das Dodo-Verdikt in der Tat weiterhin Bestand hat und alle Psychotherapieverfahren einen Preis verdient hätten.

Allerdings konnte in dieser Studie auch gezeigt werden, dass Psychopharmakotherapie der psychotherapeutischen Behandlung überlegen ist, gleichzeitig aber eine Kombination aus Psychotherapie und Pharmakotherapie wiederum gegenüber einer reinen pharmakologischen Behandlung bessere Ergebnisse erzielt. Diese Feststellung ist jedoch auf Patienten einzugrenzen, die wegen schweren psychiatrischen Störungen stationär behandelt werden müssen (Schizophrenie, rezidivierende Major Depression, bipolare und schizoaffektive Störung).

Die wiederholte Feststellung, dass zwischen den verschiedenen Psychotherapieverfahren keine Unterschiede in ihrer Wirksamkeit nachgewiesen werden können, wurde von einigen Autoren als sog. Äquivalenzparadox bezeichnet. Hiermit soll zum Ausdruck gebracht werden, dass die bisherigen Forschungsmethoden nicht in der Lage seien, bestehende Unterschiede sichtbar zu machen.

Betrachtet man die unterschiedlichen therapeutischen Interventionen, die jeweiligen ätiologischen Annahmen oder das jeweilige Verständnis einer gelungenen Therapeut-Patient-Beziehung, so ist es in der Tat verwunderlich, dass bisher keine unterschiedlichen Effekte nachgewiesen werden konnten. Dies müsste konsequenterweise zur Folge haben, dass man einem Patienten sagt: „Suche dir irgendeine Psychotherapie. Welche du letztlich in Anspruch nimmst, ist völlig egal.“ Rachman und Wilson (1980) halten eine solche Position für äußerst gefährlich, da dies letztlich die verschiedenen Verfahren entwerten würde.

In einer kritischen Überprüfung stellten Stiles et al. (1986) zunächst das Dodo-Verdikt anhand der folgenden Punkte infrage:

- Die vergleichende Outcome-Forschung, insbesondere die Metaanalyse, ist nicht ausreichend sensitiv, um bestehende Unterschiede aufzudecken. So handelt es sich in vielen Fällen um die Aggregierung heterogener Daten von Studien, die einer nicht unproblematischen Selektion unterzogen wurden und in ihrer Qualität sehr unterschiedlich sind (Stiles et al. 1986).
- Zur Spezifität von Effekten – das Matrix-Paradigma: Um die Wirkung von Psychotherapie differenziert zu erfassen, bedarf es einer multidimensionalen Matrix (Behandlungsverfahren x Therapeut x Klient x Problem x Setting). Bisher wurden Mittelwerte über diese sehr heterogenen Konstellationen hinweg ermittelt, so dass hier nur sehr grobe Wirksamkeitswerte erfasst werden konnten und die bestehenden Unterschiede unsichtbar blieben. Das Problem in diesem Matrix-Ansatz stellt allerdings die ausreichende Besetzung der einzelnen Zellen dar. Würde man z. B. jede Dimension mit 10 Varianten (also 10 Verfahren, 10 Klienten etc.) besetzen wollen, würde man eine Matrix von 10.000 Zellen generieren (vgl. Stiles et al. 1986).
- Ferner wird angenommen, dass die unterschiedlichen therapeutischen Techniken zu wenig prägnant erfasst wurden, da sie wiederum zu wenig klar operationalisiert wurden. Als Reaktion auf diesen Kritikpunkt kam es in der Folge zur Entwicklung von Behandlungsmanualen und der Erfassung der Manualtreue („adherence") während der Behandlung, um so die Abweichung von der Behandlungstechnik metrisch zu erfassen und im Untersuchungsdesign statistisch berücksichtigen zu können. Dennoch ist es auch unter Berücksichtigung manualisierter Psychotherapieverfahren nicht gelungen, das Dodo-Verdikt zu erschüttern (vgl. Stiles et al. 1986).

50 Jahre nach der Veröffentlichung von Rosenzweig kommen Stiles et al. (1986) zu dem Schluss, dass trotz jahrzehntelanger intensiver Psychotherapieforschung, immer komplexeren Forschungsdesigns und statistischen Verrechnungsmethoden das Dodo-Verdikt weiterhin akzeptiert werden muss. Und, wie bereits Rosenzweig feststellte, sehen auch Stiles et al. die sog. allgemeinen Wirkfaktoren, die in jedem therapeutischen Verfahren bedeutsam sind, als Ursache dieses Effekts an. In Tab. 6.1 wird eine Auswahl der gängigen allgemeinen, also therapieverfahrenübergreifende und spezifische, Wirkfaktoren nach heutigem Kenntnisstand dargestellt.

Das Ende der sog. Rechtfertigungsphase lässt sich mit der Veröffentlichung der ersten großen Metaanalyse zur Wirksamkeit von Psychotherapie gleichsetzen (Smith und Glass 1977). Die Autoren berechneten über beinahe 400 Primärstudien die Effektstärken. Auch hier konnten keine bedeutsamen Unterschiede

Tab. 6.1 Allgemeine Wirkfaktoren vs. Spezifische Wirkfaktoren (VT = Verhaltenstherapie, PA = Psychoanalyse, HP = Humanistische Psychologie, ST = Systemische Therapie; entnommen aus und modifiziert nach Pfaffmatter und Tschacher 2016, S. 4)

Allgemeine Wirkfaktoren	Spezifische Wirkfaktoren bzw. Standardtechniken
Therapiebeziehung	Positive Verstärkung (VT)
Abschwächung sozialer Entfremdung	Reizkonfrontation mit Reaktionsverhinderung (VT)
Erklärungssystem	Freies Assoziieren (PA)
Besserungserwartung	Übertragungsdeutung (PA)
Veränderungsbereitschaft	Verbalisieren von Erlebnisinhalten (HP)
Affektives Erleben	Leerer-Stuhl-Technik (HP)
Korrektive Beziehungserfahrung	Zirkuläres Fragen (ST)
Affektregulation	Skulptur- und Aufstellungsarbeit (ST)
Bewältigungserfahrung	Hypnose
Selbstwirksamkeitserfahrung	Biofeedback

zwischen den verschiedenen Psychotherapieverfahren festgestellt werden. Die mittlere Effektstärke lag bei .75, was nach Cohen (1992) als großer Effekt zu interpretieren ist.

Im Nachhinein ist es erstaunlich, mit welchem Aufwand über Jahrzehnte hinweg Wirknachweise für Psychotherapie erbracht wurden und wie wenig Verständnis zwischenzeitlich über die Wirkweise von Psychotherapie gewonnen werden konnte. Genau an diesem Punkt setzt die Prozessforschung an.

6.2.3 Prozessforschung

Ziel der Prozessforschung ist es, die jeweiligen theoretischen Annahmen über Veränderungsprozesse in den einzelnen Psychotherapien empirisch zu erfassen und zu überprüfen. Ferner geht es im Sinne einer explorativen Annäherung an das Prozessgeschehen darum, ein besseres Verständnis für die zugrundliegenden Dynamiken und die hilfreichen und weniger hilfreichen Interaktionen zwischen Therapeut und Patient zu bekommen. Der Psychotherapieprozess umfasst primär sämtliche Handlungen, Erfahrungen und Beziehungsaspekte von Patient und Therapeut in den Therapiesitzungen, während beide physisch anwesend sind, und sekundär die Handlungen und Erfahrungen von Patient und Therapeut, die sich auf die Therapie beziehen, aber sich außerhalb der therapeutischen Sitzungen ereignen. Ferner werden Veränderungen im Patienten hinzugerechnet, von denen man hypothetisch eine kausale Beziehung zum psychotherapeutischen Prozess annimmt (Orlinsky et al. 2004; Crits-Christoph et al. 2013). In der Regel werden in der Prozessforschung drei unterschiedliche Foki gesetzt: Entweder steht der Klient, der Therapeut oder die Klient-Therapeut-Dyade im Mittelpunkt der Betrachtung. Eine Erkenntnis, die sich aus der Prozessforschung ableiten lässt, ist beispielsweise der Nachweis, dass die von Carl Rogers beschriebenen Bedingungen Kongruenz, Empathie und Wertschätzung in engem Zusammenhang mit dem Grad der Selbstexploration auf Seiten des Patienten stehen (Carkhuff 1969). Allgemein wird in der Prozessforschung untersucht, welche Erfahrungen Klienten in den Psychotherapien machen, wie sie diese bewerten und welche Rolle dem Therapeuten in diesem Zusammenhang zukommt. Besondere Aufmerksamkeit erhält in diesem Forschungsansatz auch die Analyse der Kommunikation zwischen Therapeut und Patient: Welche Gesprächsinhalte sind Gegenstand der Therapie (z. B. Verlust, berufliche Befürchtungen), welche Handlungen finden statt (z. B. Fragen stellen, konkrete Vermittlung von Informationen), in welcher Form erfolgt dies (z. B. empathisch, wertend) und mit welcher Qualität (wie wird gehandelt bzw. gesprochen, therapeutische Kompetenz) (vgl. Elliott 1991)?

Während in den frühen 1950er-Jahren in erster Linie mit Audioaufzeichnungen der Therapiesitzungen, die dann von Experten analysiert wurden, gearbeitet wurde, ging man etwa zehn Jahre später, also in den 1960er-Jahren, dazu über, die individuellen Erfahrungen der Patienten zunehmend in den Vordergrund zu rücken. Es wurden Fragebögen und Ratingskalen entwickelt, die die Patienten jeweils nach den Therapiesitzungen ausfüllten, um so Aufschluss über die jeweiligen Erfahrungen in den einzelnen Sitzungen zu erhalten.

Vor dem Hintergrund dieses Erkenntnisinteresses sollte es nicht weiter verwundern, dass gerade in der Prozessforschung auch qualitative Forschungsmethoden Einzug hielten. Unter dem Begriff „helpful factor design" hat sich seit den 1990er-Jahren ein vorwiegend qualitativ ausgerichteter Psychotherapieforschungsstrang etabliert, der vor allem die allgemeinen subjektiven Erfahrungen der Patienten und was diese im Psychotherapieprozess als hilfreich erlebt haben, untersucht. Timulak (2007) führte eine Art metaanalytische Auswertung von sieben qualitativen Studien durch, die die Patientensicht auf hilfreiche Momente im therapeutischen Prozess untersuchte. Über diese Studien hinweg konnten neun Kategorien extrahiert werden, die die Patienten als bedeutsam in Hinblick auf einen hilfreichen Moment im Psychotherapiegeschehen einstuften:

- Erkenntnis, Einsicht, Selbstverstehen
- Lösung des Problems, Verhaltensänderung
- Empowerment
- Entlastung

- Eigene Gefühle explorieren, Gefühle vertieft wahrnehmen
- Sich verstanden fühlen
- Eingebundensein des Klienten
- Bestätigung, Unterstützung, Sicherheit
- Persönlicher Kontakt

Betrachtet man diese neun Kategorien aus einer Metaperspektive, wird deutlich, dass ein Großteil der Kategorien nur vor dem Hintergrund einer gelungenen Therapeut-Patient-Beziehung realisiert werden bzw. als Ausdruck einer solchen verstanden werden kann. Gleichzeitig beeindruckt, dass die Kategorien übergreifend aus Studien mit jeweils unterschiedlichen Therapieverfahren (Verhaltenstherapie, psychodynamische Therapie, Personzentrierte Psychotherapie) generiert wurden. Solche Forschungsbeiträge stellen jedoch nur kleine Mosaiksteine im komplexen Gefüge eines psychotherapeutischen Prozesses dar. Es bleibt unklar, wie akkurat die Angaben von Patienten nach Abschluss einer Psychotherapie sind. Ferner fehlen bei diesen Studien Hinweise, welchen Einfluss solche hilfreichen Momente letztlich für das Endergebnis, also den Outcome einer Psychotherapie, haben.

Ein weiterer Ansatz in diesem Forschungsfeld ist das mikroanalytische sequentielle Prozessdesign (Elliott 2010). Hier werden Therapeuten- und Klientenreaktionen innerhalb einer Sitzung kodiert und miteinander in Beziehung gesetzt. Die zugrundeliegende Untersuchungsfrage lautet: Welche Prozesse innerhalb des Klienten werden durch welche therapeutischen Aktionen unter welchen Begleitumständen ausgelöst (Elliott 2010)? Konkret kann z. B. am Einzelfall untersucht werden, inwieweit explorative Fragen oder Interpretationen durch den Psychotherapeuten zu produktiven oder unproduktiven Prozessen führen. Da bis heute aus Forschungsperspektive noch wenig Konkretes über Veränderungsprozesse in der Therapie gesagt werden kann, handelt es sich hier um einen Forschungszweig, der noch viel Potenzial in sich trägt. Elliott (2010) plädiert hinsichtlich der Prozessforschung für einen systematischen Methodenpluralismus, der die unterschiedlichen Forschungsstrategien der Prozessforschung vereinen bzw. über mehrere Studien hinweg komplementär nutzen sollte. Nur so sei es möglich, die kausale Bedeutung von einzelnen therapeutischen Interventionen für die Veränderungen im Patienten empirisch zu untersuchen und somit auch besser verstehen zu lernen.

Die Unterscheidung zwischen Prozess und Outcome ist aufgrund der fließenden Übergänge nicht ganz eindeutig zu bestimmen. Bei Prozess handelt es sich um Vorgänge bzw. Konstrukte, die sich während der therapeutischen Sitzungen ereignen und entweder unmittelbar oder zwischen den Sitzungen als Konsequenz dieser therapeutischen Interaktionen eine Veränderung der Probleme, Symptome oder des Funktionslevels nach sich ziehen (vgl. Crits-Christoph et al. 2013, S. 299). Prozessforschung erfasst demnach Veränderungsprozesse und Outcome den Therapieerfolg (Doss 2004).

Eine logische Konsequenz der weiteren Entwicklung des Prozess-Forschungsansatzes war, die Bedeutung der untersuchten Prozesse mit dem jeweiligen Therapieerfolg in Beziehung zu setzen.

6.2.4 Prozess-Outcome-Forschung

Die zentralen Fragen dieses Forschungsansatzes konzentrieren sich auf den Psychotherapieprozess und dessen Einfluss auf das Ergebnis der Psychotherapie.

Mittlerweile liegen mehr als 2000 publizierte Studien zu diesem Themenkomplex vor (Orlinsky et al. 2004). Historisch gesehen lässt sich der Ansatz in die drei folgenden Phasen unterteilen:

- 1970–1990: Untersuchung von Psychotherapieprozessen im naturalistischen Design
- 1990–2000: Beforschung von störungsspezifischen manualisierten Psychotherapien
- Ab 2000: Auswertung von Video- bzw. Audioaufzeichnungen einzelner Therapiesitzungen

Aufgrund dieses breiten Forschungsfeldes sollen im Folgenden exemplarisch für die Prozess-Outcome-Forschung typische Untersuchungsfragen und aktuelle Ergebnisse präsentiert werden. Konkret wurden die folgenden Forschungsbereiche ausgewählt:

- Fokus auf allgemeine Prozessfaktoren:
  - Die Bedeutung der Therapeut-Patient-Beziehung für den Therapie-Outcome
- Fokus auf spezifische Prozessfaktoren:
  - Die Bedeutung der Angstexposition für die erfolgreiche Behandlung von Angstpatienten
  - Die Bedeutung des Skills-Trainings für die erfolgreiche Behandlung von Patienten mit Borderline-Persönlichkeitsstörung

6.2.4.1 Fokus auf allgemeine Prozessfaktoren

Die Patient-Therapeut-Beziehung

Zentraler Aspekt war die Beforschung der therapeutischen Allianz. Hiermit ist das Ausmaß an kooperativer Übereinstimmung und affektiver Verbundenheit zwischen Therapeut und Patient gemeint. Es geht also um das Ausmaß, in dem sich Therapeut und Patient hinsichtlich der Therapieziele und der hierfür zu verwendenden Interventionen einig sind, sowie der Qualität der Bindung zwischen Patient und Therapeut (Crits-Christoph et al. 2013). Eine neuere Metaanalyse, die insgesamt mehr als 14.000 Behandlungen berücksichtigte, ergab eine Effektstärke von 0,27 zwischen therapeutischer Allianz und Outcome (Horvarth et al. 2011). Daraus schließen die Autoren, dass die therapeutische Allianz, wenn sie auch nur einen sehr moderaten Teil der Outcome-Varianz aufklärt, den bisher stärksten Prädiktor für den therapeutischen Erfolg darstellt. So klar lassen sich die Daten jedoch nicht interpretieren, da der Bezug zwischen Ursache und Wirkung in den meisten Studien nur hypothetisch angenommen werden kann. Wird z. B. in der fünften Sitzung die Qualität der therapeutischen Allianz erfasst und mit dem Outcome zum Ende der Therapie korreliert, so wäre denkbar, dass eine deutliche Symptomreduktion während der ersten fünf Sitzungen eine Erhöhung der Allianz zur Folge hatte, aber auch als ein Hinweis auf gutes Outcome zum Ende der Therapie zu verstehen ist. In diesem Gedankenspiel wäre die hohe therapeutische Allianz in der fünften Sitzung eine Folge der zuvor erfahrenen Symptomreduktion und würde dann in Hinblick auf ihre Beziehung zum Outcome lediglich ein Epiphänomen (Begleiterscheinung) darstellen. Barber et al. (2000) untersuchten genau dieses Phänomen und konnten nachweisen, dass sich eine frühe Symptomreduktion tatsächlich positiv auf die therapeutische Allianz auswirkt. Aber auch wenn dieser Effekt herauspartialisiert wird, bleibt ein positiver Zusammenhang zwischen Allianz und Outcome bestehen.

Um zu einem besseren Verständnis der Bedeutung der Allianz zu gelangen, sollte die zukünftige Therapieforschung Antworten auf die folgenden Fragen finden (Barber 2009):

- Könnte es sein, dass es in der Erfassung der therapeutischen Allianz einen Deckeneffekt gibt? Die meisten Patienten bewerten die Qualität der Beziehung als sehr gut. Es wäre denkbar, dass Patienten, die mit der therapeutischen Allianz unzufrieden sind, die Therapie abbrechen und somit solche Daten gar nicht erst erfasst werden.
- Spielt die therapeutische Allianz eine kausale Rolle für den Outcome oder ist sie lediglich eine Art Thermometer, das angibt, ob die Therapie gut läuft?

- Hängt die Bedeutung der therapeutischen Allianz vom Kernproblem des Patienten ab? So scheint in der Behandlung von Patienten mit Kokainabhängigkeit die Allianz keine bedeutsame Rolle für den Outcome zu spielen (Barber et al. 2001).
- Inwieweit tragen Therapeut und/oder Patient zu einer gelungenen therapeutischen Allianz bei?

Es gibt Hinweise, dass die Beziehung zwischen der Qualität der Allianz und einem positiven Outcome kurvenlinear sein könnte (Crits-Christoph et al. 2009). Das heißt, dass sowohl eine geringe als auch eine sehr hohe Allianz eher mit einem schlechteren Outcome assoziiert sein könnten. Im ersten Fall würde mangelndes Vertrauen und im zweiten Fall ein zu hohes Maß an gegenseitiger Verstrickung ein gutes Therapieergebnis behindern.

6.2.4.2 Fokus auf spezifische Prozessfaktoren

Die Bedeutung der Angstkonfrontation im Expositionstraining

In diesem Forschungsfokus wird untersucht, inwieweit die theoretischen Annahmen des Expositionstrainings kausal mit dem Therapieerfolg in Verbindung gebracht werden können. So geht man in der Theorie davon aus, dass der Wirkmechanismus im Expositionstraining vor allem im Prozess der Habituation während der Angstexposition liegt.

Zwar konnte in Studien nachgewiesen werden, dass die Aktivierung der Angst und der Prozess der Habituation mit dem Therapieerfolg korrelieren, allerdings ist es aufgrund von forschungsmethodischen Mängeln nicht möglich, einen eindeutigen kausalen Zusammenhang nachzuweisen (Crits-Christoph et al. 2013). In diesem Fall liegt das Problem darin, dass das Ausmaß der Angstreduktion sowohl als Prozess- als auch als Outcome-Variable erfasst wird. So lassen sich bestenfalls korrelative, aber eben keine kausalen Beziehungen ableiten.

Die Bedeutung des Erwerbs von Skills im Rahmen der Behandlung von Patienten mit Borderline-Persönlichkeitsstörung

In einer gut angelegten Studie konnte nachgewiesen werden, dass der Erwerb von Skills, wie sie im Rahmen der Dialektisch-Behavioralen Therapie (DBT) nach Linehan vermittelt werden, eindeutig mit Therapieerfolg assoziiert sind. Patienten, denen im Rahmen der DBT der systematische Erwerb von Skills vermittelt wurde, wandten diese Skills im Vergleich zur Kontrollgruppe dreimal häufiger an und zeigten gegenüber der Kontrollgruppe eine deutlich stärkere Abnahme von depressiven Verstimmungen und Suizidversuchen sowie eine bessere Selbstkontrolle im Zustand großer Verärgerung (Neacsiu et al. 2010). Auch wenn hier der Zusammenhang zwischen Skillserwerb und Outcome gut belegt ist, bleibt offen, inwieweit solche Skills nur im Rahmen einer DBT erworben werden.

Zusammenfassend lässt sich sagen, dass trotz der großen Anzahl an Studien, die der Prozess-Outcome-Forschung zuzurechnen sind, noch viele Fragen, die den psychotherapeutischen Prozess betreffen, unbeantwortet geblieben sind. So klafft nach wie vor eine große Lücke zwischen den vielen unterschiedlichen theoretischen Annahmen über Veränderungsprozesse und ihrer Bestätigung von Seiten der empirischen Forschung. Da die Basis vieler Studien ausschließlich korrelativ ausgerichtete Datenanalyen darstellen, bleibt es schwierig bis unmöglich, eindeutige kausale Beziehungen bzw. Gesetzmäßigkeiten herauszuarbeiten. Dennoch wird diesem Forschungsansatz weiterhin eine große Bedeutung zukommen, da nur so auf empirischer Basis ein besseres Verständnis von Veränderungsprozessen in der Psychotherapie generiert werden kann.

Vielleicht mag es für viele Forscher auch eine Kapitulation vor der Komplexität der Forschungsdesigns in der Prozess-Outcome-Forschung gewesen sein, die die Rückkehr in die Outcome-Forschung in den 1990er-Jahren so attraktiv gemacht hat, die im nächsten Abschnitt näher beschrieben werden soll.

6.2.5 Rückkehr in die Rechtfertigungsphase – Evidenzbasierte Psychotherapie (?)

Die Rückkehr in die Rechtfertigungsphase war vor allem in der Angst begründet, auf lange Sicht gegenüber der konkurrierenden Psychiatrie nicht weiter bestehen zu können. Die Psychiatrie in den USA in den 50er- und 60er-Jahren war zunächst noch von einem vor allem psychodynamischen Denken und einem insgesamt eher psychosozialen Störungsverständnis geprägt. Später formierte sich allerdings innerhalb der Psychiatrie als eine Art Gegenbewegung eine zunehmend mächtiger werdende Gruppe, die sich, im Bestreben um höheres Ansehen und größere Professionalität, verstärkt sowohl in der Forschung als auch im Behandlungsverständnis den biologischen Aspekten psychischer Störungen verschrieb. Dies beflügelte die Weiterentwicklung der Psychopharmaka, die von den 1970er-Jahren bis in die 1990er-Jahre bahnbrechende Innovationen verzeichnen konnte. Beispielhaft sei hier an die Entdeckung der atypischen Neuroleptika in den 1970er-Jahren mit ihrer antipsychotischen Wirkung ohne die sonst so gravierenden nebenwirkungsbedingten Störungen des extrapyramidalen Systems, oder auch an die Entwicklung der Serotonin-Wiederaufnahmehemmer für die Behandlung von Patienten mit Depressionen, Angst- und Zwangsstörungen erinnert.

Die Wirkung pharmakologischer Behandlungen psychischer Störungen konnte in zahlreichen Studien, die durch die finanziell potenten Pharmakonzerne ermöglicht wurden, eindrucksvoll belegt werden. Diese Erfolge wurden von der Gruppe der Psychotherapeuten zunehmend als existenzielle Bedrohung für ihre eigene Profession wahrgenommen. Um sich in diesem neuen Umfeld behaupten zu können, gründete die American Psychological Association (APA) Mitte der 1990er-Jahre die Task Force on Promotion and Dissemination of Psychological Procedures. Ihre Aufgabe war es, Kriterien festzulegen, die psychotherapeutische Interventionen zu erfüllen haben, um in die Liste der sog. „empirical supported treatments“ (EST)-aufgenommen und somit Bestandteil der klinisch-psychologischen Ausbildung zu werden (Task Force on Promotion and Dissemination of Psychological Procedures 1995).

Dies war der Ausgangspunkt für die Einführung von randomisierten kontrollierten Studien („randomized controlled trials“, RCT), die in der Folge zum sog. Goldstandard der Psychotherapieforschung erhoben wurden und bis heute die Landschaft der Psychotherapieforschung im entscheidenden Maße prägen. Ziel von RCTs ist es, den Effekt einer bestimmten Intervention zu messen, indem Individuen zufällig der Behandlungs- bzw. Kontrollgruppe zugewiesen werden. Im Sinne eines naturwissenschaftlichen Experiments sollen so gesetzmäßige Ursache-Wirkungs-Ketten aus der Masse zufälliger Korrelationen isoliert werden. Entsprechend dem medizinischen Modell wird dabei von der Behandlung isolierbarer Störungen und nicht von behandlungsbedürftigen Patienten ausgegangen. Um die vorliegende Reduktion von Psychotherapie zum Ausdruck zu bringen, wird hier nun bewusst folgende Formulierung gewählt: Die psychotherapeutische Wirkung soll ausschließlich auf die manualtreue Applikation einer störungsspezifischen Therapie an einem idealerweise monomorbiden Störungsträger zurückzuführen sein.

Wie der Abb. 6.1 zu entnehmen ist, wird das anscheinend ideale Studiendesign zur Bestimmung der Wirksamkeit von Psychotherapie durch sog. RCTs („randomized controlled trials“) realisiert. Das Irreführende an dieser Tabelle stellt die Kategorie „Beurteilung“ in der rechten Spalte dar, was ganz entscheidend die Psychotherapie bereits jetzt, aber auch in der Zukunft prägen wird. Wer die kontrovers geführte Diskussion zur Psychotherapieforschung der letzten Jahrzehnte nicht kennt, wird unbedarft nur die Verfahren favorisieren, die als „wirksam“ eingestuft werden. Die Pfeile, die die Zu- bzw. Abnahme der internen und externen Validität abbilden, sollen verdeutlichen, dass bei der Beurteilung der Wirksamkeit eigentlich der Zusatz „unter hochgradig standardisierten Bedingungen“ hinzugefügt werden müsste. Aufgrund der fehlenden externen Validität vor allem der Verfahren, die das Etikett „wirksam“ erhalten, sind die aus RCTs abgeleiteten Wirksamkeitsprognosen für die psychotherapeutische Praxis nicht so ohne weiteres zulässig.

Interne Validität ↑ | Externe Validität ↓

Evidenzgrad	Evidenzbasis	Beurteilung
1 a	Metaanalyse(n) über mehrere randomisierte, kontrollierte Studien	(I) wirksam
1 b	Mindestens zwei randomisierte, kontrollierte Studie(n) (RCT) aus unabhängigen Gruppen	
II a	Eine randomisierte, kontrollierte Studie (RCT)	(II) möglicherweise wirksam
II b	Serie von gut angelegten quasi-experimentellen Studien (Effectiveness Studie, prospektive Kohortenstudie, Fallkontrollstudien, experimentelle Einzelfallstudien)	
III	Nicht-experimentelle oder deskriptive Studien (1-Gruppen-Prä-Post-Vergleiche, Korrelationsstudien)	(III) bislang ohne ausreichende Wirknachweise
IV	Unsystematische Einzelfallstudien, kasuistiken, Experten, Konsensuskonferenzen, klimische Erfahrung	

Abb. 6.1 Evidenzgrade und Validität (entnommen aus und modifiziert nach de Jong-Meyer et al. 2007)

Nach einer Untersuchung von Lambert et al. (1986) kann ein Forschungsansatz, der ausschließlich die Wirksamkeit von Techniken bzw. Verfahren erfassen will, im Idealfall 15 % der Varianz eines Psychotherapieergebnisses aufklären. Nach Wampold beträgt die aufgeklärte Ergebnisvarianz sogar nur 8 % (Wampold 2001). In der Summe scheinen daher unspezifische Faktoren (z. B. Therapeut-Patient-Beziehung, Empathie, Veränderungen im Umfeld des Patienten, Erwartungseffekte) einen weitaus größeren Einfluss auf das Therapieergebnis zu haben. Der Abb. 6.2 kann entnommen werden, dass die therapiespezifischen Faktoren neben den Erwartungseffekten mit jeweils 15 % den geringsten Einfluss auf das Therapieergebnis haben. Der Bereich „Veränderungen außerhalb der Therapie" nimmt mit 40 % den größten Raum ein. Hier handelt es sich um Veränderungen, die großen Einfluss auf die psychische Befindlichkeit haben können, wie z. B. Tod eines nahen Angehörigen, Geburt eines Kindes, Beförderung oder Lottogewinn. Ein anderer Teil dieser Veränderung kann allerdings auch als Ergebnis des therapeutischen Prozesses verstanden werden, wenn sich der Patient z. B. neu verliebt, beschließt, sich zu trennen, das Selbstbewusstsein entwickelt, sich wieder aktiv um einen Arbeitsplatz zu kümmern etc.

Hinsichtlich der RCT-Studien lässt sich kritisch festhalten, dass viele Psychotherapieforscher im Bemühen um empirische Exaktheit zu der eigentlich überholt geglaubten Outcome-Forschung zurückgekehrt sind und ein Design der Wirksamkeitsforschung als Goldstandard bezeichnen, dessen interne Validität durch

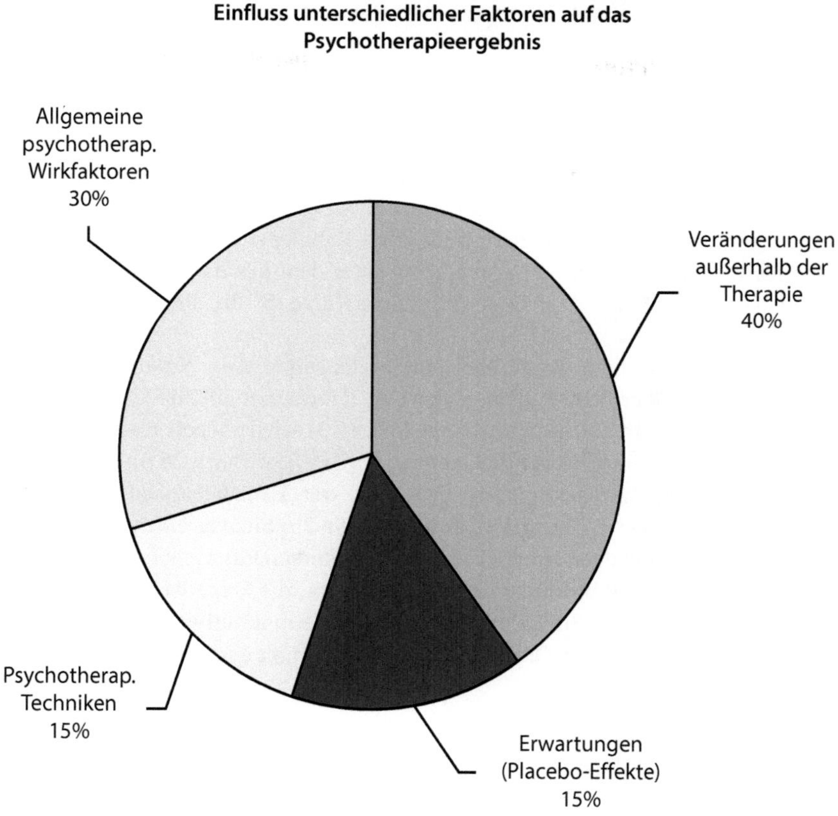

Abb. 6.2 Einfluss unterschiedlicher Faktoren auf das Psychotherapieergebnis (entnommen aus und modifiziert nach Lambert 1992, S. 97)

die laborähnlichen Rahmenbedingungen so hochgehalten wird, dass sehr viele Zwischenschritte notwendig wären, um die so gewonnenen Ergebnisse überhaupt zu praxisrelevanten Erkenntnissen transformieren zu können. Von den Vertretern dieses Forschungsansatzes, die um derart große Genauigkeit bemüht sind, sollte eigentlich erwartet werden können, dass sie selbst die Einschränkung ihrer Ergebnisse für die Praxis benennen. Stattdessen werden diese Ergebnisse, die der psychotherapeutischen Grundlagenforschung zuzuordnen sind, als empirisch validierte Behandlungen veröffentlicht und so Bestandteil von Behandlungsleitlinien, die wiederum die Praxis der psychotherapeutischen Versorgung im entscheidenden Maße mitprägen.

6.3 Ausgewählte Themen der Psychotherapieforschung

6.3.1 Wie viel Psychotherapie ist die richtige Dosis?

Eine nicht unbedeutende Frage ist, wie viele therapeutische Sitzungen ein optimales Verhältnis von Aufwand und Nutzen garantieren. So ist es sowohl aus wirtschaftlicher als auch aus versorgungstechnischer Sicht nicht unerheblich, wie viele Therapiesitzungen einen angemessenen Rahmen für klinisch bedeutsame Veränderungen darstellen. Diese Frage ist unter dem aus der Pharmaforschung entlehnten Begriff der sog. Dosis-Wirkungs-Kurve in die Psychotherapieforschung eingegangen.

In den 1980er-Jahren wurde über eine Metaanalyse eine Wirkungskurve anhand von Daten über 2600 Patienten generiert (Howard et al. 1986). Das zentrale Ergebnis, welches in der nachfolgenden Abb. (6.3) wiedergegeben ist, war, dass bei ca. 50 % der Patienten nach 8 Sitzungen und bei 75 % nach 26 Sitzungen eine signifikante Symptomreduktion zu verzeichnen war. Es handelt sich nach dieser Berechnung um eine Wirkungskurve, die bis zur 26. Sitzung einen starken Anstieg verzeichnet und dann nur noch sehr flach weiterverläuft. Geht man davon aus, dass es einen festen Prozentsatz von Patienten gibt, die keinerlei Veränderungen bzw. Verschlechterungen im Rahmen einer Psychotherapie aufweisen, und berücksichtigt man ferner, dass in Outcome-Studien wiederholt eine Quote von ca. 75 %

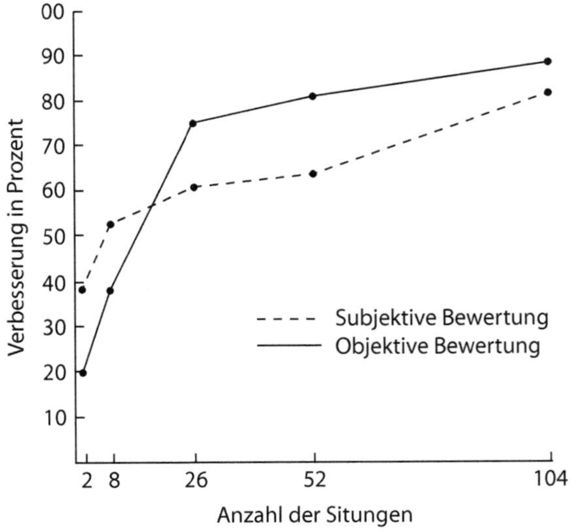

Abb. 6.3 Verbesserungsrate in Prozent über Sitzungsanzahl (entnommen aus und modifiziert nach Howard et al. 1986, S. 160)

gebesserten Patienten ermittelt wurde, könnte man doch vorschlagen, zukünftige Psychotherapien auf 25 Stunden zu begrenzen, wie es im Übrigen in vielen anderen europäischen Ländern mehr oder weniger der Fall ist.

Ein grundlegendes Problem dieses sog. Dosis-Effekt-Modells („dose-effect model") liegt in der Annahme, dass die Veränderungsrate über die einzelnen Sitzungen hinweg unabhängig von der Gesamtdauer der Therapie verläuft. So wurde die Kurve in der obigen Abbildung über Therapien von sehr unterschiedlichen Längen generiert, suggeriert aber, ablesen zu können, wie viel Prozent der Patienten nach einer bestimmten Anzahl von Therapiesitzungen signifikante Verbesserungen verzeichnen. Diese Kurve lässt die Vermutung zu, dass 50 % der Patienten, die insgesamt 104 Therapiesitzungen erhalten, bereits nach der 8. Sitzung signifikant verbessert wären. Weiter könnte man in diesem Sinne annehmen, dass 25 % dieser Patienten nach der 26. Sitzung nicht gebessert sind und weiterhin 78 Sitzungen Psychotherapie erhalten. Es wird deutlich, welchen Einfluss solche Modelle auf die Gestaltung der psychotherapeutischen Versorgung haben könnten. Als Alternative zu diesem Model existiert das sog. Good-Enough-Level Model, das besagt, dass Psychotherapien in der Regel dann beendet werden, wenn ein ausreichendes Maß an positiver Veränderung erreicht worden ist. Je nach Störung variiert die hierfür erforderliche Anzahl an Sitzungen. Ausgehend von diesem Modell gibt es für Psychotherapie also keine einheitliche Dosis-Wirkungs-Kurve, sondern sie verändert sich in Abhängigkeit der Gesamtdauer der Psychotherapie. Baldwin und Mitarbeiter konnten genau dies in einer Untersuchung eindrücklich nachweisen (Baldwin et al. 2009). Zum einen kann man Abb. 6.4 entnehmen, dass die Patienten, die längere Therapien erhielten, sich zu Beginn der Therapie auf dem Outcome-Fragebogen als belasteter bewerteten, zum anderen lässt sich erkennen, dass die Veränderungsrate in klarer Abhängigkeit zur Dauer der Therapie steht. So lassen sich die Daten dahingehend interpretieren, dass schwer belastete Patienten eine höhere Dosis an Therapie benötigen, um zu einem ähnlichen Ergebnis zu kommen wie nicht so schwer belastete Patienten.

Somit konnte nachgewiesen werden, dass die Dosis-Wirkungs-Kurve nicht einheitlich ist, sondern in Abhängigkeit des Ausmaßes der psychischen Belastung bzw. der Gesamtdauer der Psychotherapie sehr unterschiedlich ausfallen kann und somit sehr viel Variabilität innerhalb der Wirkung von Psychotherapie in Abhängigkeit ihrer Dosis zu verzeichnen ist. In diesem Sinne schließen die Autoren, dass es in der zukünftigen Forschung um ein besseres Verständnis gehen sollte, welche Faktoren innerhalb eines Psychotherapieprozesses zur Verbesserung beitragen und welche eine Verbesserung behindern. Das Ziel sollte sein, eine auf den einzelnen Patienten abgestimmte Psychotherapie zu entwickeln.

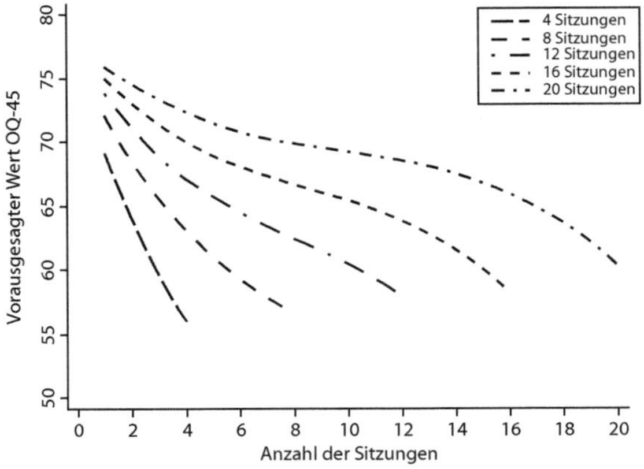

Abb. 6.4 Verbesserungsrate in Prozent über die Sitzungsanzahl (entnommen aus und modifiziert nach Baldwin et al. 2009, S. 207)

6.3.2 Was macht einen guten Psychotherapeuten aus?

Trotz der langen Psychotherapieforschungstradition muss konstatiert werden, dass eine Frage von eminenter Bedeutung, nämlich was einen guten Psychotherapeuten ausmacht, nach wie vor vernachlässigt wird. Es gibt nicht einmal Einigkeit darüber, wie man eine solche Fragestellung forschungsmethodisch adäquat angehen soll (Baldwin und Zac 2013). Bei den bisher bestehenden Forschungsansätzen ist entweder die Stichprobe der Psychotherapeuten so klein, dass keinerlei generalisierende Aussagen möglich sind, oder die größeren Stichproben zeigen innerhalb der Patientenpopulation eine derart hohe Heterogenität, dass die Psychotherapeuten nicht wirklich miteinander verglichen werden können (Wampold und Brown 2005). Vor dem Hintergrund, dass ca. 20 % der Outcome-Varianz auf die Therapie selbst zurückzuführen ist, gehen aktuelle Schätzungen dahin, dass die Qualität des Psychotherapeuten maximal 5 % der Varianz aufklärt (Baldwin und Zac 2013). Dies mag zwar zunächst ausgesprochen wenig erscheinen, vor dem Hintergrund aber, dass es nur 20 % Prozent zu verteilen gibt, ist es dennoch eine nicht unbedeutende Größe, die näher erforscht und besser verstanden werden sollte. Ein weiterer Grund, warum so wenig über die differenzielle Effektivität von Psychotherapeuten bekannt ist, ist auch darin zu sehen, dass in den meisten Forschungsansätzen die Unterschiede zwischen den Psychotherapeuten durch Standardisierung der Behandlung und intensive Supervision minimiert werden, um so die vermeintliche Fehlervarianz bei der Erfassung der Wirksamkeit des untersuchten Psychotherapieverfahrens zu reduzieren.

Einerseits hat die Prozess-Outcome-Forschung eindrücklich und wiederholt belegt, wie bedeutsam die Allianz zwischen Therapeut und Patient für ein gutes

Endergebnis einer Psychotherapie ist; immerhin wird ihre Varianzaufklärung auf ca. 7,8 % geschätzt (vgl. Horvarth et al. 2011). Andererseits lässt sich aus empirischer Sicht nicht belegen, in welchem Umfang der Therapeut allein zu dieser Allianz aktiv beiträgt, handelt es sich doch um einen komplexen interaktiven Prozess zwischen Therapeut und Patient.

Eine weitere erstaunliche Erkenntnis ist, dass gegenwärtig keine zuverlässigen Aussagen über den Einfluss der Manualtreue (Adhärenz) auf den Outcome gemacht werden können. Die Ergebnisse sind hier äußerst widersprüchlich. Zum Teil weisen sowohl ein hohes Ausmaß an Manualtreue als auch ein sehr niedriges Ausmaß auf schlechtere Outcome-Ergebnisse hin. Eine Metaanalyse über 32 Studien ergab eine nicht signifikante Korrelation zwischen Adhärenz und Outcome von $r = 0{,}02$ (Webb et al. 2010). Sofern diese Ergebnisse stabil sind, könnte man schlussfolgern, dass Psychotherapeuten sich nicht zu eng an einem Manual orientieren, gleichzeitig aber die Empfehlungen eines Manuals nicht gänzlich ignorieren sollten. Vermutlich geben die Ergebnisse die übliche praktische Anwendung eines Manuals wieder, das bei erfahrenen Psychotherapeuten jenseits des Ausbildungskontextes eher heuristisch zur Anwendung kommt.

6.3.3 Die Bedeutung des Patienten für den psychotherapeutischen Prozess

Bereits im Jahr 1994 stellten Bergin und Garfield fest, dass der Forschungsfokus weniger auf die Wirkmechanismen der Psychotherapie gelegt werden sollte, sondern eher darauf, wie der Patient auf die Interventionen reagiert. Der Patient könne nicht als abhängige Variable verstanden werden, der auf die unabhängige Variable, nämlich die therapeutische Intervention, reagiere (Bergin und Garfield 1994). Genau dies war allerdings über viele Jahrzehnte der Forschungsfokus und führte im Ergebnis dazu, dass keine einfachen und stabilen Beziehungen hinsichtlich möglicher Patientenmerkmale und dem daraus abgeleiteten Therapierergebnis generiert werden konnten. Es hat sich gezeigt, dass vor allem die persönlichen Überzeugungen und jeweiligen Perspektiven der Patienten das Therapieergebnis beeinflussen (Bohart und Wade 2013). Dementsprechend hat sich die Erkenntnis durchgesetzt, dass Patienten eben sehr unterschiedlich auf verschiedene Interventionsformen reagieren können. Das Ergebnis einer Psychotherapie hängt in entscheidendem Maße davon ab, inwieweit sich die Patienten auf den Behandlungsprozess einlassen, mit wie viel eigener Kreativität sie sich daran beteiligen und wie der jeweilige therapeutische Input interpretiert wird (Bohart und Wade 2013). So ist es nicht verwunderlich, dass erfolgreiche Therapeuten ihre Aufmerksamkeit in der ersten

Sitzung vor allem auf die Stärken ihrer Patienten richteten, während die weniger erfolgreichen Therapeuten vor allem die Probleme fokussierten (Gassmann und Grawe 2006).

6.3.4 Verschlechterung und Nebenwirkungen einer Psychotherapie

Ein über lange Zeit vernachlässigtes Thema in der Psychotherapieforschung ist die Frage, unter welchen Bedingungen sich der Zustand von Patienten trotz Psychotherapie verschlechtert oder warum manche Patienten trotz Psychotherapie keinerlei positive Veränderungen zeigen. Insgesamt muss davon ausgegangen werden, dass ca. 5–10 % der Patienten sich im Verlauf einer Psychotherapie verschlechtern (Lambert 2013b). Eine eindeutig kausale Beziehung zum jeweiligen Psychotherapieprozess sollte jedoch angesichts einer Verschlechterung des Zustands eines Patienten nicht automatisch hergestellt werden. So gibt es mit Sicherheit Patienten, deren Zustand sich bereits vor Aufnahme der Therapie in einem Prozess der chronischen Verschlechterung befunden hat. Bei anderen Patienten könnte die Verschlechterung auf kritische Lebensereignisse während des Psychotherapieprozesses zurückzuführen sein. Dennoch ist es eine der zentralen Aufgaben der Psychotherapieforschung, solche Prozesse besser erkennen und verstehen zu lernen.

In einer Übersicht fasst Lambert (2013a) zusammen, dass von Seiten des Klienten vor allem die folgenden drei Faktoren als bedeutsam für eine mögliche Verschlechterung in einer Psychotherapie angesehen werden können: geringe Motivation, komplexe Problemlage und Ablehnung der therapeutischen Empfehlungen. Wird die Ursache beim Psychotherapeuten gesucht, wird dies in der Regel mit einer fehlerhaften Umsetzung der Behandlung gleichgesetzt. Im Forschungskontext wird dann vor allem technisch auf dieses Phänomen reagiert, indem Veränderungen in den Abläufen der Psychotherapie vorgenommen werden. Dies steht allerdings in Kontrast zur einer Vielzahl von vor allem älteren Untersuchungen, die Verschlechterungsraten nicht im Psychotherapieverfahren selbst begründet sehen, sondern in erster Linie auf interpersonelle Faktoren bzw. Schwierigkeiten auf der Beziehungsebene zwischen Psychotherapeut und Patient zurückführen (Lambert et al. 1977).

Eine nicht unbedeutende Rolle spielt in diesem Zusammenhang die Fähigkeit des Psychotherapeuten, den therapeutischen Verlauf und seine eigene Kompetenz realistisch einzuschätzen. Hier scheinen Psychotherapeuten dazu zu tendieren, ihre eigenen Fähigkeiten zu überschätzen und den Anteil der Patienten, die sich im Laufe einer Psychotherapie verschlechtern, zu unterschätzen. Eine Befragung von ca. 130 Psychotherapeuten ergab, dass sich 25 % der Psychotherapeuten zu den besten 90 % zählen und ca. die Hälfte der Befragten davon ausgehen, dass sich keiner ihrer Patienten im Laufe der Psychotherapie verschlechtert (Walfish et al. 2012). Einerseits mag die überzogene Selbsteinschätzung und die Überschätzung der Zahl der Patienten, die von der Psychotherapie profitieren, einen für die Patienten mitreißenden positiven Effekt haben, andererseits läuft der Psychotherapeut Gefahr, blind für schwierige Phasen innerhalb des psychotherapeutischen Prozesses zu werden.

Ein weiterer Aspekt ist die Verfügbarkeit von Psychotherapie für Patienten mit psychischen Störungen. Es ist davon auszugehen, dass mindestens 40 % der Patienten, die eine behandlungsbedürftige Störung aufweisen, keine Psychotherapie erhalten (Corrigan 2004). Hier stellen sich die Fragen, warum diese Gruppe nicht durch die Versorgungsangebote erreicht wird, inwiefern alternative Hilfsangebote genutzt werden und wie sich die Störungsverläufe bzw. Remissionsraten dieser unbehandelten Patienten gestalten.

Einem Teil dieser Fragen gingen Beljouw et al. (2010) in einer in Holland durchgeführten Studie nach. Behandelte Patienten wurden über einen Ein-Jahres-Zeitraum mit unbehandelten Patienten kontrastiert. Die Gruppe der unbehandelten Patienten, die eine Angststörung oder Depression aufwiesen, wurde in drei Untergruppen unterteilt: Bei der ersten Gruppe hatten die Patienten hinsichtlich ihrer psychischen Störung kein Problembewusstsein, bei der zweiten Gruppe war zwar ein Problembewusstsein vorhanden, es wurde aber keine Notwendigkeit für professionelle Hilfe gesehen, und die dritte Gruppe hielt professionelle Hilfe für notwendig. Unbehandelte Patienten, die sich selbst als behandlungsbedürftig einschätzten, unterschieden sich von den anderen unbehandelten Patienten dahingehend, dass sie eine deutlich stärkere Symptomatik aufwiesen, die sich innerhalb eines Jahres gegenüber der Vergleichsgruppe deutlich reduzierte. Patienten, die sich selbst als nicht behandlungsbedürftig einschätzten, zeigten eine deutlich schwächere Ausprägung der Symptomatik. Die Studie konnte zeigen, dass bei den unbehandelten Patienten innerhalb eines Jahres eine Symptomreduktion zu beobachten war, die der der behandelten Gruppe zumindest recht nahe kam. Dieser Befund erinnert an die von Eysenck (1952) provokativ aufgeworfene Frage, ob sich Psychotherapie in ihrer Wirkung von Spontanremission unterscheidet.

Dem kann man entgegenhalten, dass gegenwärtig ungeklärt ist, ob es sich möglicherweise um eine sinnvolle Selektion handelt, nämlich, dass Patienten, die den Eindruck haben, ihre Ängste oder Depressionen ohne professionelle Hilfe zu bewältigen, eben keine Psychotherapie aufnehmen, während Patienten, die Psychotherapie für indiziert halten, sich tatsächlich auch um eine Psychotherapie bemühen. Insgesamt zeigen diese ersten Erkenntnisse, dass das Vorhandensein einer klinisch relevanten psychischen Störung nicht gleichbedeutend mit der Indikation zu einer professionellen Behandlung ist. Insbesondere das große Feld der unbehandelten Patienten bedarf in Zukunft noch weiterer intensiver Beforschung.

6.4 Zusammenfassung und Ausblick

Zunächst lässt sich festhalten, dass Psychotherapie wirkt. Ferner gibt es derzeit keine eindeutigen Hinweise, dass ein bestimmtes Psychotherapieverfahren hinsichtlich seiner Wirksamkeit einem anderen überlegen ist. Daraus ergibt sich, dass Psychotherapeuten dazu neigen, mit zunehmender Praxiserfahrung eher eklektisch zu arbeiten.

Nach über zwei Jahrzehnten störungsspezifischer Wirksamkeitsforschung im Kontrollgruppendesign spricht vieles dafür, auf Basis der gewonnenen Erkenntnisse einen nächsten Schritt zu wagen und sich sowohl hinsichtlich der Untersuchungsgruppen als auch der zu untersuchenden Interventionen und der angewandten Methodologie auf neue Wege zu begeben. Solche Entwicklungstendenzen scheinen sich zum Teil bereits abzuzeichnen. Dennoch gibt es eine nicht unbedeutende Fraktion innerhalb der Szene der Psychotherapieforschung, die das vermeintliche Forschungsideal oder den Goldstandard der randomisierten kontrollierten Psychotherapieforschung weiter betreibt, von der Richtigkeit dieses Ansatzes überzeugt ist und dies auch politisch zu vermitteln versteht. Diese Dominanz führt letztlich zur Fortschreibung dieser Forschungstradition, da so Einfluss auf die Verwendung von Drittmitteln, Publikationsaktivitäten und akademische Karrieren genommen wird (vgl. Greenberg 2015).

Einen anderen Schwerpunkt der aktuellen Psychotherapieforschung bildet der neurobiologische Strang, der in den letzten Jahrzehnten dem Störungs- und Interventionsverständnis zu einer Vielzahl beeindruckender und wegweisender Erkenntnisse und Hypothesen verholfen hat. Auch wenn es sich hier zweifelsohne um einen bedeutsamen Forschungszweig mit großer Zukunft handelt, besteht dennoch die Befürchtung, dass eine zu zentrale Ausrichtung dieses Forschungsansatzes einen weiteren Beitrag zur Medikalisierung der Psychotherapie bedeuten und andere relevante, noch näher zu erforschende Aspekte der Psychotherapie in den Hintergrund drängen könnte (vgl. Goldfried 2016).

Es lässt sich festhalten, dass die vielzitierte Kluft zwischen Psychotherapieforschung und praktischer Psychotherapie weiterhin fortbesteht. Es handelt sich um Parallelwelten, die sich gegenseitig nur sehr eingeschränkt zur Kenntnis nehmen.

Der praktizierende Psychotherapeut richtet sich in der Regel mit zunehmender Praxiserfahrung eklektisch aus. Erkenntnisse aus der Psychotherapieforschung finden in seinem praktischen Handeln so gut wie keinen Niederschlag. Die im Kontext der Psychotherapieforschung in großer Anzahl für unterschiedliche Störungsbereiche empirisch entwickelten und evaluierten Psychotherapiemanuale werden in der Praxis bestenfalls heuristisch genutzt. Allerdings gibt es gegenwärtig auch keine hinreichende Bestätigung, dass Manualtreue gute Therapieergebnisse garantiert (Webb et al. 2010). Auch in der stationären Behandlung von Menschen mit psychischen Störungen gestaltet sich der Behandlungsansatz zumindest in Einrichtungen ohne Forschungsauftrag irgendwo zwischen eklektisch und integrativ. Die jeweilige Ausrichtung wird eher zufällig durch die Qualifikationen des aktuell beschäftigten Personals geprägt, als dass hier systematisch auf Erkenntnisse der Psychotherapieforschung zurückgegriffen wird. Dies mag als Mangel und als unwissenschaftlich kritisiert werden. Gleichzeitig liegen trotz jahrzehntelanger Psychotherapieforschung nur wenige Erkenntnisse vor, die ein hinreichendes Verständnis individueller Psychotherapieprozesse vermitteln. Die Lücke zwischen Forschung und Praxis könnte geschlossen werden, wenn die Forschung sich stärker naturalistischer Forschungsdesigns bedienen würde.

Eine von den Kritikern des Mainstreams formulierte Forderung ist, dass sich Psychotherapieforschung stärker an den Humanwissenschaften orientieren und ihre eigene Methodologie entwickeln sollte, um menschliches Erleben und Handeln gegenstandsangemessen studieren zu können. Die Entlehnung experimenteller Methoden aus den Naturwissenschaften, deren Annahmen auf einem linearen Determinismus beruhen, ist für die Erforschung nicht-linearer, dynamischer und sich selbstorganisierender Systeme nur sehr eingeschränkt erkenntnisfördernd (vgl. Greenberg 2015).

Es wird wiederholt festgestellt, dass durchschnittlich 5–10 % der Patienten sich im Laufe der Therapie verschlechtern, während bis zu 56 % keine signifikante Veränderung ihres Befindens zeigen (Lambert 2013a). Anstatt nach der „richtigen Psychotherapie“ für die „richtige Störung“ zu suchen, wäre es zielführender, ein besseres Verständnis für diejenigen Patienten zu entwickeln, deren Zustand trotz Psychotherapie keinerlei Veränderung oder sogar eine Verschlechterung erfährt (Lambert 2013b).

Psychotherapieforschung und Psychotherapie sollten sich weniger an diagnostischen Kategorien, sondern mehr an gestörten Mechanismen orientieren. Es sollten vermehrt transdiagnostische Therapieansätze, die spezifische gestörte Verhaltens- oder Erlebensweisen angehen, entwickelt und untersucht werden. Solche Ansätze würden auch der Tatsache Rechnung tragen, dass komorbide Störungen die Regel und nicht die Ausnahme sind (vgl. Flor 2015).

Das am besten untersuchte Psychotherapiesetting ist die Eins-zu-eins-Behandlung. Zwar wurde in den letzten Jahrzehnten sehr viel Energie in die

Entwicklung und Erforschung unterschiedlicher psychotherapeutischer Interventionen investiert, gleichwohl gibt es aber nur wenig systematische Erkenntnisse über die Bedeutung unterschiedlicher Settings der Psychotherapieangebote. Zum einen wäre es von großem Interesse, systematisch die nicht erreichten potenziellen Patienten und deren Störungsverläufe zu untersuchen. Zum anderen sollten diese Daten genügend Anlass bieten, um andere Psychotherapiezugänge noch besser zu erforschen. Hier geht es z. B. um die Evaluierung moderner Technologien in der Psychotherapie, wie computerunterstütze Behandlungsprogramme, telefonbasierte Behandlungen, Online-Psychotherapie, Einsatz von Smartphones etc.

Abschließend muss festgestellt werden, dass Publikationen und Forschungsansätze eine zunehmende ahistorische Position einnehmen. Es wäre wünschenswert, wenn zentrale Untersuchungen und Forschungserkenntnisse der Vergangenheit besser aufbereitet würden, so dass sie in der Entwicklung zukünftiger Forschungsfragen eine angemessenere Berücksichtigung erfahren (vgl. Strauss et al. 2015).

Literatur

Baldwin, S. A., & Zac, E. I. (2013). Therapist effects. Findings and methods. In M. J. Lambert (Hrsg.), *Bergin and Garfield's handbook of psychotherapy and behavioral change* (6. Aufl., S. 258–297). New York: Wiley.

Baldwin, S. A., Atkins, D. C., Olsan, J. A., & Nielsen, S. L. (2009). Rates of change in naturalistic psychotherapy: Contrasting dose-effect and good-enough level models of change. *Journal of Consulting and Clinical Psychology, 2*, 203–211.

Barber, J. P. (2009). Toward a working through of some core conflicts in psychotherapy research. *Psychotherapy Research, 19*(1), 1–12.

Barber, J. P., Connolly, M. B., Crits-Christoph, P., Gladis, M., & Siqueland, L. (2000). Alliance predicts patients' outcome beyond in-treatment change in symptoms. *Journal of Consulting and Clinical Psychology, 68*, 1027–1032.

Barber, J. P., Luborsky, L., Gallop, R., Crits-Christoph, P., Weiss, R. D., Thase, M. E., et al. (2001). Therapeutic alliance as a predictor of outcome and retention in the National Institute on Drug Abuse Collaborative Cocaine Treatment Study. *Journal of Consulting and Clinical Psychology, 69*, 119–124.

Beljouw, I., van Verhaak, P., Cuijpers, P., van Marwijk, H., & Penninx, P. (2010). The course of untreated anxiety and depression, and determinants of poor one-year outcome: A one-year cohort study. *BioMed Central Psychiatry, 10*, 86. https://doi.org/10.1186/1471-244X-10-86. Zugegriffen am 31.03.2018.

Bergin, A. E., & Garfield, S. L. (1994). Overview, trends, and future issues. In *Handbook of psychotherapy and behavior change* (4. Aufl., S. 821–830). New York: Wiley.

Bohart, A. C., & Wade, G. (2013). The client in psychotherapy. In M. J. Lambert (Hrsg.), *Bergin and Garfield's handbook of psychotherapy and behavioral change* (6. Aufl., S. 219–257). New York: Wiley.

Carkhuff, R. R. (1969). *Human and helping relations* (Bd. 1 & 2). New York: Holt, Rinehart & Winston.

Carroll, L. (1865/1995). *Alice's adventures in wonderland.* Chicago: ColumeOne Publishing.

Cartwright, D. S. (1955). Effectiveness of psychotherapy: A critique of the spontaneous remission argument. *Journal of Counseling Psychology, 2*(4), 290–296.

Caspar, F., & Jacobi, F. (2007). Psychotherapieforschung. In W. Hiller, E. Leibing, F. Leichsenring & K. D. Sulz (Hrsg.), *Lehrbuch der Psychotherapie für die Ausbildung zum/zur Psychologischen Psychotherapeutin und für die ärztliche Weiterbildung* (S. 395–421). München: CIP-Medien.

Cohen, J. (1992). A power primer. *Psychological Bulletin, 112*, 155–159.

Corrigan, P. (2004). How stigma interferes with mental health care. *American Psychologist, 59*, 614–625.

Crits-Christoph, P., Gallop, R., Temes, C. M., Ball, S. A., Martino, S., & Caroll, K. C. (2009). The alliance in motivational enhancement therapy and counseling as usual for substance use problems. *Journal of Consulting and Clinical Psychology, 77*(6), 1125–1135.

Crits-Christoph, P., Connolly Gibbons, M., & Mukherjee, D. (2013). Process-outcome research. In M. J. Lambert (Hrsg.), *Bergin and Garfield's handbook of psychotherapy and behavioral change* (6. Aufl., S. 298–340). New York: Wiley.

De Charms, R., Levy, J., & Wertheimer, M. (1954). A note on attempted evaluations of psychotherapy. *Journal of Clinical Psychology, 10*, 233–235.

Denker, P. G. (1946). Results of treatment of psychoneuroses by the general practitioner: A follow-up study of 500 cases. *New York State Journal of Medicine, 46*, 2164–2166.

Doss, B. D. (2004). Changing the way we study change in psychotherapy. *Clinical Psychology: Science and Practice, 11*(4), 368–386.

Elliott, R. (1991). Five dimensions of therapy process. *Psychotherapy Research, 1*, 92–103.

Elliott, R. (2010). Psychotherapy change process research: Realizing the promise. *Psychotherapy Research, 20*(2), 132–135.

Eysenck, H. J. (1952). The effects of psychotherapy: An evaluation. *Journal of Consulting Psychology, 16*, 319–324.

Flor, H. (2015). Lost in Translation: psychologische Mechanismen und Psychotherapie. *Verhaltenstherapie, 25*, 111–117.

Gassmann, D., & Grawe, K. (2006). General change mechanisms: The relation between problem activation and resource activation in successful and unsuccessful therapeutic interactions. *Clinical Psychology & Psychotherapy, 11*, 1–11.

Goldfried, M. (2016). On possible consequences of National Institute of Mental Health Funding for psychotherapy research and training. *Professional Psychology: Research and Practice, 47*(1), 77–83.

Grawe, K. (1992). Psychotherapieforschung zu Beginn der neunziger Jahre. *Psychologische Rundschau, 43*, 132–162.

Greenberg, L. S. (2015). Research on the process of change. In B. M. Strauss, J. P. Barber & L. Castonguay (Hrsg.), *Visions in psychotherapy research and practice: Reflections from presidents of the Society for Psychotherapy Research* (S. 11–26). Melbourne: Routledge Taylor & Francis Group.

Horvarth, A. O., Del Re, A. C., Flückiger, C., & Symonds, D. (2011). Alliance in individual psychotherapy. *Psychotherapy, 48*(1), 9–16.

Howard, K., Kopta, S., Krause, M., & Orlinsky, D. (1986). The dose-effect relationship in psychotherapy. *American Psychologist, 41*(2), 159–164.

de Jong-Meyer, R., Hautzinger, M., Kühner, C., & Schramm, L. (2007). Evidenzbasierte Leitlinien zur Psychotherapie Affektiver Störungen. In Fachgruppe Klinische Psychologie und Psychotherapie der Deutschen Gesellschaft für Psychotherapie (Hrsg.), *Evidenzbasierte Leitlinien Psychotherapie* (Bd. 1). Göttingen: Hogrefe.

Kiesler, D. (1966). Some myths of psychotherapy research. *Psychological Bulletin, 65*(2), 110–136.

Lambert, M. J. (1992). Psychotherapy outcome research: Implications for integrative and eclectic therapists. In J. C. Norcross & M. R. Goldfried (Hrsg.), *Psychotherapy integration* (S. 94–129). New York: Basic Books.

Lambert, M. J. (Hrsg.). (2013). *Bergin and Garfield's handbook of psychotherapy and behavior change* (6. Aufl.). New York: Wiley.

Lambert, M. J. (Hrsg.). (2013a). The efficacy and effectiveness of psychotherapy. In *Bergin and Garfield's handbook of psychotherapy and behavior change* (6. Aufl., S. 169–218). New York: Wiley.

Lambert, M. J. (2013b). Outcome in psychotherapy: The past and important advances. *Psychotherapy, 50*, 42–51.

Lambert, M. J., Bergin, A. E., & Collins, J. L. (1977). Therapist induced deterioration in psychotherapy patients. In A. S. Gurman & A. A. Razin (Hrsg.), *Effective psychotherapy: A handbook of research* (S. 452–481). New York: Pergamon Press.

Lambert, M. J., Shapiro, D. A., & Bergin, A. E. (1986). The effectiveness of psychotherapy. In A. E. Bergin & S. L. Garfield (Hrsg.), *Handbook of psychotherapy and behavior change* (3. Aufl., S. 157–212). New York: Wiley.

Landis, C. A. (1937). Statistical evaluation of psychotherapeutic methods. In L. E. Hinsie (Hrsg.), *Concepts and problems of psychotherapy*. New York: Columbia University Press.

Luborsky, L. (1954). A note on Eysenck's article ‚The effects of psychotherapy: An evaluation'. *British Journal of Psychology, 45*, 129–131.

Luborsky, L., Singer, B., & Luborsky, L. (1975). Comparative studies of psychotherapies: Is it true that „everyone has won and all must have prices"? *Archives of General Psychiatry, 32*(8), 995–1008.

Meyer, A.-E. (1990). Eine Taxonomie der bisherigen Psychotherapieforschung. *Zeitschrift für Klinische Psychologie, 19*(4), 287–291.

Neacsiu, A. D., Rizvi, S. L., & Linehan, M. M. (2010). Dialectical behavior therapy skills use as a mediator and outcome of treatment for Borderline Personality Disorder. *Behaviour Research and Therapy, 48*(9), 832–839.

Orlinsky, D. E., Rønnestad, M. H., & Willutzki, U. (2004). Fifty years of psychotherapy process-outcomes research: Continuity and change. In M. J. Lambert (Hrsg.), *Bergin and Garfield's handbook of psychotherapy and behavior change* (5. Aufl., S. 307–389). New York: Wiley.

Parloff, M. B. (1979). Can psychotherapy research guide the policymaker? *American Psychologist, 34*, 296–306.

Paul, G. L. (1967). Strategy of outcome research in psychotherapy. *Journal of Consulting Psychology, 31*, 109–118.

Pfaffmatter, M., & Tschacher, W. (2016). Klassen allgemeiner Wirkfaktoren der Psychotherapie. *Zeitschrift für Klinische Psychologie und Psychotherapie, 45*(1), 1–13.

Rachman, S. J., & Wilson, G. T. (1980). *The effects of psychological therapy* (2. Aufl.). New York: Pergamon Press.

Rosenzweig, S. (1936). Some implicit common factors in diverse methods of psychotherapy. *American Journal of Orthopsychiatry, 6*(3), 412–415.

Rosenzweig, S. (1954). A transvaluation of psychotherapy. A reply to Hans Eysenck. *Journal of Abnormal Psychology, 49*(2), 298–304.

Smith, M. L., & Glass, G. V. (1977). Meta-analysis of psychotherapy outcome studies. *American Psychologist, 32*, 752–760.

Stiles, W. B., Shapiro, D. A., & Elliott, R. (1986). Are all psychotherapies equivalent? *American Psychologist, 41*, 165–180.

Strauss, B., Castonguay, L. G., & Barber, J. P. (2015). What the future holds for psychotherapy research. In B. M. Strauss, J. P. Barber & L. Castonguay (Hrsg.), *Visions in psychotherapy research and practice: Reflections from presidents of the Society for Psychotherapy Research* (S. 364–371). Melbourne: Routledge Taylor & Francis Group.

Task Force on Promotion and Dissemination of Psychological Procedures (1995). Training in and dissemination of empirically-validated psychological treatments: Report and recommendations. *The Clinical Psychologist, 48*(1), 3–23.

Timulak, L. (2007). Identifying core categories of client-identified impact of helpful events in psychotherapy: A qualitative meta-analysis. *Psychotherapy Research, 17*(3), 305–314.

Walfish, S., McAlister, B., O'Donnell, P., & Lambert, M. J. (2012). On self-assessment bias in mental health providers. *Psychological Reports, 110*(2), 1–6.

Wampold, B. E. (2001). *The great psychotherapy debate*. London: Lawrence Erlbaum.

Wampold, B., & Brown, G. S. (2005). Estimating variability in outcomes attributable to therapists: A naturalistic study of outcomes in managed care. *Journal of Consulting and Clinical Psychology, 73*, 914–923.

Webb, C. A., DeRubeis, R. J., & Barber, J. P. (2010). Therapist adherence/competence and treatment outcome: A meta-analytic review. *Journal of Consulting and Clinical Psychology, 78*, 200–211.

Wittmann, W. W., Lutz, W., Steffanowski, A., Kriz, D., Glahn, E. M., Völkle, M. C., Böhnke, J. R., Köck, K., Bittermann, A., & Ruprecht, T. (2011). *Qualitätsmonitoring in der ambulanten Psychotherapie: Modellprojekt der Techniker Krankenkasse – Abschlussbericht*. Hamburg: Techniker Krankenkasse.

Psychotherapie in Deutschland

7

7.1 Berufsrechtliche Grundlagen

Bis zur Verabschiedung des Gesetzes über die Berufe des Psychologischen Psychotherapeuten und Kinder- und Jugendlichenpsychotherapeuten (PsychThG) im Jahre 1998 gab es zwei Berufsgruppen, die formalrechtlich zur Ausübung von Psychotherapie als Heilkunde zugelassen waren und auch heute noch sind. Zum einen handelt es sich um die Ärzte, die auf Basis ihrer Approbation ermächtigt sind, ärztliche Heilkunde, die auch die psychotherapeutische Behandlung beinhaltet, auszuüben. Zum anderen ist es die Gruppe der Heilpraktiker, die auf Basis einer abgelegten Prüfung zur Ausübung von Psychotherapie als Heilkunde zugelassen sind. Während die Approbation für Ärzte auf Gesetze des Bundesministeriums für Gesundheit zurückgeht und nur in Zusammenhang mit einem erfolgreich bestandenen Medizinstudium erworben werden kann, wird die Heilpraktikererlaubnis auf Basis einer erfolgreich abgelegten Prüfung erteilt, die nicht der Überprüfung einer bestimmten Qualifikation, sondern lediglich der Feststellung dient, dass die betreffende Person keine Gefahr für die Volksgesundheit darstellt. Diese Regelung des Heilpraktikerberufs lässt sich als Kompromiss zwischen dem Recht auf freie Berufsausübung nach Artikel 12 des Grundgesetzes und dem Schutz der Volksgesundheit verstehen. Bis zum Jahr 1998 stellte das Heilpraktikergesetz für psychotherapeutisch weiterqualifizierte Psychologen die berufsrechtliche Grundlage dar, Psychotherapie auszuüben. Im Rahmen der kassenärztlichen Behandlung konnte damals die Indikation zur psychotherapeutischen Behandlung nur durch Ärzte gestellt werden, bei denen auch die Behandlungsverantwortung für die Therapien lag, die von psychotherapeutisch weiterqualifizierten Psychologen durchgeführt wurde. Die Tatsa-

M. Helle, *Psychotherapie*, Basiswissen Psychologie,
https://doi.org/10.1007/978-3-662-58712-6_7

che, dass die berufsrechtliche Legitimation psychotherapeutisch arbeitender Psychologen die Feststellung war, keine Gefahr für die Volksgesundheit zu sein, war für Psychologen ein über Jahrzehnte bestehender unerträglicher Zustand, der mit Verabschiedung des PsychThG dann endlich ein Ende fand.

Es kam zu einer berufsrechtlichen Neuordnung, da nun, neben den Ärzten und Heilpraktikern, zwei weitere Berufe, nämlich der Psychologische Psychotherapeut und der Kinder- und Jugendlichenpsychotherapeut geschaffen wurden, die, wie die Ärzte, auf Basis einer Approbation Psychotherapie eigenverantwortlich als Heilkunde ausüben dürfen. Man kann auch sagen, dass mit dem PsychThG das ärztliche Monopol hinsichtlich der psychotherapeutischen Behandlung qua Approbation aufgebrochen und um diese zwei weiteren Berufsgruppen erweitert wurde. Während die ärztliche psychotherapeutische Weiterbildung im Rahmen der Facharztweiterbildung bzw. mit dem Erwerb des Zusatztitels „Psychotherapie" über die jeweiligen Weiterbildungsordnungen der Landesärztekammern geregelt ist, also autonom innerhalb der ärztlichen Profession organisiert wird, handelt es sich bei der Ausbildung zum Psychologischen Psychotherapeuten und Kinder- und Jugendlichenpsychotherapeuten nicht um eine Weiterbildung, sondern um eine postgraduale Ausbildung, deren Inhalte und Regularien durch ein Bundesgesetz festgeschrieben sind. Die Ausbildung nach dem PsychThG wird größtenteils über private Institute, die durch die Landesgesundheitsbehörden zugelassen werden, organisiert. Um eine Ausbildung zum Psychologischen Psychotherapeuten absolvieren zu können, muss man einen Hochschulabschluss in Psychologie vorweisen können. Für die Ausbildung zum Kinder- und Jugendlichenpsychotherapeuten benötigt man entweder einen Hochschulabschluss in Psychologie oder in Pädagogik bzw. Sozialpädagogik. Einerseits handelt es sich bei diesem PsychThG um eine wichtige Errungenschaft, da so Psychotherapeuten auf qualitativ hohem Niveau ausgebildet werden und damit auch ein Beitrag zur Sicherung der psychotherapeutischen Versorgung geleistet wird. Andererseits wird aber kritisiert, dass diese Ausbildung erst postgradual erfolgen kann und daher, anders als die ärztliche Weiterbildung, von den Ausbildungskandidaten aus eigenen Mitteln finanziert werden muss.

Aktuell ist der Gesetzgeber um eine Angleichung der PP- und KJP-Ausbildung an die ärztliche Ausbildung bemüht, indem durch eine Novellierung des PsychThG die Approbation nach Abschluss eines neu einzurichtenden „Psychotherapie"-Studiums erworben werden soll. Hieran soll dann analog zur ärztlichen Weiterbildung postgradual eine vertiefte therapeutische Ausbildung zum Erwerb der Fachkunde, welche zur Teilnahme an der kassenärztlichen Versorgung berechtigt, durch die Landespsychotherapeutenkammern organisiert werden. Auch wenn die Verlagerung der Ausbildung in einen neu zu schaffenden Studiengang viele Probleme zu lösen scheint, bezweifeln viele, dass die für die psychotherapeutische Tätigkeit notwendigen Kompetenzen in ausreichendem Maß vermittelt werden können. Böse Zungen behaupten sogar, dass eine auf solcher Basis erworbene Approbation bestenfalls eine Anstiftung zur Kompetenzüberschreitung sein könne.

Um sicherzustellen, dass nur wissenschaftlich anerkannte Psychotherapieverfahren Gegenstand dieser Ausbildung sind, hat der Gesetzgeber einen wissenschaftlichen Beirat eingesetzt, dessen Auftrag es ist, die Landesgesundheitsbehörden „im Zweifelsfall und auf Anfrage" durch gutachterliche Stellungnahmen in diesen Fragen zu beraten. Bisher sind die psychoanalytisch begründete Verfahren, die Verhaltenstherapie, die Gesprächspsychotherapie (nur zur Behandlung von Erwachsenen) und Systemische Therapie zur vertieften Ausbildung zugelassen.

Aufgrund der Tatsache, dass ca. 90 % der Bevölkerung im Rahmen der gesetzlichen Krankenkasse versichert sind und daher Psychotherapie bei gegebener Indikation als kassenärztliche Leistung ohne Zuzahlung in Anspruch nehmen, erfolgten bisher so gut wie keine Ausbildungen in den beiden Verfahren Gesprächspsychotherapie und Systemische Therapie. Hinsichtlich der Systemischen Therapie ist zu erwarten, dass sich dies mit der Anerkennung als Richtlinienverfahren ändern wird. Im Rahmen der Psychotherapieausbildung müssen insgesamt 400 Therapiesitzungen unter Supervision ambulant erbracht werden. Findet die Ausbildung in einem Richtlinienverfahren statt, können diese Therapien als kassenärztliche Leistungen abgerechnet werden, so dass sowohl für das Ausbildungsinstitut als auch für die Ausbildungskandidaten Einnahmen garantiert sind. In einer Ausbildung in Gesprächspsychotherapie müssen dagegen Patienten gefunden werden, die bereit sind, ihre Therapie privat zu finanzieren. Hierin ist eine wesentliche Ursache dafür zu sehen, warum in Deutschland eine zunehmende Einengung der Psychotherapie auf die Richtlinienverfahren zu verzeichnen ist, was sich sowohl im psychotherapeutischen Selbstverständnis als auch in der Darstellung von Psychotherapie in vielen Lehrbüchern widerspiegelt. Von daher muss festgestellt werden, dass die sozialrechtlichen Bestimmungen die berufsrechtlichen mehr oder weniger aushebeln. Gleichzeitig ist es nur schwer nachvollziehbar, wie es sein kann, dass ein Verfahren oder eine Methode berufsrechtlich zugelassen ist, aber im Rahmen der kassenärztlichen Versorgung nicht zum Einsatz kommen darf. Formal besteht der Unterschied darin, dass bei der berufsrechtlichen Frage die Wissenschaftlichkeit und Wirksamkeit im Vordergrund steht, während bei der sozialrechtlichen Zulassung darüber hinaus geprüft wird, ob die Leistung zweckmäßig und wirtschaftlich ist. Die Grundlagen der sozialrechtlichen Regelungen sollen im folgenden Kapitel dargestellt werden.

7.2 Sozialrechtliche Grundlage

Nach jahrelangen intensiven Bemühungen gelang es der Kassenärztlichen Bundesvereinigung und den gesetzlichen Krankenversicherern im Jahre 1967, sich auf ein Regelwerk zu einigen, das den Versicherten die Inanspruchnahme von tiefenpsychologisch fundierter und psychoanalytischer Psychotherapie im Rahmen der kassenärztlichen Versorgung ermöglichte. Bereits vor dieser Einigung waren viele Krankenkassen dazu übergegangen, freiwillig die Kosten für Psychotherapie entweder ganz oder zumindest teilweise zu übernehmen. Weite Verbreitung hatte beispielsweise das „Münchner Modell", nach dem ein Drittel der Kosten von den Krankenkassen, ein Drittel von der Bundesversicherungsanstalt für Angestellte (BfA, heute: Deutsche Rentenversicherung Bund) und ein Drittel vom Patienten selbst getragen wurden. Hierbei handelte es sich jedoch um Kann-Leistungen, die jederzeit hätten widerrufen werden können (Dührssen 1987).

Wesentliche Voraussetzung für die Aufnahme der Psychoanalyse und der tiefenpsychologisch fundierten Verfahren in die Regelversorgung war die wissenschaftlich abgesicherte Feststellung, dass es sich bei beiden Verfahren um den „Regeln der ärztlichen Kunst" entsprechende Behandlungsmethoden handelt. Ausschlaggebend für diese Feststellung waren unter anderem die katamnestischen Untersuchungen am Institut für psychogene Erkrankungen der AOK Berlin (Dührssen 1962; Dührssen und Jorswieck 1965). Es konnte der Nachweis erbracht werden, dass die durchschnittlich zu erwartende Krankenhausaufenthaltsdauer neurotischer Patienten nach Abschluss einer psychotherapeutischen Behandlung sowohl im Vergleich mit einer unbehandelten Gruppe neurotisch Erkrankter als auch mit einer Zufallsstichprobe nicht neurotisch Erkrankter signifikant niedriger ausfiel. Während unter der Bezeichnung „Psychoanalyse" verschiedene psychoanalytische Verfahren subsumiert wurden, die sich schon seit langem in der psychotherapeutischen Praxis etabliert hatten, entstand die tiefenpsychologisch fundierte Psychotherapie erst als Produkt der Auseinandersetzung um die Einführung von Psychotherapie als Regelleistung zwischen Kassenärztlicher Bundesvereinigung und gesetzlichen Krankenkassen. Psychoanalyse und tiefenpsychologisch fundierte Psychotherapie wurden mit dem Begriff „Große Psychotherapie" zusammengefasst. Ihr wurde die sog. „Kleine Psychotherapie" gegenübergestellt. Welche psychotherapeutischen Verfahren mit „Großer Psychotherapie" und welche mit „Kleiner Psychotherapie" zusammengefasst wurden, wird in Tab. 7.1 wiedergegeben.

Aus zweierlei Gründen wurde auf die Hereinnahme der „Kleinen Psychotherapie" in die kassenärztliche Versorgung verzichtet. Zum einen konnte keine Einigung über Indikationskriterien erzielt werden, zum anderen verliefen Durchführung und Abrechnung auch ohne Richtlinien zur Zufriedenheit der Kassen.

Im Gegensatz zur heutigen Situation gab es damals viele Stimmen, die sich gegen eine Kostenfreiheit für Psychotherapie aussprachen, da die Kostenbeteiligung unter Berufung auf S. Freud ein notwendiges Behandlungsmittel darstelle (Dührssen 1987). Mit der Verpflichtung zur Gleichbehandlung von somatischen und psychischen Störungen wurde die Kostenfreiheit jedoch durchgesetzt.

Tab. 7.1 Große Psychotherapie und Kleine Psychotherapie (nach Weidner 1977, S. 17)

Die Verfahren der „Großen Psychotherapie" und der „Kleine Psychotherapie"	
„Große Psychotherapie"	„Kleine Psychotherapie"
1. *Psychoanalyse nach Freud*	1. *Verhaltenstherapie*
2. *Analytisch oder komplexe Psychotherapie nach C.G. Jung*	2. *Gesprächspsychotherapie nach Rogers*
3. *Individualpsychologisch orientierte Psychotherapie nach Adler*	3. *Transaktionsanalytische Psychotherapie nach Harris*
4. *Schicksalsanalyse nach Szondi*	
5. *Tiefenpsychologisch fundierte Psychotherapie z. B. nach Horney, Schultz-Henke, Frankl*	

Will man eine vorläufige Bewertung dieser einschneidenden Veränderungen in der kassenärztlichen Behandlung vornehmen, so lässt sich zunächst festhalten, dass Psychotherapie eine deutliche Aufwertung erfahren hat, da von diesem Zeitpunkt an die Kassen bei gegebener Indikation zur vollen Finanzierung einer psychotherapeutischen Behandlung verpflichtet wurden und so die psychotherapeutische Heilbehandlung der somatischen gleichgesetzt wurde. Gleichzeitig bedeuteten diese Richtlinien aber auch eine starke Einschränkung der bisherigen psychotherapeutischen Versorgung, da nun nur noch offiziell zugelassene „ärztliche Psychotherapeuten" diese Leistung erbringen durften (Weidner 1977, S. 14).

Mit der Neuformulierung der Psychotherapie-Richtlinien im Jahre 1987 wurde die Verhaltenstherapie als ein weiteres Richtlinienverfahren aufgenommen.

Eine weitere wichtige Veränderung, die sowohl auf berufsrechtlicher Ebene (vgl. Wissenschaftlicher Beirat Psychotherapie 2007) als auch auf sozialrechtlicher Ebene (vgl. Gemeinsamer Bundesausschuss 2009) stattgefunden hat, war die Differenzierung von Psychotherapieverfahren, Psychotherapiemethoden und Techniken:

- Psychotherapieverfahren verfügen über eine umfassende Theorie der Entstehung und Aufrechterhaltung von psychischen Störungen und sind in einem breiten Spektrum verschiedener psychischer Störungen einsetzbar. Zu den Psychotherapieverfahren zählen psychoanalytisch begründete Psychotherapie, Verhaltenstherapie, Gesprächspsychotherapie und Systemische Therapie.
- Psychotherapiemethoden verfügen über eine Theorie der Entstehung und Aufrechterhaltung mindestens einer bestimmten psychischen Störung und sind für diese therapeutisch einsetzbar. Zu den Psychotherapiemethoden zählen z. B. EMDR („eye movement disensitization and reprocessing"), Hypnotherapie und Neuropsychologische Therapie.

- Eine psychotherapeutische Technik ist eine konkrete Vorgehensweise im Rahmen der Anwendung eines Psychotherapieverfahrens oder einer Psychotherapiemethode. Hierunter werden z. B. Achtsamkeitsübungen, Entspannungsverfahren und bestimmte Rollenspielen subsumiert.

Eine Aufstellung der Psychotherapieverfahren und Psychotherapiemethoden, die berufs- und sozialrechtlich anerkannt bzw. abgelehnt sind, ist in Tab. 7.2 zu finden.

Tab. 7.2 Stand der Anerkennung von Psychotherapieverfahren und Psychotherapiemethoden

Psychotherapieverfahren – Psychotherapiemethoden				
	Berufsrecht (PsychThG)		Sozialrecht (G-BA)	
Psychotherapieverfahren	Kinder & Jugendliche	Erwachsene	Kinder & Jugendliche	Erwachsene
Tiefenpsychologisch fundierte Psychotherapie	Ja	Ja	Ja	Ja
Analytische Psychotherapie	Ja	Ja	Ja	Ja
Verhaltenstherapie	Ja	Ja	Ja	Ja
Gesprächspsychotherapie	Nein	Ja	Nein	Nein
Systemische Therapie	Ja	Ja	Bisher nicht geprüft	Ja
Humanistische Psychotherapie	Nein	Nein	Bisher nicht geprüft	Bisher nicht geprüft
Gestalttherapie	Nein	Nein	Nein	Nein
Psychodramatherapie	Nein	Nein	Nein	Nein
Logotherapie	Bisher nicht geprüft	Bisher nicht geprüft	Nein	Nein
Transaktionsanalyse	Bisher nicht geprüft	Bisher nicht geprüft	Nein	Nein
Respiratorisches Feedback	Bisher nicht geprüft	Bisher nicht geprüft	Nein	Nein
Psychotherapiemethoden				
Interpersonelle Therapie	Nein	Ja	Bisher nicht geprüft	Bisher nicht geprüft
EMDR (Eye Movement Disensitization and Reprocessing)	Nein	Ja	Bisher nicht geprüft	Ja
Hypnotherapie	Nein	Ja	Bisher nicht geprüft	Bisher nicht geprüft
Neuropsychologische Therapie	Nein	Ja	Ja	Ja
Rational Emotive Therapie (RET)	Bisher nicht geprüft	Bisher nicht geprüft	Ja	Ja
Katathymes Bilderleben	Bisher nicht geprüft	Bisher nicht geprüft	Ja	Ja

Abschließend muss festgehalten werden, dass das therapeutische Versorgungssystem der gesetzlichen Krankenkassen in Deutschland weltweit einzigartig ist. Nirgendwo anders ist es möglich, ohne Zuzahlung ambulante Psychotherapie in so großem Umfang in Anspruch nehmen zu können. Ein solches System weckt natürlich Begehrlichkeiten. Diejenigen, die im System sind, möchten sich abschotten und diejenigen, die außerhalb stehen, möchten Teil des Systems werden. Aufgrund dieser Dynamik sind bei allen Entscheidungen, die die Organisation der psychotherapeutischen Versorgung betreffen, immer auch handfeste berufspolitische Interessen mit im Spiel. Die Psychotherapie-Richtlinien, die die psychotherapeutische Versorgung gesetzlich Krankenversicherter regeln, haben letztlich eben auch eine marktregulierende Funktion.

Literatur

Dührssen, A. (1962). Katamnestische Ergebnisse bei 1004 Patienten nach analytischer Psychotherapie. *Zeitschrift für Psychosomatische Medizin, 8*, 94–113.

Dührssen, A. (1987). Historischer Rückblick zu den Psychotherapierichtlinien. *Zeitschrift für Psychosomatische Medizin und Psychoanalyse, 33*(4), 318–322.

Dührssen, A., & Jorswieck, E. (1965). Eine empirisch-statistische Untersuchung zur Leistungsfähigkeit psychoanalytischer Behandlung. *Der Nervenarzt, 36*(4), 166–169.

Gemeinsamer Bundesausschuss (2009). Richtlinien des Gemeinsamen Bundesausschusses über die Durchführung der Psychotherapie (Psychotherapie-Richtlinie) in der Fassung vom 19. Februar 2009. *Bundesanzeiger, 58*, 1399.

Weidner, V. (1977). *Psychologische Behandlung und Krankenkassen*. Siegburg: Asgard.

Wissenschaftlicher Beirat Psychotherapie. (2007). *Methodenpapier des Wissenschaftlichen Beirats Psychotherapie. Verfahrensregeln zur Beurteilung der wissenschaftlichen Anerkennung von Methoden und Verfahren der Psychotherapie,* Version 2.6. https://www.lpk-bw.de/sites/default/files/fachportal/fachartikel/20071122-wbp-methodenpapier.pdf. Zugegriffen am 27.08.2018

Stichwortverzeichnis

M. Helle, *Psychotherapie*, Basiswissen Psychologie,
https://doi.org/10.1007/978-3-662-58712-6